国际经典影像学译著

Diagnostic Imaging of the Foot and Ankle

足踝影像诊断学

原　著　Ulrike Szeimies
　　　　Axel Staebler
　　　　Markus Walther
主　译　麻增林

中国科学技术出版社

北　京

图书在版编目（CIP）数据

足踝影像诊断学 /（德）乌尔丽克·斯蔡密斯，（德）阿克塞尔·斯戴布勒，（德）马库斯·瓦尔特原著；麻增林主译. —北京：中国科学技术出版社，2018.7

ISBN 978-7-5046-8053-2

Ⅰ．①足… Ⅱ．①乌… ②阿… ③马… ④麻… Ⅲ．①踝关节－关节疾病－影像诊断 Ⅳ．① R684.04

中国版本图书馆 CIP 数据核字（2018）第 119409 号

著作权合同登记号：01-2018-3972

Copyright © of the original English edition 2015 by Georg Thieme Verlag KG，Stuttgart，Germany

Original title：Diagnostic Imaging of the Foot and Ankle，1/e

by Ulrike Szeimies，Axel Staebler，Markus Walther

Illustrator：Roland Geyer，Weilerswist，Germany

《足踝影像诊断学》（第 1 版）英文原版由德国斯图加特市奥格尔格 Thieme 出版社于 2015 年出版，版权归其所有。作者：乌尔丽克·斯蔡密斯（Ulrike Szeimies）、阿克塞尔·斯戴布勒（Axel Staebler）、马库斯·瓦尔特（Markus Walther）。插图：罗兰·盖耶（Roland Geyer），德国魏勒斯维斯特。

策划编辑	王久红　焦健姿	
责任编辑	黄维佳	
装帧设计	华图文轩	
责任校对	龚利霞	
责任印制	李晓霖	

出　　版	中国科学技术出版社
发　　行	中国科学技术出版社发行部
地　　址	北京市海淀区中关村南大街 16 号
邮　　编	100081
发行电话	010-62173865
传　　真	010-62173081
网　　址	http://www.cspbooks.com.cn

开　　本	889mm×1194mm　1/16
字　　数	501 千字
印　　张	19
版、印次	2018 年 7 月第 1 版第 1 次印刷
印　　刷	北京威远印刷有限公司
书　　号	ISBN 978-7-5046-8053-2 / R·2255
定　　价	178.00 元

译者名单

主　译　麻增林

译　者　冯莉莉　田　晞　刘　凯　刘　钢
　　　　孔晓华　张　骞　张　旭　张晓亮
　　　　王　曼　谭丽丽　李嘉辰

内容提要

　　本书由德国影像学专家 Ulrike Szeimies 博士、Axel Staebler 教授与足踝外科专家 Markus Walther 教授共同编写，精选汇总了大量的经典病例，密切联系临床实际，图文并茂，可读性强。全书共 11 章，首先较为扼要地介绍了足踝部疾病的影像学检查方法及其新技术进展以及足踝部的临床评价程序及其评价方法，然后较为系统地讲解了踝部疾病、前中后足部疾病、足底软组织疾病、足踝部神经疾病、非局限于特殊部位疾病、累及足踝部的系统性疾病以及足踝部肿瘤的发病机制、临床表现、影像学表现、治疗方法以及预后情况，其中的影像学部分为讲解的重点，此外还介绍了足踝部正常变异的影像学表现，本书适合于影像科、足踝外科、骨伤科、普通外科以及其他相关学科医生的学习和工作参考。

To my beloved daughter Emilia

Ulrike Szeimies

To my beloved wife Susann

Axel Staebler

To all those dedicated to treating patients with foot and ankle disorders

Markus Walther

Contributors

Ruediger Degwert，MD

Department of Individual Back Therapy

Ambulatory Sports Trauma Center

Munich，Germany

Hartmut Gaulrapp，MD

Specialty Practice for Orthopedics and Pediatric Orthopedics

Munich，Germany

Sigurd Kessler，MD

Professor of Surgery

Center for Foot and Ankle Surgery

Schön-Klinik Hospital at München-Harlaching

Munich，Germany

Anke Roeser，MD

Center for Foot and Ankle Surgery

Schön-Klinik Hospital at München-Harlaching

Munich，Germany

Axel Staebler，MD

Professor of Radiology

München-Harlaching Imaging Center

Munich，Germany

Ulrike Szeimies，MD

Head of Department

München-Harlaching Imaging Center

Munich，Germany

Markus Walther，MD

Professor of Orthopedic Surgery

Medical Director

Head of the Department of Foot and Ankle Surgery

Schön Klinik München-Harlaching

FIFA Medical Center Munich

Munich，Germany

序 一

足踝关节是人体主要的负重关节之一，是人体最频繁发生运动损伤的关节，若未能及时接受治疗或治疗不彻底，日后很容易反复发作，甚至严重影响患者的关节功能。因此，早期诊断和治疗对足踝病变患者具有重要的临床意义。足踝部的骨结构、软骨、韧带、肌腱及周围软组织结构复杂，疼痛原因多样，影像学检查是最为有效的辅助诊断方法之一。目前，医学影像学发展迅速，针对踝关节的检查方法，如 X 线、超声、CT、MRI 等检查技术不断更新、发展，如何正确选择足踝关节影像学检查、如何正确解读相关影像学图像，是临床医师和影像医师共同面对的难题。

由德国影像学博士 Ulrike Szeimies 和 Axel Staebler 教授与足踝外科专家 Markus Walther 教授共同编写并由 Thieme 出版社出版的 *Diagnostic Imaging of the Foot and Ankle*（即《足踝影像诊断学》）一书，全书共 11 章，主要介绍了足踝部疾病的影像学诊断，对每一种疾病的定义、症状、诱发因素、解剖及病理、鉴别诊断、治疗、预后和并发症等均进行了详细阐述。本书凝聚了影像学及足踝外科教授的心血，对踝关节及前、中、后足的损伤，以及慢性、损伤后、退行性改变的疾病进行详细介绍，同时还对足底软组织疾病、足踝部代谢性疾病、神经性疾病、系统性疾病、肿瘤样病变、解剖变异等进行了阐述，其最主要的精华部分就是影像诊断，由于 MRI 在显示足踝部软组织及骨组织方面有非常大的优势，因此介绍尤为详细，同时配有大量 MRI 图像，图文并茂，有助于读者深刻理解。

北京中医药大学第三附属医院影像中心主任麻增林教授及其团队在中国科学技术出版社的大力支持下将本书英文版翻译为中文并引进出版。麻增林教授曾留学德国，从事影像学诊断、科研和教学工作 29 年，学术经验丰富。本书的中文版将成为一部不可多得的高水平足踝影像学译著。相信该书的问世，必将对广大足踝外科医生提高临床疾病诊治能力提供有力的帮助，并有利于我国足踝外科专业向着更加蓬勃的方向发展。

很高兴将此书推荐给广大影像医师、临床医师及医学生，谨此代表中国中西医结合学会足踝外科学组和北京市中西医结合学会足踝外科学组祝贺本书的出版，并向麻增林主任及其团队致以崇高敬意。

北京中医药大学第三附属医院足踝外科主任　陈兆军教授

序 二

在人类活动中，足踝部一直承载着人体的全部重量，承受各种压力、张力和摩擦力，活动量大，极易受到损伤及疾病的困扰。由于足踝部的解剖结构复杂且细微，在临床工作中，常会遇到足踝部 X 线检查中无阳性发现，但足部却长期疼痛、行走不便的患者，经进一步 CT 检查后，除部分患者检出细小骨折、轻度骨损伤外，仍有相当一部分患者无阳性发现，这给临床诊断带来巨大挑战。

现代影像学技术发展迅速，特别是高场强磁共振成像技术（MRI）的不断普及，使得我们能够清晰观察到足踝部肌腱、韧带、软组织、骨髓及神经组织等细微结构。尽管高场强 MRI 价格比较昂贵，但因其组织分辨力非常高，其应用越来越广泛。

目前已出版的骨关节影像学专著，极少有专门针对足踝影像学进行介绍的书籍。由德国影像学博士 Ulrike Szeimies 和 Axel Staebler 教授与足踝外科专家 Markus Walther 教授共同编写的 *Diagnostic Imaging of the Foot and Ankle*（即《足踝影像诊断学》）一书，全书共 11 章，主要介绍了足踝部疾病的影像学诊断，对每一种疾病的定义、症状、诱发因素、解剖、病理、鉴别诊断、治疗、预后和并发症均进行了详细阐述。在影像学诊断方面，具体介绍了超声、X 线、CT、MRI 等检查方法的影像学特征性表现，尤其是 MRI 方面，还配有大量影像图片及示意图。本书涵盖了足踝影像检查技术、足踝关节损伤、足底软组织病变、足踝神经病变、足踝非特定部分病变、累及足踝的全身系统性疾病、足踝肿瘤样病变及足踝正常变异，涉及足踝常见病、多发病及少见、罕见病变，内容深入浅出，兼顾影像学基础知识与提高应用，密切联系临床实际，图文并茂、可读性强，是一部兼具学术性和实用性的足踝影像学专著。

北京中医药大学第三附属医院影像中心主任麻增林教授及其团队对本书的英文原版进行了翻译，为国内读者奉上了一道足踝影像学的学术大餐。该团队在足踝影像学的诊断、科研和教学工作经验丰富，麻增林教授曾留学德国，在骨关节影像学方面颇有心得，他组织翻译的中文版内容准确、语言流畅，是一部制作精良的高水平足踝影像学译著。

在本书即将出版之际，对麻增林主任及其团队表示感谢，并衷心祝贺本书的出版；同时，也很高兴向广大影像医师、临床医师及医学生推荐本书。

北京中医药大学东方医院院长　刘金民教授

序 三

"千里之行，始于足下。"一双正常、健康的脚是人类行走的基石。随着人们生活水平的不断提高，越来越多的人开始关注自己的足踝健康，在临床中以足踝部病变为主诉就诊的患者逐年增多。足踝是人体非常精细的部位，虽然其所占比例不大，但其骨骼数目却占到人体骨骼总数的1/4；人体的五脏六腑与足踝部穴位有着密不可分的投射关系。足踝部病变可在任何年龄段发病，引起足踝部损伤的病因多种多样，在临床实践中正确诊断足踝部疾病并非易事，足踝部关节、肌肉和韧带结构复杂，影像学检查是其必不可少的辅助支持诊断方法。磁共振检查在显示早期骨骼损伤、肌肉及软组织病变方面优于其他影像检查方法，是足踝部影像检查的重要诊断方法之一。

影像学博士 Ulrike Szeimies 和 Axel Staebler 教授与足踝外科教授 Markus Walther 共同编写的 *Diagnostic Imaging of the Foot and Ankle*（即《足踝影像诊断学》），现由北京中医药大学第三附属医院影像中心主任麻增林教授及其团队在中国科学技术出版社的大力支持下引进、翻译并出版，全书详细介绍了足踝关节的影像检查方法及足踝相关疾病的影像学表现，内容全面，讲解清晰，并均配有高清图例，方便读者学习理解。此书不仅适合影像医学生学习足踝影像学知识，更可为临床医生进行临床决策时提供有力帮助。

在此书出版之际，我谨代表广大临床工作者对麻增林主任及其团队表示感谢，并由衷地祝贺此书的出版，希望广大医学生及同仁能够从此书中有所受益。

北京中医药大学第三附属医院院长　王成祥教授

前　言

　　"拜托，遇到了一个疑难的足部 MRI 检查。"——的确，这已是影像科医生的共同感受，特别是当足踝外科医生想要寻找更加特定的信息时。在编写这部书时，大家（2 名影像科医生和 1 名足踝外科医生）一致认为,在治疗足踝部疾病时，只有将临床与影像学的专业知识相结合才能够更好地解释和分析足踝部病变的影像学表现。与医学领域中的诸多其他学科一样，影像学正在朝着分科更加精细的方向发展，也就是从以方法为中心进行诊断的模式向着以脏器为中心进行诊断的模式发展。要对足部这样一个生物力学非常复杂的关节系统进行影像诊断的话，那么与临床医生的交流和沟通则是至关重要的。本书旨在提供简明、实用、注解详细的影像学分析，并且从临床角度出发，还提供了治疗方法的选择。扫描方案的建议与诊断的常规流程主要基于对病人的关爱，在注重理论知识的同时，还考虑到了病人对影像学检查的经济承受力。我们希望这部足踝影像学的书籍成为日常影像学读片时的重要工具书，并且能够激发起读者对足踝部疾病影像学诊断的工作热情。

Ulrike Szeimies，MD

Axel Staebler，MD

Markus Walther，MD

目 录

Chapter 1　影像学技术

一、磁共振成像 2

二、多排螺旋 CT 3

三、普通 X 线摄影 5

四、超声 10

Chapter 2　临床评价

一、诊断程序 14

二、病史 14

三、视诊 15

四、触诊 15

五、运动试验 16

六、感觉试验 18

七、血流的评估 18

八、足部特殊检查 18

九、压力试验和诱发试验 21

十、其他诊断方法 21

十一、总结 21

十二、特殊病例：无客观阳性发现的慢性疼痛综合征 21

Chapter 3　踝和后足

一、创伤 24

二、慢性的、创伤后的和退行性的改变 68

Chapter 4　中足部

一、创伤 148

二、慢性、创伤后和退行性改变 163

Chapter 5　前足部

一、创伤 175

二、慢性、创伤后与退行性变 185

Chapter 6　足底部软组织异常

一、足底筋膜炎、足底筋膜破裂 201

二、足底跟骨骨刺 204

三、Ledderhose 病 205

四、足底脂肪垫萎缩 206

五、足底静脉血栓形成 208

六、踇长屈肌腱与趾长屈肌腱交叉综合征 209

七、跖骨痛 211

八、足底疣 213

九、骨间肌筋膜间室综合征 214

Chapter 7　足踝部神经病变

一、Morton 神经瘤 219

二、其他神经压迫综合征 220

Chapter 8　非局限于特殊部位的疾病

一、反射性交感神经营养不良、复杂性局部痛综合征 228

二、骨髓水肿综合征 230

三、过度使用性水肿 233

四、应力性骨折、微小骨折 234

五、儿童骨髓水肿（虎斑纹图案） 236

Chapter 9　累及足部的系统性疾病

一、炎症性关节疾病 242

二、痛风性关节病 254

三、糖尿病性骨关节病、夏科关节病 256

四、骨炎、骨髓炎 266

Chapter 10　肿瘤样病变

一、骨样骨瘤 273

二、脂肪瘤 275

三、动脉瘤样骨囊肿 276

四、血管瘤 279

五、腱鞘囊肿 281

六、色素沉着绒毛结节性滑膜炎 283

Chapter 11　正常变异

一、副肌肉、低位肌腹 289

二、副骨 290

Chapter 1
影像学技术

Imaging Techniques

原著 U. Szeimies M. Walther H. Gaulrapp

翻译 王 曼 麻增林

一、磁共振成像 2

二、多排螺旋 CT 3

三、普通 X 线摄影 5

四、超声 10

1

一、磁共振成像

（一）成像策略

1. 足部磁共振成像概要

（1）磁共振成像系统：总的说来，磁共振成像（MRI）系统的场强越高，其分辨率就越高，从而获得的图像质量也就越好，这的确如此。3.0T 磁共振成像系统的优势是显而易见的，它能够显示细微结构，并受到了观片者的青睐。它能够直接显示神经结构、韧带的细小纤维束，尤其是透明关节软骨。它探究病理学改变的可信度也较高。另一方面，当遇到内固定材料时，3.0T 磁共振成像系统比 1.5T 磁共振成像系统则更容易产生伪影。例如，在较大的足踝疾病诊疗中心，这可能是一个较为严重的问题。此外，现代 1.5T 磁共振成像系统并配以多通道线圈也能够获得与 3.0T 磁共振成像系统相媲美的分辨率。然而，1.5T 磁共振成像系统在检查时则需要花费更长的时间。

（2）线圈，体位：为了能够详细地评估微细结构，则选用高场强磁共振成像系统（1.5T 或更高）与高分辨率多通道线圈，以便准确地显示解剖结构。尽可能地让病人俯卧并足部跖屈，以便将足部较为理想地包绕在线圈内。这一体位对于病人来说较为舒适，与仰卧位相比，所产生的运动伪影也相对较少。这一体位还能防止肌腱在与 B_0 磁场成角 54.7° 时所产生的假象（"魔角"现象），这一"魔角"现象会使得肌腱内的信号强度增高从而产生类似病理学的改变。

（3）扫描序列：通常选用常规 MR 扫描序列对足部进行成像，而且常规扫描序列尤其有助于检查普通足部疼痛和评估骨髓与软组织。对于特殊病例，还可以对扫描参数和扫描层厚进行特殊的个性化设置。适用于观察特殊病例的特殊扫描序列，见图 1-1。

以下为常规 MR 扫描序列。

- 冠状位 T_1 加权序列

- 矢状位和冠状位质子密度加权脂肪抑制序列

- 轴位 T_2 加权序列

- 增强后轴位和矢状位 T_1 加权脂肪抑制序列

为了获得足踝部高分辨率图像，通常推荐选用高分辨率方形矩阵（384×384，448×448，或者 512×512）。还推荐选用薄层扫描，使用的最大层厚为 2 ～ 2.5mm。

（4）对比剂：除了急性创伤病例之外，其余病例则需要行静脉注射造影剂 MR 增强扫描，因为慢性过度使用性综合征（累及关节、肌腱、关节囊韧带结构，或者纤维 - 骨连接处）只有在增强图像上才能被显示其纤维血管组织的造影剂摄取增高。近来有文献强调，对比增强 MRI 应包括对肾功能的评估（肌酐清除率）。如果当前的血液检验工作尚不能获得此项结果的话，还可以通过指尖或耳垂少量采血和检验试剂盒来快速测定其清除率。

2. 用于特殊观察的特殊序列

- 前胫腓韧带联合（斜矢状位 / 轴位质子密度加权脂肪抑制序列；图 1-1A）：斜矢状位 / 轴位成角能够显示前胫腓韧带联合的全程，它从远端胫骨斜向下行到腓骨。这一序列将会清晰地显示前胫腓韧带联合的任何纤维不连续或者出血区域。

- 后足和中足部的肌腱病变（增强后斜轴位 T_1 加权脂肪抑制序列；图 1-1B）：后足部肌腱（屈肌肌腱和伸肌肌腱，腓骨肌腱）与踝关节成 45° 行走。注入对比剂后的斜轴位 T_1 加权脂肪抑制序列采用与肌腱走行成角 90° 的方向进行扫描，能够获得理想的肌腱和腱鞘的横断面图像。如果这一序列和如此定位能够清晰地显示腱鞘的对比剂摄取增加或者肌腱内的异常增强，则提示晚期肌腱内退变所导致的血管结构的增加。

- 莫尔顿神经瘤（平扫轴位和冠状位 T_1 加权序列）：这些是评估莫尔顿神经瘤最重要的序列。由于其细胞密度高，肿块在平扫 T_1 序列上显示为高信号脂肪中的低信号影，通常表现为趾间的球形或者纺锤形肿物。通常增强扫描只增加少量信息，因为莫尔顿神经瘤血管形成情况是可变的。主要特征是趾间肿块（足底第 2 和第 3 或者第 3 和第 4 跖骨头之间）和其特殊形状（通常在轴位 T_1 加权序列上呈球形，而在冠状位序列上呈纺锤形，并延伸到足底软组织内）。

总之，还是能够较为容易地完成对足部的常规 MRI 检查，从而获得较为理想的图像质量。如果过多地考虑经济因素，则常常会影响图像质量。高质量图像需要花费大量的时间，只考虑经济因素不总是正当合理的。

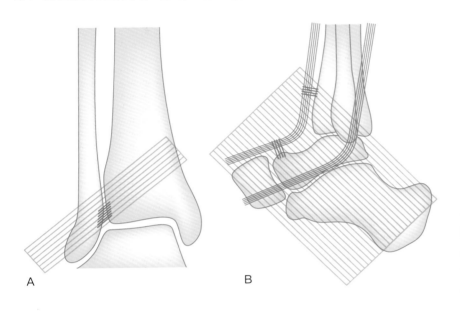

◀　图 1-1　足部 MRI 检查的特殊序列
A. 斜矢状位扫描评估前胫腓韧带联合；B. 斜轴位扫描评估肌腱病变

（二）运动后磁共振成像

足部疼痛病人常见的问题是负重和运动所引起的间歇性临床表现。病人最开始看足部疾病专家时经常被建议让其休息，然后通常在非承重状态下完成了 MRI 检查。因此，绝大多数病人是在没有临床症状时完成扫描的。他们的病史是身体过度劳累后或者体育运动后出现临床症状。有些病例的 MRI 检查是在无临床症状时进行的，就有可能无法检查出病变（例如，跗管内位置较深的腱鞘囊肿只有在运动时或者腓骨肌腱不稳定时才出现肿块效应）。

运动后 MRI 检查就是让病人做那些能引起典型疼痛症状的运动。如果有必要的话，就在 MRI 检查前做一项或多项更容易产生疼痛的跑步或者训练性运动。只有当疼痛症状出现后才开始 MRI 扫描，并且需要行静脉注射造影剂后增强扫描。

运动后 MRI 检查在临床研究中的价值还没有被充分地评估，相对于"常规 MRI 检查"而言，它的能力还没有被明确地评价。另外，该项研究只能通过有经验的足部放射科医师来实施，有经验的足部放射科医师不会误判可能出现的附带现象，像生理性的关节腔渗出液或者静脉扩张。不过，运动后 MRI 检查有可能是一项有价值的研究，尤其是对于之前在别处所得到的影像学检查结果为阴性的运动员来说，运动后会出现 MRI 检查的适应证。

二、多排螺旋 CT

（一）体位

- 舒适的仰卧位
- 避免运动伪影
- 只扫描患侧足，患足取仰卧位或者让患足以休息态放在盒子上

（二）扫描方案

必须选用各向同性体素才能获得理想的多平面重建图像（MPR）。标准扫描方案如下。

- 层厚 0.5mm
- 重建增量 0.25mm
- 螺距 0.875
- 120kV
- 80 ～ 150mA（对儿童需要降低辐射剂量并采用严格的选择标准）

在三个标准层面上重建图像（轴位、冠状位、矢状位），同时特别受关注的区域可以选择放大图像进行评估。

（三）适应证

- 首次检查
- 骨折（为了评估踝关节骨折的轴位排列不齐，同时清楚地明确碎骨片并查询移位情况），尤其是距骨骨折
- X 线征象模棱两可的严重扭伤
- 神经性关节病
- 骨关节炎（评估退行性改变的范围）
- CT 作为 MRI 的辅助检查（腱鞘囊肿，无法解释的骨髓水肿，进一步鉴别肿瘤）

- 跗骨联合
- 为术前计划提供帮助（例如，计算胫骨扭转角度）
- 术后检查（轴向对位情况，关节面塌陷，内固定物）
- 随访观察
- 骨折愈合情况和骨不连
- 内固定的位置和评估（关节间隙内的螺钉，螺钉松弛；图 1-2）

（四）特殊技术

- 3D 成像；适应证如下
- 复杂的骨折
- 跟骨骨折，距下关节面的评估
- 跗跖（利斯弗朗）和跗骨间（肖帕尔）关节线
- 骨折碎块的相互关系
- 轴位排列不齐
- 两侧对照：由于会增加辐射剂量，则被认为是过时的方法
- 儿童 CT 检查：由于 CT 检查存在辐射，一旦有可能的话，就应选用 MRI 检查来取代 CT（例如，观察骨骺板损伤，骨折累及骨骺板或者联合）；只有在 MRI 结果可疑时，才使用 CT 检查

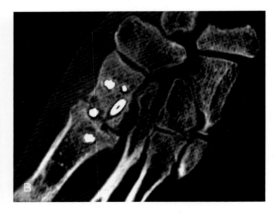

▲ 图 1-2　72 岁女性，第 1 跗跖关节融合术后持续性疼痛

A. 沿螺钉穿行第 1 跗跖关节方向的斜冠状位多平面重建（MPR）图像显示关节融合术后螺钉周围细小区域的骨吸收（箭所示）；即使是小的关节，其内固定物周围的骨融合情况和骨的连接材料能够被准确地评估，仅有少许伪影；B. 中足部的冠状位 MPR 显示第 1 跗跖关节的不连接

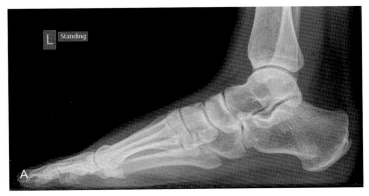

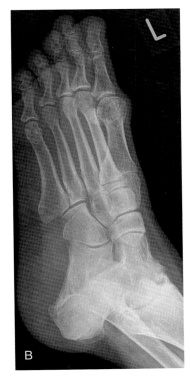

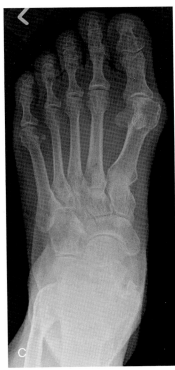

◀ 图 1-3　足部三个平面的负重 X 线片
评估畸形和退行性疾病的标准系列平片；这些 X 线片是绝大多数足部矫形外科手术的基础，角度测量都是在负重 X 线片上进行的；这些系列 X 线片显示跗外翻畸形，伴随籽骨下关节间隙的退行性改变；A. 侧位像；B. 斜位像；C. 背跖方向（DP）位像

三、普通 X 线摄影

（一）前足部

1. 足部三个平面的负重 X 线片（图 1-3）

（1）适应证：标准的足部 X 线检查系列。只有在创伤或手术后才拍摄非负重的足部 X 线片。

（2）体位。

● 背跖方向投照（DP 位）

○ 把胶片平放在地板上

○ 病人站立在暗盒上

○ X 线束中心点对准第 2 跖跗关节

○ 管球 0° 垂直

● 侧位像

○ 胶片垂直于地板，紧贴足内侧

○ 病人站立于地板上

○ X 线束由外侧向内侧，中心点对准跟骰关节

○ 管球 0° 水平

在 X 线片上确定轴位关系，其可变性是相当大的。Couglin 等（2002）发表了一项根据骨干上被选定的参考点来确定骨骼轴向关系的技术。这项技术被 AOFAS（美国足踝矫形外科协会）采纳为前足的手术标准。

2. 足部无负重 X 线片，应力 X 线片

（1）适应证：足部无负重 X 线片被用于疑似骨折、术后评估和观察应力影响的病人。

（2）体位：仰卧或侧卧在 X 线检查床上（无负重成像仅用于创伤或外科手术后）。

- 背跖方向投照（DP 位）
  - 胶片平放于 X 线检查床上
  - 足的位置：仰卧位，足平放于暗盒上
  - X 线束中心点对准第 2 跗跖关节
  - 管球 0° 垂直
  - 如果有必要的话，可以运用人工（手动）或机械装置对前足进行内收加压（例如，Telos 装置或 Scheuba 装置）
- 侧位像（图 1-4A）
  - 胶片平放于 X 线检查床上
  - 足的位置：侧卧于 X 线检查床上，患侧足放置在暗盒上
  - 中心线对准跟骰关节
  - 管球 0° 垂直
- 偏离外侧 45° 斜位像（图 1-4B）
  - 胶片平放于 X 线检查床上
  - 足的位置：足站立于暗盒上，向内侧倾斜 45°
  - X 线束中心线对准第 2 跗跖关节
  - 管球 0° 垂直
- 偏离内侧 45° 斜位像（例如，加拍 45° 内翻位像，用于评估外科融合术后的第 1 跗跖关节）
  - 胶片平放于 X 线检查床上
  - 足的位置：足站立于暗盒上，向外侧倾斜 45°
  - X 线束中心线对准第 1 跗跖关节
  - 管球 0° 垂直

> **! 注 意**
>
> 跟骰关节的稳定性可以通过前足内收应力状态下的无负重背跖方向 X 线片进行评估。关节间隙开口大于 10° 被认为是异常的。

3. 脚趾 X 线片

（1）适应证：脚趾 X 线片是为了评估脚趾损伤和其他病变。

（2）体位。

- 背跖方向投照（DP 位）
- 外侧斜位投照
- 真性侧位投照（较少用，因为这一体位脚趾相互重叠）

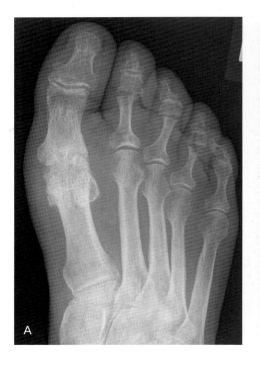
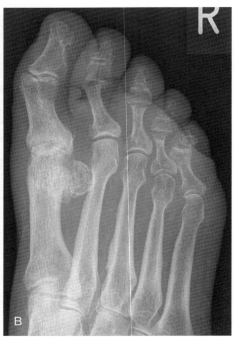

◀ 图 1-4 前足的两个平面无负重 X 线片

由于第 1 跗趾关节有严重的关节炎，不能获得负重 X 线片；A. 背跖方向（DP）位像；B. 斜位像

脚趾投照类似于足部投照，只是 X 线束中心点对准第 2 脚趾或者推测有病变的脚趾。

4. 籽骨 X 线片

（1）适应证：所有怀疑籽骨病变的病人，都需要拍摄足部三个平面的 X 线片。

（2）体位。

- 籽骨前后方向（AP）轴位像
  - 水平位放置胶片
  - 足的位置：仰卧，足跟置于胶片板上，踝关节跖屈 105°，用皮带牵引使脚趾最大限度背屈
  - X 线束中心点对准第 1 跖趾关节
  - X 线管球 0° 垂直
- 籽骨后前方向（PA）轴位像（图 1-5）
  - 水平位放置胶片
  - 足的位置：取俯卧位，以膝支撑于泡沫板上，脚趾最大限度背屈
  - X 线束中心点对准第 1 跖趾关节
  - X 线管球 0° 垂直

> **！注 意**
>
> 观察沟槽内的籽骨尤其有助于评估籽骨下关节间隙退行性改变、蹋趾手术后无法解释的主诉和籽骨坏死，还可以加拍蹋趾的三个平面的 X 线片作为籽骨位像的补充。

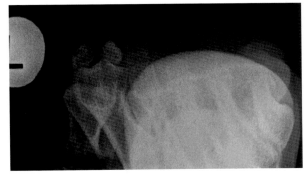

▲ 图 1-5 沟槽中籽骨的 X 线图像，通常还要拍摄足部三个平面的 X 线片

这一位置的图像可以显示籽骨下关节间隙的退行性改变，由于籽骨坏死而导致的碎骨片，由于蹋外翻所导致的籽骨半脱位，或者由于蹋趾外科手术后的金属物所导致的籽骨刺激性反应；现在的这幅图像没有显示任何异常

（二）后足部

1. 踝关节两个平面的 X 线片

（1）适应证：踝关节两个平面的 X 线片是评估距小腿关节病变的标准投照位置。

（2）体位。

- 前后方向（AP）负重 X 线片（图 1-6）
  - 胶片垂直放于踝关节后方
  - 足的位置：站立，足跟紧贴在暗盒上，足的轴线平行于中心线束
  - X 线束中心对准踝关节
  - X 线管球 0° 水平方向
- 负重踝穴片

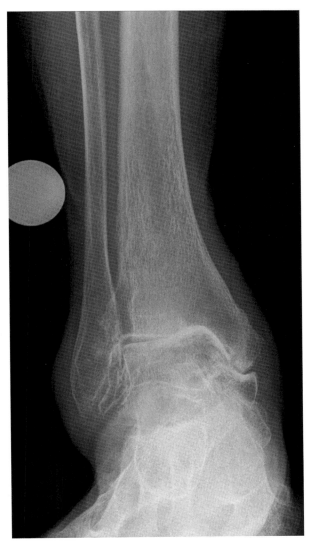

▲ 图 1-6 踝关节前后方向（AP）负重 X 线片

显示关节退行性改变伴随内翻畸形

○ 胶片垂直放于踝关节后方

○ 足的位置：站立，足跟贴在暗盒上，足内旋直到踝关节轴线平行于暗盒

○ X 线束中心对准踝关节

○ X 线管球 0°平行

• 踝关节侧位片

○ 胶片垂直，放在踝关节内侧

○ 足的位置：站立，内侧贴暗盒

○ X 线束中心对准踝关节

○ X 线管球 0°水平方向

> **! 注　意**
>
> 内旋和外旋 45°斜位片为踝关节穴和距骨提供了额外的信息。内旋位片对于评估远端腓骨和腓下区域较好。外旋位片能够清晰地显示距骨的后内侧。

2. 踝关节无负重 X 线片，应力 X 线片

（1）适应证。

• 创伤后怀疑骨折

• 加压 X 线片用于评估（慢性的）踝关节关节囊韧带的不稳定性

（2）体位（图 1-7 和图 1-8）。

• 无负重前后方向（AP）投照

○ 胶片平放在 X 线检查床上

○ 足的位置：仰卧于检查床上，将足跟放置在暗盒上（足轴平行于中心 X 线）

○ X 线束中心点对准踝关节

○ X 线管球 0°　垂直

○ 如果需要的话，用人工方法（手动）或者器械装置（例如，Telos 装置或者 Scheuba 装置）对踝关节进行应力性内翻或外翻

• 无负重踝关节窝片

○ 胶片平放在 X 线检查床上

○ 足的位置：仰卧于检查床上，将足跟放置在暗盒上（踝关节轴平行于暗盒）

○ X 线束中心点对准踝关节

○ X 线管球 0°　垂直

○ 如果需要的话，用人工方法（手动）或者器械装置（例如，Telos 装置或者 Scheuba 装置）对踝关节进行应力性内翻或外翻

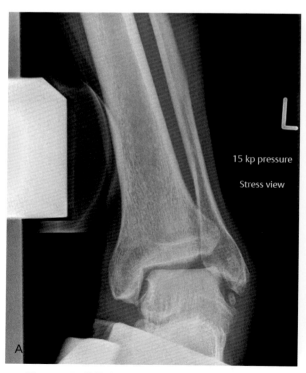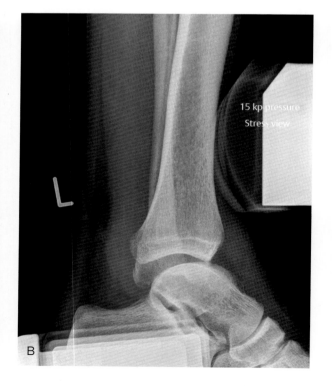

▲ 图 1-7　踝关节应力 X 线片

应力 X 线片只适用于无踝关节疼痛的病人，踝关节间隙开口增大可以诊断为关节囊韧带松弛或韧带撕裂，可能会出现假阴性结果；应力 X 线片在诊断急性韧带撕裂中已经过时了；A. 背跖位（DP）；B. 侧位

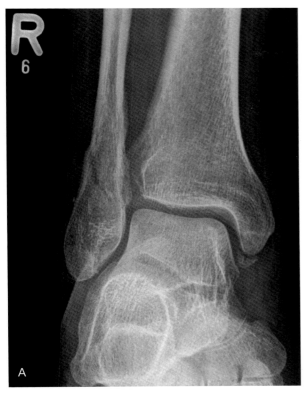
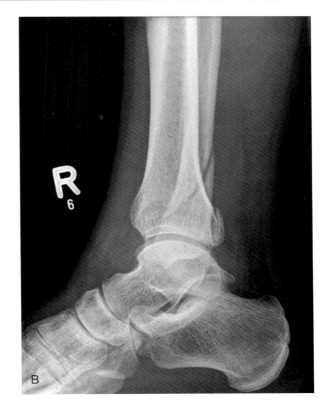

▲ 图 1-8 踝关节两个平面无负重 X 线片

这些是急性损伤的标准体位，尤其是怀疑骨折时；这些 X 线片显示腓骨骨折和胫骨后缘小碎片骨折；A. 背跖位（DP）；B. 侧位

- 无负重踝关节侧位片
  - 胶片平放在 X 线检查床上
  - 足的位置：侧卧于检查床上，患侧足放置在暗盒上（足轴平行于中心 X 线）
  - X 线束中心对准踝关节
  - X 线管球 0°垂直
  - 如果需要的话，用人工方法（手动）或者机械固定跟骨结节从而施压于胫骨远端前方，即实施抽屉实验

可以使用人工方法（手动）或者器械装置施加压力从而获得应力性 X 线片。标准的压力是 15kPa。在急性损伤中，只有在止痛时才能做应力性 X 线片（例如，关节囊和韧带的局部麻醉）。如今，应力性 X 线片对于处理外侧踝关节扭伤的意义并不大了。对于结论可疑的病例可以通过拍摄对侧 X 线片进行对照，但这就接受了更多的 X 线辐射剂量，如今不再提倡继续采取这样的检查方法来作为 X 线解剖学或形态学

知识欠缺的补偿。

> **！注 意**
>
> 在应力性 X 线片上的以下征象被认为是异常的。
> - 经双侧对比，距骨前移＞ 2mm
> - 单独的距骨移位＞ 4mm
> - 经双侧对比，外侧关节间隙开口＞ 10°
> - 距骨远端外侧缘到腓骨关节面的距离之差＞ 3mm

侧位 X 线片采取最大限度的背屈或跖屈使前后相碰撞。前后 X 线片对怀疑下胫腓联合损伤的病人采取外翻和背屈位。

3. Broden 位 X 线片（图 1-9）

（1）适应证：Broden 位 X 线片用于显示距下关节的后关节面。

（2）体位。

- 内斜位像
  - 胶片平放于 X 线检查床上

○ 足的位置：仰卧位，足内旋45°，踝关节成90°支撑于泡沫板上

○ X线束中心对准腓骨尖和第5跖骨基底部之间

○ X线管球：从垂直位向头侧成角10°、20°、30°和40°

● 外斜位像

○ 胶片平放于X线检查床上

○ 足的位置：仰卧位，足外旋45°，踝关节成90°支撑于泡沫板上

○ X线束中心对准内踝和舟骨粗隆之间

○ X线管球：从垂直位向头侧成角15°和18°

> **! 注 意**
>
> Broden位X线片有助于跟骨骨折切开复位和内固定的术中观察。作为术前检查，CT已经基本上取代了Broden位X线片。借助内翻应力（加压）可以获得内斜位片，用来评估距下关节的稳定性。

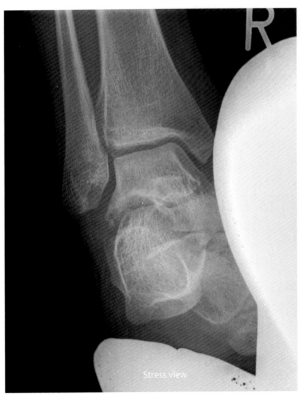

▲ 图1-9 应力性Broden位X线片

Broden位X线片被用来评估在内翻应力作用力下的距下关节稳定性；这幅图像显示扭伤后轻微关节间隙增宽伴有距骨外侧突起的圆形碎骨片

4. 跟骨两个平面X线片

（1）适应证：跟骨两个平面X线片适用于诊断跟骨骨折，观察骨折复位后情况，以及诊断Haglund外生骨疣和牵拉性骨刺。

（2）体位。

● 背跖方向（DP）跟骨轴位投照

○ 胶片平放于X线检查床上

○ 足的位置：站立在胶片上，管球位于小腿后

○ X线束中心对准跟腱附着处和踝关节之间

○ X线管球：从垂直位向前打25°

● 跟骨侧位像

○ 胶片垂直于地面，放置于足内侧

○ 足的位置：站立在地面上

○ X线束从外到内，中心对准跟骨

○ X线管球：与垂直位成90°

> **! 注 意**
>
> 向内或向外旋转30°的侧位片可以发现跟骨缘的钙化。此外，CT或MRI可用于临床上怀疑而X线片则阴性的病例。

5. Saltzman位X线片（后足列位，图1-10）

（1）适应证：Saltzman位（后足列位）X线片用于评估后足部轴向排列情况。

（2）体位。

● 胶片位置：偏离垂直位20°，而与中心X线束成90°

● 足的位置：站立在平台上，管球在大腿后，暗盒在足前方

● X线束中心对准踝关节

● X线球管偏离水平位成角20°朝向足底

> **! 注 意**
>
> Saltzman位（后足列位）X线片对诊断跟骨内翻或外翻畸形和制定后足部矫正计划均有着重要的帮助。

四、超声

在足踝部，诊断超声检查提供了"延伸的临床手指"，为了获得更多的信息，应当由临床

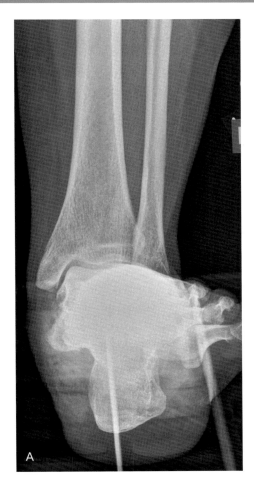
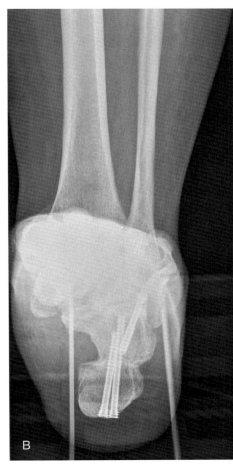

◀ 图 1-10　后足列位
（Saltzman 位）X 线片
Saltzman 位（后足列位）
X 线片是被用来评估跟
骨的排列情况的；近年
来，在治疗后足部畸形
中逐渐变得重要起来，
它是在负重状态下拍摄
的，同时还拍摄踝关节
两个平面的 X 线片；A.
后足外翻和前足外展；B.
经过跟骨滑行截骨术和
跟骨延长术后得以纠正
的 X 线表现

检查者亲自操作超声检查。

　　病人取仰卧位或俯卧位，如果需要的话，则使用衬垫予以支撑。始终使用两个平面的扫描方式（纵向和横向）对患病部位进行扫描，使用 7.5 ～ 15MHz 的线阵性换能器。当表面不规则时，则可以使用超声衬垫（水囊），将会提高不利于成像的近场区域的分辨率，虽然它有时会引起令人麻烦的回声。不推荐使用装满水的手套，这是因为它有小气泡。应当根据感兴趣区（大小、深度）的情况来优化视野和焦点。

　　除了由德国超声医学协会（DEGUM）推荐的有关踝关节的一些标准切面之外，还有一些扫描特殊关节区域、肌腱及韧带结构的切面，被证明也是很有帮助的。

　　超声的优势如下。

● 它能显示液体、软组织、关节和骨骼表面

● 能量多普勒模式能够提供血管信息（例如，滑膜炎的血管生成）

● 实时成像能够对关节的各组成部分和肌肉 - 肌腱的活动性和稳定性进行动态功能分析

● 在超声引导和帮助下进行抽吸、注射和活组织检查将更加安全和准确

● 此项技术不仅快捷而且廉价

　　超声的劣势如下。

● 不能穿透骨或钙化组织

● 深部结构可视性差

● 同轴心分辨率相比，其外周分辨率比 MRI 差

　　超声能够在短时间内给有经验的检查者提供丰富的额外信息，有助于实现及时的和有目的性的初始治疗，同时避免了昂贵的或有创性检查。

- 它能探查和区分关节的或者关节周围的肿胀、渗出或者关节积血、积液或者血肿，以及渗出性或增生性滑膜炎。
- 它能确定经皮抽吸或者活体检查的可行性；利用探头能够进行加压和去除压力的检测。还可以辨别以下异常。

- 关节囊和韧带的撕裂；完全性撕裂，部分性撕裂，稳定性试验，测量值
- 足跟痛：鉴别累及跟腱、滑膜囊、牵拉性骨刺、外生骨疣，哈格隆德足跟的病变
- 肌腱损伤：区分完全性损伤、部分性损伤、跟腱病、腱鞘改变、移位，以及可修复性

参考文献

X 线摄影

［1］Christman RA. Foot and Ankle Radiology. St. Louis: Churchill Livingstone; 2003

［2］Cobey JC. Posterior roentgenogram of the foot. Clin Orthop Relat Res 1976; 118:202–207

［3］Coughlin MJ, Saltzman CL, Nunley JA. Angular measurements in the evaluation of hallux valgus deformities: a report of the ad hoc committee of the American Orthopaedic Foot & Ankle Society on angular measurements. Foot Ankle Int 2002;23: 68–74

［4］Saltzman CL, el-Khoury GY. The hindfoot alignment view. Foot Ankle Int 1995; 16:572–576

超声

［5］Gaulrapp H, Binder C. Grundkurs Sonografie der Bewegungsorgane. Munich: Elsevier;2011

［6］Gaulrapp H, Szeimies U. Diagnostik der Gelenke und Weichteile: Sonographie oder MRT. Munich: Elsevier; 2008

Chapter 2
临床评价

Clinical Evaluation

原著　R. Degwert　M. Walther

翻译　王　曼　麻增林

一、诊断程序　　　　　　　　14

二、病史　　　　　　　　　　14

三、视诊　　　　　　　　　　15

四、触诊　　　　　　　　　　15

五、运动试验　　　　　　　　16

六、感觉试验　　　　　　　　18

七、血流的评估　　　　　　　18

八、足部特殊检查　　　　　　18

九、压力试验和诱发试验　　　21

十、其他诊断方法　　　　　　21

十一、总结　　　　　　　　　21

十二、特殊病例：无客观阳性

　　　发现的慢性疼痛综合征　21

2

足痛病人，不论是由于急性损伤或者慢性原因所致，总是存在着一定的挑战。这个挑战的根源在于足部复杂的解剖结构和生物力学，以及足部在整体肌肉骨骼系统中的重要性。对生物力学和解剖知识的详细了解对于有目的性的病史采集和有效的临床检查是十分重要的。

足部临床主诉经常是一些更加复杂问题的一部分。例如，在累及足部的多处损伤的病人中，有 50% 的下肢损伤被漏诊。发生在足踝部各种位置的损伤较为常见，如果检查得不够全面，也不够系统，就很可能会漏掉一些病变。

先前存在的临床主诉或者退行性改变可能会妨碍新病变的发现。所有这些因素均要求临床检查过程更趋向于高度的系统性和逻辑性。我们建议常规应用如下诊断程序。

一、诊断程序

（一）临床检查

1. 病史。

2. 视诊。

3. 触诊。

4. 运动试验。

5. 位移试验和感官测试。

6. 肌肉功能试验。

7. 特殊试验。

8. 应力（加压）试验。

9. 其他结构的检查。

（二）影像和其他检查

● 超声

● X 线片（可包括负重像）

● 磁共振

● CT

● 其他影像学方法（闪烁成像等）

● 实验室检查

● 站姿／步态／跑步的分析，3D 运动分析

由于 MRI 有着很好的图像质量，因此诊断

性关节镜检查几乎被完全淘汰了。

（三）相关学科的进一步评价

● 神经病学，血管学，静脉学，风湿病学，皮肤病学等

● 其他健康保健提供者的评价参照

● 颅下颌关节功能紊乱的检查

> **！注　意**
>
> 医生在要求影像学检查之前，或者在阅读检查结果、诊断或者其他检查者的图像之前，应当亲自去检查病人，以避免自己的判断和鉴别诊断被干扰。基于标准程序的临床检查将确保视诊和手法检查不会出现遗漏。即使面对明显的病变，检查者仍然应该坚持按照标准程序来检查，从而对整个足部进行系统性检查。

二、病史

病史采集应当包括一般要素和特殊细节、当前细节。对这些要素的权衡将根据病史的时间和创伤或者主诉的本质。

（一）相关问题

采集个人病史，并询问关于年龄、职业、性别、家庭和社会史、职业和（或）运动活动，以及业余活动的特殊问题。如果有必要的话，还包括从第三方引出的信息。以下是特别重要的问题。

● 什么？哪里？什么时候？怎么了？多长时间？

● 引起疼痛的原因？

● 风险因素，陈旧性损伤，伤疤，全身性潜在疾病或者伴随疾病，是否使用过药物？

● 对于运动员，要询问运动水平和任何近来增加的运动级别。要询问训练强度和内容。这些回答可能会提供应力性骨折或其他运动相关损伤的提示。

● 创伤机制：尽可能准确地重建创伤机制是很有帮助的，因为它能够引起对损伤特殊模

式或者临床主诉的注意。

● 高处坠落伤？其他暴力伤？

● 精神状况：模糊的或者夸大的描述，不断重复，病人主诉"全身都痛"等。

● 既往疾病史，既往受伤史，之前或现在的药物或手术治疗。

已经得知某些特定的机制能够产生足部特殊的损伤形式。在某种程度上，这些机制能够帮助判定足踝损伤的范围，并且能够提示身体的其他部位亦存在损伤。例如，高处跳下或高处坠落并双脚落地，可能会产生包括腰椎椎体压缩性骨折的损伤。因此,除了检查双侧足跟外，还要检查身体的整个中轴系统。

（二）疼痛史

● 疼痛位置

● 疼痛强度

● 承重能力或者限度

● 日常活动、工作和运动的能力丧失

● 固定器具，鞋垫，拐杖或者其他辅助物件

● 对于慢性疾病和临床症状急性发作后的随访检查，要询问病人当前的临床主诉

● 对于有些病例，应用疼痛问卷调查可能会比较合适

三、视诊

视诊的目的是发现外表可见的改变，并与正常表现进行区分。将患侧足与对侧足进行对比予以参照是很有帮助的。需要观察病人的走路、站立和足部悬在桌子边缘上方的情况。应当脱掉紧身裤（裤子）来评价中轴骨骼和肌肉组织。

● 表面轮廓、肿胀、皮肤颜色（例如，血栓形成后的改变）

● 血肿、开放性伤口、损伤

● 异物

● 位置、畸形、排列不齐、纵向和横向的

足弓

● 不对称、肌肉和皮肤萎缩

● 血肿、肿胀、骨性标志明显

● 皮肤硬结（胼胝）、增厚、瘢痕、甲床

● 特殊征象（例如，"多趾"征）

四、触诊

触诊也应该遵循一个结构性方案来记录，具体包括：

● 触诊位置

● 触诊强度和性质

● 触诊区域

● 触诊技巧

选择正确的触诊位置对建立联系至关重要。检查者不应该开始于那些表面上 [通过病史和（或）视诊] 被损伤或者主诉所涉及的区域。最好是从那些不太敏感或不太疼痛的结构开始触诊。还有，除了生理因素之外，要考虑到不同的病人对身体的接触反应也不同，这一点十分重要。因此，一定的压力可能会被解释为令人愉快的、大胆的或者威胁性的，而轻微的触摸可能被认为是有礼貌的和模糊的。

对组织的触诊应该从轻压开始，并逐渐增加其面积和强度。应当记住的是，如果触诊从重压开始，而且只要压力增加，触觉的敏感度将会变小。只有在完成"表浅的"评估之后，检查者才应当进入更深水平的检查，并逐渐增加触诊的强度。应当检查到每个组织结构，并且尽可能精确地探查到任何疼痛的部位。

还应该注意的是，在区别形态和结构时，移动的手要好于不动的手。运动激活了触诊手中更多的皮肤感受器；这样就阻止或减少了它们的适应性，从而提供了更加详细的感受信息。"移动手"的触诊技术还有助于提高本体感受，从而获得更多的对形状和表面的认知。此外，它还提高了温度敏感度。

足部触诊的结构性方案被列在表 2-1 中。

表 2-1 足部可触及的结构

足内侧	足外侧	足背部	足底部
• 内踝	• 外踝	• 足背动脉	• 跟骨结节
• 三角韧带	• 前腓距韧带	• 踝关节胫骨前缘	• 足底腱膜和足底长韧带
• 屈肌支持带	• 腓跟韧带	• 距骨头伴距舟关节（肖帕尔关节线）	• 趾短屈肌
• 胫后肌腱	• 后腓距韧带	• 伸肌支持带	• 小趾展肌和屈肌
• 胫后动脉	• 腓侧支持带	• 长伸肌肌腱	• 踇趾展肌
• 载距突	• 腓距前韧带联合	• 踇长伸肌肌腱	• 跖骨头
• 距舟关节（内侧肖帕尔关节线）	• 腓侧（跟骨的）滑车和腓短、腓长肌肌腱	• 趾短伸肌腱	• 踇长屈肌腱籽骨
• 足舟骨粗隆的胫后肌腱附着处	• 跟骰关节（外侧肖帕尔关节线）	• 距骨与中间、外侧楔骨的距楔关节	• 足底神经
• 舟骨和楔状骨之间的跗骨关节	• 跟骰韧带	• 第 2－4 趾距跗关节（利斯弗朗关节线）	
• 内侧楔状骨	• 第 5 跖骨粗隆的腓短肌腱附着处	• 利斯弗朗韧带	
• 楔状骨内侧结节（胫骨前肌肌腱附着处）	• 第 5 跖骨	• 第 2－4 趾跖趾关节	
• 胫前肌腱	• 第 5 跖趾关节	• 第 2－4 趾近节趾骨	
• 第 1 跗跖关节（利斯弗朗关节线）	• 小趾近节趾骨	• 第 2－4 趾近侧趾间关节	
• 第 1 跖骨	• 第 5 近侧趾间关节	• 第 2－4 趾中节趾骨	
• 第 1 跖趾关节	• 小趾中节趾骨	• 第 2－4 趾远节趾骨	
• 踇趾近节趾骨	• 第 5 远侧趾间关节	• 腓浅神经	
• 第 1 趾间关节	• 小趾远节趾骨	• 隐神经	
• 第 1 远节趾骨			

对足部触诊时应该考虑的另一个因素是，附属跗骨作为正常的解剖变异会发生于大约 30% 的人群中。它们本身没有病理学意义，但它们容易被误认为骨折，因此在阅读相关影像学资料时应该考虑到副骨的存在（参见第 11 章中的"二、副骨"）。四种最常见的副骨如下。

- 副三角骨
- 外胫骨（副舟骨）
- 副腓骨
- 韦萨留斯骨（第 5 跖骨粗隆）

五、运动试验

运动试验，无论是主动的或者是被动的，都提供了关节特定组成部分的运动性信息。与视诊和触诊一样，运动试验也应该遵循系统性规范原则，因为多个关节的叠加运动会偶尔掩盖单一关节的运动缺失。另外，与对侧关节进行对比，能够提供一个有用的参考标准。

为了避免对限制性运动的错误解释，检查者应该理解可能会有结构和功能两个方面的原因。

- 结构上的原因
  ◦ 骨折，脱位
  ◦ 慢性疾病过程导致的挛缩（例如，风湿性关节炎）
  ◦ 慢性功能缺陷导致的挛缩（例如，神经病学的原因）
  ◦ 先天畸形
  ◦ 生长异常
  ◦ 术后瘢痕
  ◦ 创伤后畸形
- 功能上的原因

○ 疼痛诱导的

○ 神经疾病性的

○ 关节内渗出或血肿所致的

按照原则，应该首先进行一个范围的主动性运动试验，因为这样才有理由假设病人将不会超过其主观上能够耐受的范围。随后再由检查者进行一个范围的被动性运动试验。

中立位零度法（neutral-zero method），是构成各种关节正常值表格的基准，当其应用于足部时，只建立起了踝关节和第 1 跖趾关节的测量数值。中足和后足部的运动情况被描述为正常运动范围的一个分数值（例如，距下关节 =1/3）。

（一）位移试验

位移试验（translation test）是用来评估关节稳定性的运动或压力试验。它在足部个别关节功能和相应运动范围的检查中特别重要。它应该遵循系统性规范原则，以便重要的发现不会被遗漏。

（二）肌肉功能试验

肌肉功能试验的目的是双重性的：检测肌肉的功能和评估肌肉的强度。肌肉力量或者功能的缺失可能归因于累及以下任何结构的疾病或损伤。

- 肌肉
- 肌腱（图 2-1）
- 肌腱 - 骨连接机制
- 神经支配，以及肌肉内部和肌间的协调

足部主要的肌肉组织列表如下。

- 足部肌肉

○ 跖屈肌：小腿三头肌，胫骨后肌，跖肌

○ 伸肌：胫骨前肌，蹈长伸肌，趾长伸肌，蹈短伸肌，趾短伸肌

○ 足外翻肌：腓骨长肌，腓骨短肌，第 3 腓骨肌

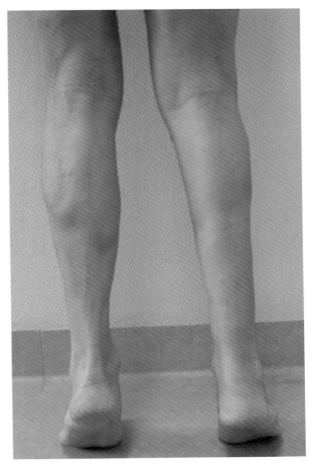

▲ 图 2-1　肌肉萎缩

由于跟腱断裂而导致的右侧腓肠肌萎缩，而断裂的跟腱愈合于延伸状态

○ 足内翻肌：胫骨后肌，胫骨前肌

- 脚趾肌肉

○ 屈肌：蚓状肌，蹈短屈肌，趾短屈肌，趾长屈肌

○ 伸肌（背屈肌）：趾短伸肌，蹈短伸肌，趾长伸肌，蹈长伸肌

总体上把肌肉强度的程度按照等级划分为 1/5 ～ 5/5（Janda 之后），5/5 表示肌肉最高强度，1/5 表示最低（0/5 表明完全瘫痪）。

还应该注意以下因素。

- 肌张力
- 肌肉短缩
- 可以触到的不连续性（例如，包括小腿肌肉）

六、感觉试验

检查者可以通过触摸皮肤的方式对感觉做一个大概的评估。Semmes-Weinstein 单丝测试能够对皮肤感觉做出更进一步的鉴别性评估（图2-2）。这一细丝能够发现更轻微的感觉异常。其他的感觉测试方法是棉签法或者羽毛法。

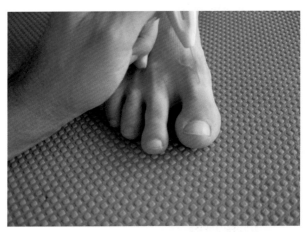

▲ 图2-2　使用 Semmes-Weinstein 单丝来测试感觉

> **！注　意**
>
> 在触摸式感觉试验中，要确保病人不能通过对测试者的观察来补偿其感觉的缺失。

音叉可以被用于检测震动感觉的阈值。震动感觉的减低可能是神经损害的早期征象。

七、血流的评估

在足背部跗长伸肌腱的外侧，最容易触摸到足背动脉。在内踝的后方，可触及胫动脉（表2-1）。正常情况下，触摸到这两根动脉并不困难。毛细血管水平的血流（在小血管内）可以通过毛细血管再灌注时间来评估。先用手指短暂压迫脚趾肚，然后松开手指，测量该区域从苍白到重新恢复粉色需要的时间。正常充填时间＜2s。脚趾汗毛缺失也可提示血流受损。

其他测量血流的方法有多普勒超声和血管造影术。

八、足部特殊检查

（一）后足部

1. **足跟内翻试验**　在正常情况下，足跟在站立时呈现轻微外翻位置。当病人用脚尖站立时，足跟移动到内翻位置，两侧足部是相同的。如果足跟仍是外翻的，则认为是异常的，可能有几个原因。

- 僵直的扁平足
- 胫后肌腱功能障碍
- 联合
- 创伤后畸形

2. **"多趾"征（图2-3）**　当病人站立并从后面观看足部时，正常情况下只能够在足的内侧看见大脚趾，而在足的外侧只能看见 1 个或 2 个脚趾。如果在足的内侧看不到大脚趾，而同时在足的外侧看到了 2 个或 3 个脚趾，这就是"多趾"征。这个"多趾"征象则提示前足外展程度的增加（例如，由于扁平外翻足或者胫后肌腱功能不全导致的"多趾"征）。

3. **汤普森挤压试验（图2-4）**　病人俯卧，检查者挤压腓肠肌。这个压力通常会诱发踝关

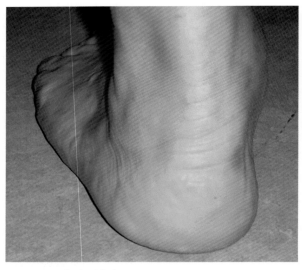

▲ 图2-3 " 多趾 " 征

后足部内翻畸形，从足后部向前观看，则在足的外侧可见 3 个或更多个脚趾；在正常情况下，在足的内侧可见大脚趾，同时在足的外侧可见 1 个或 2 个脚趾

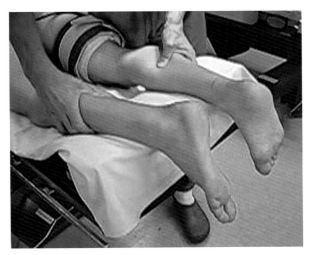

▲ 图 2-4 汤普森试验
病人取俯卧位，检查者挤压腓肠肌，正常的反应是踝关节轻微的跖屈，单侧踝关节轻微跖屈的缺失提示跟腱断裂或者被拉长

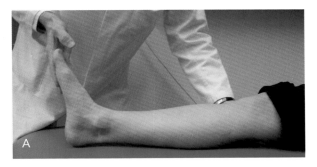

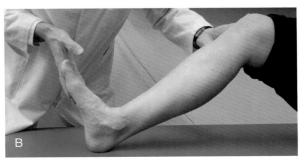

▲ 图 2-5 Silfverskiöld 试验
如果马蹄足畸形能够被膝关节屈曲纠正，其原因是腓肠肌缩短（Silfverskiöld 试验阳性）；如果不能被膝关节屈曲纠正，畸形持续存在，其原因在关节、跟腱或者比目鱼肌

节轻微的跖屈。单侧跖屈的缺失提示跟腱断裂或延长。

4. 足跟加压试验　检查者对称地压迫足跟在两个拇指肚之间，如果跟骨有骨折，此试验会引起足跟的疼痛。

5. 提踵试验　单腿站立时，当病人不能用脚趾站立起来时，则提示胫后肌腱存在损伤。

6. Silfverskiöld 试验（图 2-5）　这一手法是通过膝关节的屈曲运动和伸展运动来检测马蹄足畸形的纠正性的。如果该畸形能够通过膝关节的屈曲运动得以纠正，该畸形的原因则是腓肠肌缩短（Silfverskiöld 试验阳性）。如果马蹄足畸形在膝关节屈曲时持续存在，则是由于关节、跟腱或比目鱼肌的病变所致。

（二）关节稳定性

1. Coleman 木块试验　此试验是来评估后足部灵活性和前足旋前功能的。病人取站立位，后足部和前足部的扭转畸形可以通过改变木块的高度得到暂时性的纠正。此试验可以帮助确定畸形的位置和决定其灵活性。例如，Coleman 木块试验经常被用于高弓足畸形的病人。

2. 外 / 内踝稳定性试验　此试验是用来评估踝关节囊和韧带稳定性的，并且是通过两侧对比的方式进行的。

• 踝关节：踝关节（距骨小腿关节）跖屈以消除踝关节的骨性稳定性。

• 距下关节：踝关节屈曲 90°使踝关节的骨性稳定性达到最大，从而使得距下关节的活动成为优势。

3. 抽屉试验　抽屉试验是通过一只手握住踝关节的踝窝以上部位、另一只手握住足跟并向前牵拉足部而完成的。移动度出现增加则提示前距腓韧带不稳定。抽屉试验还可以用在距趾关节和跗距关节上，用来检测关节囊韧带的稳定性。

4. 旋前 / 外展试验　当踝关节旋前和外展时，下胫腓韧带联合处的疼痛是下胫腓韧带联合损伤的征象。

5. 挤压试验　在下胫腓韧带联合之上大约

一手宽处压迫胫骨、压向腓骨，如果引起下胫腓韧带联合区域的疼痛，则为下胫腓韧带联合损伤的征象。

6. 第 1 跖跖关节稳定性试验（图 2-6） 当足部悬挂在桌子边缘上时，第 1 跖跖关节可以出现一定程度的生理学移动。当足的外侧缘被抬高（腓长肌拉紧）时，则关节是稳定的。如果仍旧不稳定则是异常的。

（三）神经激惹

1. 马尔德点击试验 从内侧向外侧压迫前足，从而把压力施加到跖骨间隙，同时互相推压邻近的跖骨头。疼痛性"点击"的出现则提示跖面趾间的神经瘤（Morton 神经瘤）。

2. "门铃"征（图 2-7） 跖骨头之间孤立

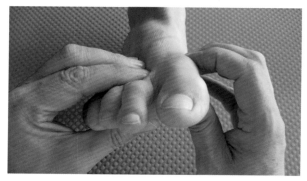

▲ 图 2-6 第 1 跖跖关节稳定性试验

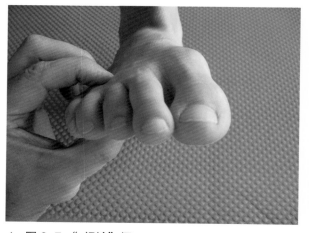

▲ 图 2-7 "门铃"征
跖骨头之间孤立的跖面压痛（通常位于第 3 与第 4 之间），疼痛可能放射至脚趾，则为阳性的"门铃"征，提示 Morton 神经瘤

的跖面压痛（通常位于第 3 和第 4 之间），被称为"门铃"征。疼痛可放射至毗邻的脚趾。阳性的门铃征提示 Morton 神经瘤。

3. 内踝处霍夫曼-叩击征 病人取俯卧位，膝关节屈曲 90°。如果叩击内踝后方的胫神经能够引起电击的感觉，这就提示跗管综合征。

（四）前足部

1. 脚趾试验 脚趾试验是用来评估跖趾关节处背跖方向移位情况的。如果有移位增加和疼痛，可能会提示不稳定性，可能与跖板（跖盘）撕裂有关。

2. Gaensslen 手法 将一个手指放在足的跖侧，再将拇指放在足的背侧，跖骨头在跖侧手指与背侧拇指之间是固定的。另一只手抓紧脚趾头，经由第 1 脚趾和第 5 脚趾的跖骨头，对前足内侧和外侧加压。如果前足有各种疾病，此手法将会引起疼痛。双侧 Gaensslen 试验阳性可能会是类风湿关节炎最开始的征象。

3. 上推试验（图 2-8） 这一项试验包含着对可屈曲锤状趾畸形的复位，就是将跖骨头从跖侧的位置上推到零线位置。这项试验能够帮助检查者区分可屈曲（可活动）畸形和固定畸形。

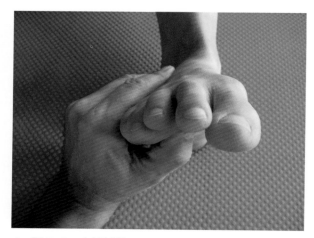

▲ 图 2-8 上推试验
从跖侧（足底侧）推举跖骨头会复位屈曲的锤状趾到中立位置，阳性的上推试验提示固定的锤状趾畸形

九、压力试验和诱发试验

压力试验被用来做最后的评估。它们仅被用于没有急性临床主诉和严重不稳定的病人。压力试验还能使病人的状况恶化。另一方面，这些试验的主要目的是发现先前其他方法不能产生的症状和改变。压力试验可以包括以下任何一个。

● 站立试验，检查者用来评估膝关节、踝关节、足部、后足外翻或内翻、外展或内展的各种排列关系
  ● 单腿站立
  ● 走路
  ● 摇摆
  ● 爬台阶
  ● 跑步
  ● 跳跃
  ● 特殊运动压力

十、其他诊断方法

● 影像学检查
● 实验室检查
● 其他专家会诊（皮肤病学，神经病学，脉管学，风湿病学，内分泌学，骨科学）
● 功能和步态分析
● 颅下颌关节评估

十一、总结

尤其是足部创伤的病人，在及时排除了神经血管损伤或者肌筋膜间室综合征之后，应该进行细致的临床检查。由于足踝部的解剖和生物力学，以及潜在的损伤和临床主诉非常复杂，因此要考虑到会并存多种疾病，这一点十分重要。

详尽的病史有助于指明临床检查的方向，更详尽的检查将有助于明确进一步的诊断性检查。充分全面的工作将有助于做出更精确的诊断，从而有利于病人得到更加个性化和有效的

治疗。

强烈推荐系统性或标准化的检查流程。潜在疾病在解剖学上的正确体表描述是很有帮助的。疼痛或压痛最明显的部位经常与病变的位置相关联。

！注　意

收集和记录足够的信息用于随访是非常重要的。

十二、特殊病例：无客观阳性发现的慢性疼痛综合征

在大的足踝中心，经常会见到这样的病人，他们患有明显、持续和确定的疼痛。但是之前的诊断性检查没有能够探查出病人损伤或功能紊乱的成因，而且先前的尝试性治疗也是不成功的。不适用的诊断性方法应当被废弃，因为这些病人正处于相当大的痛苦之中，并且常常不能继续工作。即使是相对来说不太明显的结果和少量的纤维血管肉芽组织，也可能会导致相应痛觉水平的严重功能障碍。

虽然确切的顺序可能会调整，但下列阶段性的检查程序已经取得了好的结果。

1. 高分辨率 MRI 静脉注射对比剂，重点观察疼痛区域。

2. 多个平面的应力性 X 线片对侧对比（可发现可能的隐性不稳定）。

3. 步态分析，压力分配（除外功能性问题）。

4. 特别是在运动时或运动后有临床症状的病人，建议运动后 MRI 检查，帮助发现关节囊和韧带的超负荷，激活组织或反应性滑膜炎。请看本章"九、压力试验和诱发试验"。

5. 局部渗入诊断性麻醉剂（帮助诊断无法解释的神经压迫综合征和瘢痕组织的局部压迫）。

6. 除外小腿、大腿或者脊柱的近端疼痛源（牵涉痛）。

7. 核素扫描除外系统性疾病。

参考文献

［1］ Coughlin MJ, Mann RA, Saltzman CL. Surgery of the Foot and Ankle. Philadelphia:Elsevier; 2007

［2］ Delcourt A, Huglo D, Prangere T et al. Comparison between Leukoscan (Sulesomab)and Gallium-67 for the diagnosis of osteomyelitis in the diabetic foot. Diabetes Metab 2005; 31: 125-133

［3］ Frisch H. Programmierte Untersuchung des Bewegungsapparates. Berlin: Springer;2009

［4］ Gondring WH, Trepman E, Shields B. Tarsal tunnel syndrome: assessment of treatment outcome with an anatomic pain intensity scale. Foot Ankle Surg 2009; 15:133-138

［5］ McNally EG. Ultrasound of the small joints of the hands and feet: current status. Skeletal Radiol 2008; 37: 99-113

［6］ Mondelli M, Morana P, Padua L. An electrophysiological severity scale in tarsal tunne lsyndrome. Acta Neurol Scand 2004; 109: 284-289

［7］ Rammelt S, Biewener A, Grass R, Zwipp H. Foot injuries in the polytraumatized patient [Article in German]. Unfallchirurg 2005; 108: 858-865

［8］ Rohen JW. Funktionelle Anatomie des Menschen. Stuttgart: Schattauer; 1984

［9］ Rohen JW. Topographische Anatomie. Stuttgart: Schattauer; 1984

［10］ Rubello D, Casara D, Maran A, Avogaro A, Tiengo A, Muzzio PC. Role of anti-granulocyte Fab' fragment antibody scintigraphy (LeukoScan) in evaluating bone infection:acquisition protocol, interpretation criteria and clinical results. Nucl Med Commun 2004; 25: 39-47

［11］ Sarrafian SK. Anatomy of the Foot and Ankle. Philadelphia: Lippincott; 1993

［12］ Shands AR, Wentz IJ. Congenital anomalies, accessory bones, and osteochondritis in the feet of 850 children. Surg Clin North Am 1953; 33: 1643-1666

Chapter 3
踝和后足

Ankle and Hindfoot

原著　M. Walther　U. Szeimies　A. Staebler

翻译　刘　凯　张晓亮　刘　钢　麻增林

一、创伤　　　　　　　　　　24

二、慢性的、创伤后的和退

行性的改变　　　　　68

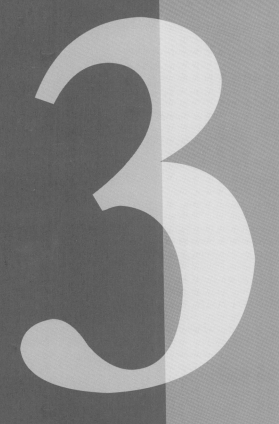

一、创伤

（一）关节囊与韧带

1. 外侧韧带

（1）定义：外侧韧带的创伤性损伤包括踝关节一条或多条外侧韧带的部分或完全撕裂，通常为旋后创伤的结果。

（2）症状：典型的症状是外踝处的疼痛和肿胀，经常延伸到足背部。

（3）易患因素。

- 先前踝关节扭伤
- 慢性不稳
- 松弛的关节囊和韧带
- 后足内翻

（4）解剖学和病理学。

①解剖学：踝关节外侧韧带复合体由距腓前韧带、跟腓韧带和距腓后韧带组成。能够遇到许多解剖变异。例如，距腓前韧带可能发育不良，从而出现强壮粗大的跟腓韧带。

②病理学：首先是距腓前韧带出现撕裂，然后这一损伤可能会发展成为伴随出现的部分或完全的跟腓韧带撕裂。距腓后韧带很少被累及。距下关节最易受伤的韧带是跟骰韧带。外侧韧带扭伤的三个级别是拉伸（Ⅰ），部分撕裂（Ⅱ），完全撕裂或断裂（Ⅲ）。儿童最常见的损伤是距腓前韧带近端的骨软骨撕脱。然而，所有的撕裂都不导致踝关节不稳。

距腓前韧带的损伤可能会是韧带近端来自腓骨远端的撕脱、韧带中 1/3 处撕裂，或者韧带远端来自距骨颈的撕脱。近端与远端的损伤可能会含有骨性成分。骨撕脱是非常重要的，因为在骨撕脱剥落的地方会形成血肿，而且血肿还可能会形成骨化或者形成小骨块。在这些病例中，韧带本身并没有撕裂，而只是正常地与撕脱的碎骨片相连。腓骨远端骨剥落的分离会

导致慢性不稳和反复出现的旋后损伤。距腓前韧带和跟腓韧带的起点可能会一起从腓骨远端上撕脱，相应地出现两个韧带的不稳。

一个完全性的两条韧带的外踝扭伤可能会同时伴有内侧三角韧带的损伤。内踝与内侧距骨"折磨"内侧韧带。内侧韧带病变可能会伴随外踝扭伤，可能会导致内侧的不完全愈合和持续的疼痛。当外侧不稳的病人诉说内踝处有疼痛时，必须考虑到内踝处的病变。

（5）影像学表现。

①X 线片：应力 X 线片不再被用来评估急性损伤。如果怀疑骨折时，则拍摄两个平面的踝关节 X 线片。

> **！注 意**
>
> 当获得两个平面的踝关节 X 线片之后，足部应该内旋 15° 拍摄背跖位片，以获得腓骨远端与距骨肩部不重叠的投影。

②超声：踝关节扭伤的超声检查应该遵循一个系统化的检查流程。对踝关节前缘的纵向扫描可能会显示血肿，它通常伴发关节囊韧带的损伤。对腓骨远端、距腓前韧带、跟腓韧带和外侧跟骰韧带的纵向扫描能够提供伴发的骨受累情况与韧带连续性的问题。此外，检查者可以在加压试验时通过观察监视器而对关节的稳定性进行实时量化评估。对于（腓骨的）骨软骨撕脱来说，超声可能会显示碎骨片的强回声及其伴发的声影，这些征象经常在加压位上被发现，而有时则会在 X 线片上时出现漏诊。

③磁共振成像。

a. 分析要点：与下面情况进行鉴别。

- 部分韧带撕裂
- 完全撕裂
- 韧带末端移位
- 近端或远端的撕脱骨折

必须对跟腓韧带的损伤进行准确的评估，因为对于竞技运动员来说，两条韧带损伤中的完全撕裂可以通过外科手术进行治疗。对撕裂的百分比进行量化可能会有助于内科治疗。

还应该注意那些经常会被漏诊的相关性损伤，如关节不稳和关节早期退行性变，这些相关性损伤会伴有潜在的严重后果。

除了评估外侧韧带与内侧韧带之外（正常表现的三角韧带，并没有证据显示其挤压伤、纤维束不连续或者出血），MRI 检查还应该评估以下结构。

- 前胫腓韧带联合
- Volkmann 三角（胫骨后缘）
- 跗骨窦韧带
- 腓骨肌腱支持带
- 关节软骨，包括距骨肩部，以除外骨软骨损伤
- 距下关节面

- 跗骨间关节（Chopart 关节：跗横关节）线

应该分别对这些结构进行评估并在报告中注明。

b. 检查技术。

- 标准创伤扫描方案：高分辨多通道线圈（如果有必要的话，则取俯卧位）；不需要对比增强
- 扫描序列
  ◦ 冠状位 T_1 加权序列，平行于踝关节的横轴，通过距骨和踝
  ◦ 矢状位及冠状位质子密度加权脂肪抑制序列
  ◦ 轴位 T_2 加权序列，成角平行于距腓前韧带
  ◦ 如果有必要的话：在下胫腓关节面行斜轴位质子密度脂肪抑制序列

c. 磁共振表现（图 3-1，图 3-2，图 3-3）。

- 距腓前韧带的中间实质区撕裂、腓骨或者距骨撕脱，伴有明显的不连续性和呈波浪状轮廓的韧带残端

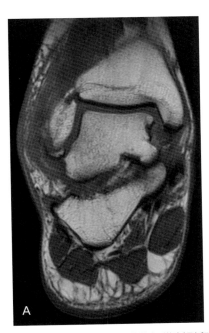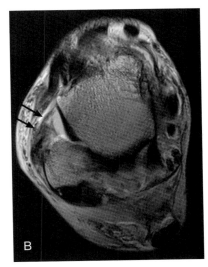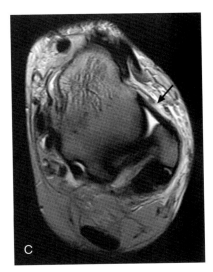

▲ 图 3-1 新鲜的距腓前韧带断裂和正常的距腓前韧带

A. 冠状位 T_1 加权 MR 图像显示来自外踝末端的距腓前韧带的骨撕脱，在缺乏骨髓水肿的情况下，难以区分陈旧的或最近的撕脱性骨折，但是在 B 图中所显示的骨皮质不连续征象则使得这个诊断变得明确了；对距腓前韧带插入纤维组织固定的小骨块的损伤的解读是更加困难的；在小骨块和母骨之间的轻度扩大的间隙内找到液体信号则可能会有帮助；B. 轴位 T_2 加权图像显示出血区域伴有腓骨侧距腓前韧带的破损表现（箭所示），还可见裂开的骨碎片；C. 另一个病人的轴位 T_2 加权图像显示正常的距腓前韧带（箭所示）

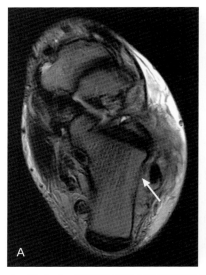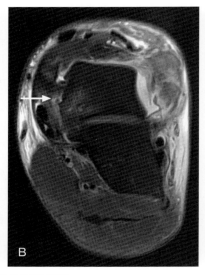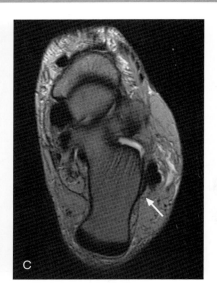

▲ 图 3-2　新鲜的跟腓韧带断裂和正常的跟腓韧带

A. 轴位 T_2 加权图像显示腓骨肌腱下方缺失了低信号的跟腓韧带，伴有云雾状的出血进入软组织内（箭所示）；B. 冠状位质子密度加权脂肪抑制图像显示来自距骨外侧缘的跟腓韧带撕脱（箭所示）；C. 另一个病人的轴位 T_2 加权图像显示正常的跟腓韧带（箭所示）

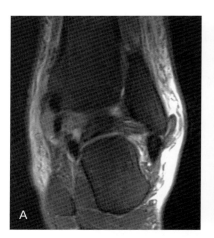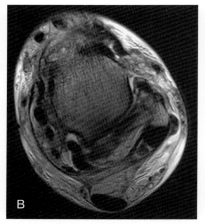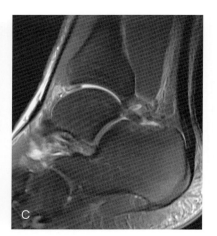

▲ 图 3-3　19 岁男性旋前创伤和外踝扭伤后的 MRI 检查伴随撕裂的关节囊和韧带的不寻常移位

A. 冠状位质子密度加权脂肪抑制图像显示破裂的距腓前韧带出现明显移位；其断端向上移位并位于腓骨远端后方；B. 轴位 T_2 加权图像显示外踝外侧面的韧带部分；C. 矢状位质子密度加权脂肪抑制图像显示关节囊的部分已经移位进入了踝关节间隙的前外侧部分

- 前外侧关节囊撕裂，伴有沿前外侧软组织的水肿和出血
- 跟腓韧带的间质出血与信号强度增高，伴有或不伴有连续性中断（距腓后韧带总体上是完整的）
- 由于皮下静脉和深静脉破裂，经常出现明显出血和显著的软组织血肿环绕踝关节，以前外侧方最为显著
- 在距骨内缘、内踝、距骨肩部等处出现骨挫伤水肿。

特殊形式

儿童：腓骨骨膜下血肿（图3-4）伴有斑片状骨膜下出血和一个完整的骨膜袖。骨膜抬高通常只发生在干骺端，位于骺板的近侧，而不位于腓骨远端。

重复创伤：在外踝尖端处的陈旧性或新鲜撕脱骨折，由于距腓前韧带是插入小骨块上的，这与小骨块的形成是不同的（由纤维组织相连）。在这些病例中，高分辨三个平面的成像（T_1 加权，质子密度加权脂肪抑制）是有必要的，它可以区分纤维组织直接插入小骨块之上与外踝尖端处的撕脱骨折（伴有将要出现或已经出现的不稳）。跟腓韧带也可能起自于撕脱的骨碎片上，提示出现（慢性）不稳定的风险较高。

④影像学检查方法推荐。

● X 线片排除骨折

● 超声检查评估关节积血，韧带的连续性和不稳定

● MRI 检查来探查伴发损伤，如骨软骨损伤和其他的关节囊和韧带的损伤

（6）鉴别诊断。

● 距骨的骨软骨损伤或者距舟关节囊足部伸侧的距骨撕脱

● 跟骰关节损伤

● 跟骨前突骨折

● 腓骨肌腱损伤

● 第 5 跖骨基底部骨折

● 腓骨远端骨折

● 距骨外侧突骨折

（7）治疗方法。

①保守治疗。

● 踝关节支具

● 运动疗法（调节腓骨肌和胫骨前肌，训练本体感觉）

● 物理治疗：急性期的冰敷、人工淋巴引流、挤压

● 支具：根据对疼痛的耐受程度，快速增加有支具支撑下的负重

②手术治疗：只有当三条韧带撕裂或者发生于比赛运动员时，才是手术的适应证。

（8）预后及并发症。

● 高达 10% 的病例患有慢性不稳定（提示早期继发关节囊韧带修复）

● 踝关节半月板样病变（距腓前韧带愈合不良伴随肥厚性瘢痕和撞击）

● 相关性骨软骨疾病之后的剥脱性骨软骨炎

2. 内侧韧带

（1）定义：创伤可能会造成三角韧带浅层和（或）深层的损伤。

（2）症状：内翻或者外翻创伤后出现内踝疼痛和不稳定。

（3）易患因素。

● 外翻扁平足

● 外踝扭伤

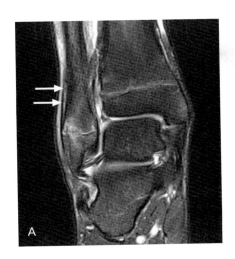
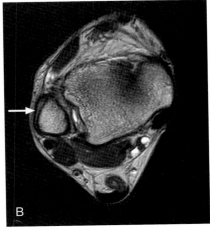

◀ 图 3-4　15 岁男孩发生踝关节扭伤后出现骨膜下血肿，并怀疑距腓下韧带联合和外侧韧带的损伤

A. 冠状位质子密度加权脂肪抑制图像显示腓骨远端骨骺板近端的骨膜下血肿（箭所示）导致骨膜抬高，这个骨骺板还没有闭合；在腓骨远端可见轻度水肿，但没有骨骺板损伤的征象，外侧韧带是完整的；B. 轴位 T_2 加权图像显示沿腓骨外侧面的骨膜下血肿（箭所示）

（4）解剖学和病理学：踝关节内侧（三角）韧带复合体由浅层和深层组成。纤维束向前分布在舟骨上，向远端分布在距骨和跟骨上。这一韧带复合体包括前后胫距部分、胫跟部分和胫舟部分。与外踝扭伤相比，三角韧带损伤比较少见。

（5）影像学表现。

①X线片：应力X线片不再被用来检测急性内侧韧带损伤。如果怀疑有骨折，应当拍摄踝关节两个平面的X线片。应力X线片并且两侧对比有助于正确地评价慢性不稳定。

②超声：超声可以检测内侧韧带撕裂伴发的血肿。它还可以检测个别纤维束的不连续性。超声还没有成为内侧韧带损伤的常规检查方法。

③磁共振成像。

a. 分析要点。

• 损伤的程度

• 哪些韧带受到影响（全部？）

• 合并损伤（骨软骨病变、骨挫伤和水肿、跗骨间关节线等）

b. 检查方法。

• 标准外伤扫描方案：高分辨率多通道线圈；通常不必使用对比剂增强扫描

• 扫描序列

◦ 冠状 T_1 加权序列

◦ 矢状面和冠状质子密度加权脂肪抑制序列

◦ 轴位 T_2 加权序列，成角平行于距腓前韧带

◦ 如有必要的话：在下胫腓韧带联合平面加扫斜轴位质子密度加权脂肪抑制序列

c. 磁共振表现（图3-5 和图3-6）。

• 沿着三角韧带的斑片状水肿和出血，通常很少累及强壮的后胫距韧带（内侧）

• 波浪状轮廓

• 纤维束连续性中断

• 关节积液

• 伴随的关节囊病变

• 骨挫伤和水肿

• 在距骨外侧缘或外踝处可能出现骨皮质碎片

④影像学检查方法推荐：选择的方式为超声和MRI。

（6）鉴别诊断。

• 内踝骨折

• 胫后肌腱撕裂

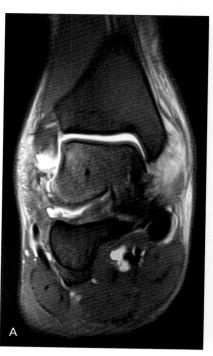
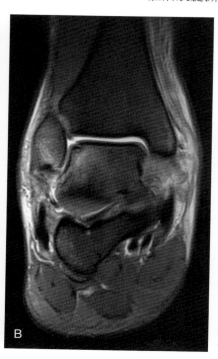

◀ 图3-5　20岁男性于急性踝关节扭伤后出现新鲜的内侧韧带损伤

A. 冠状位质子密度加权脂肪抑制MR图像显示明显的三角韧带损伤，伴有距腓前韧带断裂，进入韧带其他部分的广泛出血和纤维束延长；B. 冠状位质子密度加权脂肪抑制图像也显示距骨外侧肩部的骨挫伤和水肿并伴有小的骨软骨缺损，以及距腓前韧带撕裂并伴有来自腓骨远端上的小骨撕脱

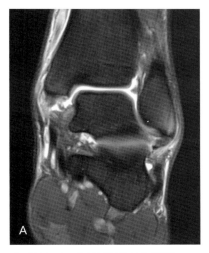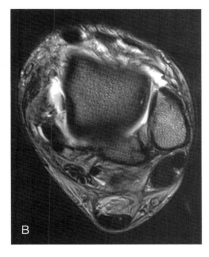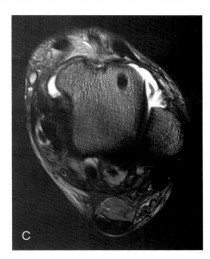

▲ 图 3-6　三角韧带完全撕裂

A. 冠状位质子密度加权脂肪抑制图像显示韧带的连续性中断，纤维残端轮廓呈波浪状；B. 轴位 T_2 加权图像显示内踝上方的内侧韧带的所有部分完全撕裂；C. 轴位 T_2 加权图像还显示来自腓骨远端处距腓前韧带的骨皮质撕脱

- 载距突骨折
- 距骨剥脱性骨软骨炎
- 距下关节骨软骨损伤
- 距骨骨折

（7）治疗方法。

①保守治疗。

- 使用踝部支具稳定踝关节，再使用矫形鞋垫包绕后足并支撑载距突
- 替代方法：使用胶布固定法来稳定踝关节的内侧

②手术治疗。

- 手术修复适合于广泛撕裂和慢性不稳定
- 肌腱移植增强三角韧带适合于慢性功能不全

（8）预后及并发症：慢性内侧不稳定比外侧不稳定能引起更多的并发症。这可能会导致负重足的内翻。由于巨大的瘢痕可能出现延迟愈合。

3. 下胫腓韧带联合

（1）定义：下胫腓韧带联合断裂是连接胫骨远端和腓骨远端的韧带损伤。它会导致踝关节不稳定。

（2）症状：下胫腓韧带联合断裂表现为负重时下胫腓韧带联合水平处不稳定和疼痛的感觉。挤压试验阳性（在胫腓韧带联合水平一起按压腓骨和胫骨）。踝关节在外翻与外旋时也会出现疼痛。

（3）易患因素：在踝关节扭伤或踝关节骨折时，可能会合并出现下胫腓韧带联合的破裂。下胫腓韧带联合的撕裂还可以作为一个孤立性的损伤而出现。

（4）解剖学和病理学。

①解剖学：下胫腓韧带联合是由几个不同的韧带系统组成的，它们把踝关节密切地结合在一起（图 3-7）。在下胫腓韧带联合的前部，是胫腓前韧带从胫骨远端前结节到腓骨远端前结节倾斜向下走行（通常角度为 45°），大约位于距小腿关节间隙近侧 5mm 的水平。它由多束纤维组成，起自广阔的胫骨面，再向外向下行走并聚拢抵达腓骨。因此，在斜轴位成像时，此韧带表现为三角形或梯形。在其远端，还有一条附属韧带，它与前韧带联合平行，被称为 Bassett 韧带。它的起始部位要比胫腓前韧带的胫骨起始部位略微内侧一些，它被认为是引起下胫腓韧带撞击距骨的原因。

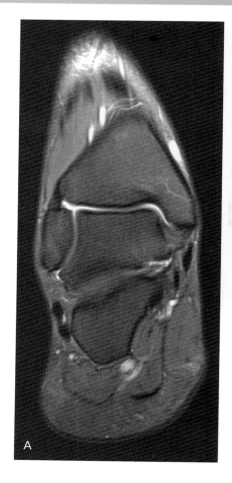

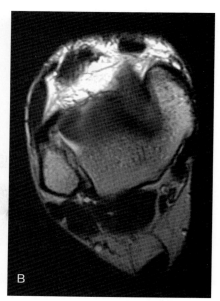

▲ 图 3-7 前胫腓韧带联合的正常 MRI 表现

A. 冠状位质子密度加权脂肪抑制图像，这个病人的前胫腓韧带联合是完整的，并且发育良好；B. 轴位 T_2 加权图像显示腓骨远端与胫骨之间的完整韧带连接，无不连续征象

下胫腓韧带联合的后部是由水平方向或倾斜方向走行在胫骨和腓骨之间的以下几条韧带组成。

• 胫腓后韧带（后胫腓联合）：粗壮的后胫腓韧带是以大约成角 30°从胫骨到腓骨走行的。

• 横韧带：该韧带起自外踝窝的边缘沿胫骨后缘向内踝的后缘略微向下向前走行。

• 踝间韧带：在内侧与横韧带融合并插入在距腓后韧带的外侧和略微头侧。

• 距腓后韧带：从腓骨后方到距骨，走行在踝间韧带的远侧。

后胫腓韧带联合，与前胫腓韧带联合一样，是由多束纤维组成的，其间含有脂肪组织。它的实质部分几乎从未撕裂过，但它可以从胫骨后缘上撕脱下来碎骨片（胫后缘的撕脱骨折，Volkmann 三角，"第三踝"骨折）。骨碎片可大可小，并可能会涉及胫骨远端的关节面。

胫骨和腓骨之间的骨间膜增厚并向远端进入斜行的纤维束内，即骨间韧带，它的纤维束之间有脂肪组织包绕。下胫腓韧带联合由三部分组成：a. 前胫腓联合；b. 后韧带联合，由胫腓后韧带、横韧带和踝间韧带组成；c. 骨间韧带。

② 病理学：前胫腓联合的断裂可能会以从胫骨或腓骨上发生撕脱的形式出现，或者以中心实质部分的撕裂出现。还可能会出现胫骨结节上的骨撕脱（法语：tubercule de Chaput Tillaux）。请查看 Tillaux 骨折章节。

绝大多数的撕裂最初涉及倾斜的胫腓前韧带，此外，随着不稳定的进一步发展，骨间韧带也可能出现撕裂。后韧带联合实质内的撕裂极为少见，但它可能会从胫骨后缘上发生创伤性撕脱，其碎骨片可大可小（Volkmann 三角）。

（5）影像学表现。

① X 线片。

● 拍摄内旋 20° 前后位 X 线片是对距腓关节的最佳投影（关节间隙的宽度应在其内侧，中部和外侧部分是相等的）

● 负重像（例如，使用图像增强透视）增加了诊断信息

● 对比剂关节造影已经过时

● 为了显示撕脱骨折时，可以加拍外旋 45° 斜位像

②超声：常规检查方法与外侧损伤的检查方法相同。

● 通过踝关节前部的纵向扫描：关节积血？

● 通过距腓前韧带的纵向扫描：连续性？血肿？

● 旋转探头到胫腓前韧带横断位扫描；在最大被动性背屈和外翻状态下来进行胫腓联合的压力测试。

如果患侧的两个骨之间的距离较对侧的距离变大，即存在不稳定。

③磁共振成像。

> **！注 意**
>
> 检测前韧带联合的完整破裂是非常重要的，因为这通常是外科手术治疗的适应证。"可疑"完全撕裂的诊断报告将无助于矫形外科医生。

a. 分析要点：准确的图像解释和报告需要高分辨率斜轴位序列采集最佳的图像质量来显示每条纤维结构。

● 描述前胫腓联合，骨间韧带和胫骨后缘的损伤（"Volkmann 三角"）

● 注意合并性损伤，在距骨圆顶部的可能的骨软骨病变，骨挫伤和水肿（在少数情况下，可能会有外侧韧带撕裂）

b. 检查方法。

● 标准创伤扫描协议：高分辨率多通道线圈；不需要造影剂增强扫描

● 扫描序列

○ 冠状位 T_1 加权序列

○ 矢状位和冠状位质子密度加权脂肪抑制序列

○ 轴位 T_2 加权序列，成角平行于距腓前韧带

○ 在联合韧带平面上的斜轴位质子密度加权脂肪抑制序列

● 优化序列评价

○ 冠状位和矢状位质子密度加权脂肪抑制序列

○ 与韧带联合平面成角的特殊序列（图 3-8B）。

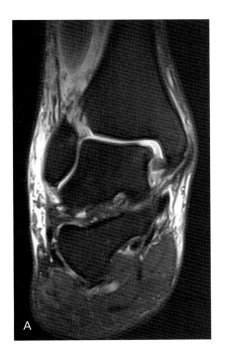
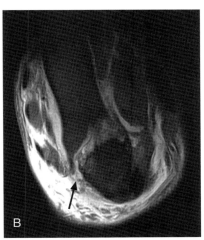

▲ 图 3-8 前胫腓韧带联合断裂

A. 冠状位质子密度加权脂肪抑制图像显示胫腓韧带联合的轮廓不清，且踝穴增宽；B. 成角于胫腓联合的斜矢状位质子密度加权脂肪抑制图像显示纤维束撕裂（箭所示），伴软组织内的明显出血

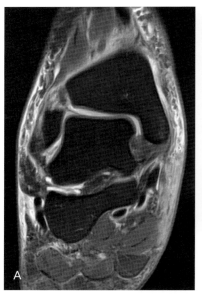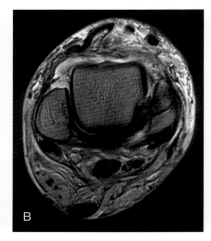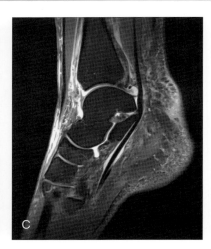

▲ 图 3-9 踝关节扭伤后胫腓联合的完全断裂

A. 冠状位质子密度加权脂肪抑制图像显示前胫腓联合不连续和踝穴增宽，且踝关节的一致性丧失；B. 轴位 T_2 加权图像显示前胫腓联合的完全撕裂，伴关节间隙内出血；C. 矢状位质子密度加权脂肪抑制图像显示小的后撕脱骨折（"Volkmann 三角"）和延伸到胫骨后方的显著骨膜下血肿

c. 磁共振表现（图 3-8 与图 3-9）。

• 前韧带联合的纤维束呈波浪状，合并水肿、出血和连续性中断

• 沿骨间膜可以检测到积液

• 可能出现撕脱骨折

> **！注 意**
>
> 下胫腓骨之间的液体聚集囊可能会被误解为胫腓联合损伤后出现的沿骨间膜的液体渗出。其鉴别点是下胫腓骨之间的积液聚集囊只延伸至胫腓骨的切痕处。

④影像学检查方法推荐。选择的方式：站立位前后方向 X 线片（如有可能的话，可以拍摄另一侧进行对比）和下胫腓联合处的横向超声波扫描并压力测试。

鉴于其进一步治疗的重要性和治疗继发性病变的困难性，作者认为每当怀疑有下胫腓联合损伤时都需要进行 MRI 检查。

（6）鉴别诊断。

• 踝关节扭伤

• 踝关节骨折

• 踝关节的骨软骨损伤

（7）治疗方法：下胫腓韧带联合损伤的手术治疗方法为螺钉固定或钢丝固定 6～8 周。慢性不稳定可以通过腓骨长肌腱移植予以解剖重建来进行治疗。

（8）预后及并发症：慢性不稳定或错位固定将会增加退行性变的发生率。

4. 弹簧韧带损伤（跟舟足底韧带损伤）

（1）定义：弹簧韧带损伤就是跟舟足底韧带的撕裂。这种类型的损伤与胫后肌腱和三角韧带的损伤有着很高的相关性。弹簧韧带（跟舟足底韧带）有时被称为"扁平足韧带"，因为它是稳定足弓的，它的损伤可能会导致内侧足弓变平。

（2）症状：弹簧韧带撕裂的症状包括前足外展和足底纵弓松弛合并中足内侧疼痛。提踵试验出现疼痛。病人在一条腿站立时不能使用患足的脚趾站立，并采取辅助性动作来弥补结构性的功能不全。绝大多数的弹簧韧带损伤直到创伤数周后才能被诊断。

（3）易患因素。

- 先前存在后足外翻
- 胫后肌腱功能不全

（4）解剖学和病理学。

①解剖学：跟舟足底韧带（弹簧韧带）复合体是纵弓和后足的一个关键性稳定结构。它由三部分组成。

- 下方足底纵向部分
- 斜行内侧足底部分
- 上方内侧部分（位于胫后肌腱下方，在近侧端与三角韧带融合）

上方内侧韧带的平均厚度为 4.8mm。其较薄的下方部分走行于足底部和上方内侧韧带的外侧部。它的起始点位于距下关节的中间关节面和前方关节面，并分散开插入舟骨。其舟骨的插入点位于上方内侧韧带的外侧，在这两个结构之间通常有脂肪组织。脂肪还能勾画出这条韧带从韧带分叉处向外侧行走。

②病理学：跟舟足底韧带（弹簧韧带）复合体从跟骨起源抵达舟骨，在距骨头下像悬带一样通过。当发生功能不全或发生完全破裂时，出现距骨向下旋转与跟骨外翻偏离，最后会相应地出现获得性扁平外翻足。跟舟足底韧带撕裂与胫后肌腱功能不全有着很高的关联。它们最常见于中年或老年妇女的足部扭伤和先前已有的胫后肌腱功能不全。跟舟足底韧带创伤性撕裂极其罕见。

（5）影像学表现。

①X 线片：拍摄足部三个平面的负重位 X 线片并进行双侧比较。还应该拍摄 Saltzman 位。在前后位和侧位上跗距轴的两侧对比出现差异以及舟骨对距骨头的重叠的减少则提示弹簧韧带（跟舟足底韧带）、三角韧带、和（或）胫后肌腱的功能不全。小于 60% 的距骨头的重叠肯定是不正常的。

②超声：超声不被作为常规检查。

③磁共振成像：磁共振很少被用于检查"急性单纯性跟舟足底韧带损伤"。更常见的这条韧带的撕裂是一个复合性后足部和中足部损伤的一个组成部分。

对于先前就有退行性改变和损伤来说，识别跟舟足底韧带并详细地对其进行观察是非常重要的。

a. 分析要点。
- 韧带连续性
- 完全或部分撕裂
- 骨撕脱
- 合并损伤

磁共振诊断报告应注明后足和中足所有相关的、易损伤的结构。

因为创伤性跟舟足底韧带撕裂经常发生在胫后肌腱功能不全伴有先前存在的内侧不稳定的情况下。非常重要的事情是，当描述跟舟足底韧带损伤时，应该注明整体内侧轴及其动态性稳定结构（胫后肌腱）和静态性稳定结构（弹簧韧带，三角韧带浅层，足底筋膜，足底长韧带）。

b. 检查技术：评价跟舟足底韧带损伤最好的 MR 序列是斜轴位和冠状位质子加权脂肪抑制序列。

- 标准创伤扫描协议:高分辨率多通道线圈；静脉注射造影剂增强检查是有帮助的，因为经常会遇到先前存在的病变，如退行性改变及血管增生
- 扫描序列
  ○ 冠状位 T_1 加权序列
  ○ 矢状面和冠状位质子密度加权脂肪抑制序列
  ○ T_2 加权序列，准确的踝关节轴位
  ○ 斜轴位质子密度加权脂肪抑制序列
  ○ 静脉注射造影剂后（增强后）矢状位和斜轴位 T_1 加权脂肪抑制序列（垂直于胫后肌腱）

c. 磁共振表现（图 3-10）。
- 完全撕裂，最常累及跟舟足底韧带的内上部分（"全层裂隙"）
- 局部增厚的韧带中经常出现不均匀的高信号

- 血肿与其他液体积聚
- 韧带周围增强后强化

- 慢性不稳定，邻近结构显著增厚和增强后强化，最明显的部位是胫后肌腱

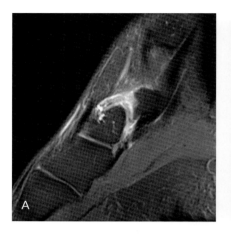

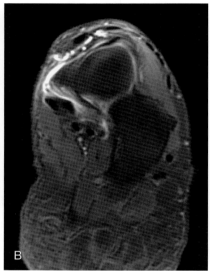

◀ 图3-10　47岁女性被诊断为"复发性胫后综合征"
A.增强后矢状位 T_1 加权脂肪抑制图像显示舟骨与跟骨之间的足底跟舟韧带（弹簧韧带）明显强化，这与慢性功能不全的激惹反应有关；B.增强后斜轴位 T_1 加权脂肪抑制图像，足底跟舟韧带（弹簧韧带）纤维束呈膨胀和波浪状改变，伴轻度胫后肌腱腱鞘炎

！注　意

可能出现的错误

- 跟舟足底韧带凹陷内衬滑膜，液体聚集的间隙与跗骨间关节相通。因此，在凹陷内观察到液体不应该被误解为跟舟足底韧带的足底部撕裂。
- 在载距突处的跟舟足底韧带的下部分经常表现为不均匀信号强度，这是由于脂肪组织造成的，而不应被误认为撕裂。
- 跟舟足底韧带的所有部分不能被关节镜看到。它的内上部分是最容易被评估的。这样可能会导致不一致的结果，其中关节镜显示一个完整的韧带，而MRI显示为撕裂。

④影像学检查方法推荐：选择的方式为MRI检查。

（6）鉴别诊断。

- 胫后肌腱功能不全
- 三角韧带撕裂
- 跟舟或跟距联合

（7）治疗方法。

- 跟舟足底韧带的手术修复
- 通过跟骨移动截骨术来矫正后足外翻
- 通过跟骨移动截骨术来矫正前足外展

（8）预后及并发症。

①预后：需要经过 6～12 个月的漫长的修复，直到病人能恢复体育活动。

②可能出现的并发症。

- 后足和中足的失代偿增加
- 渐进性后足外翻畸形
- 胫后肌腱的继发性断裂
- 继发于后足外翻的踝关节改变

5. 分歧韧带

（1）定义：连接跟骨前突与骰骨及舟骨的韧带的撕裂通常是跟骰关节不稳的一部分（见"6．跟骰关节损伤"）。

（2）症状。

- 跗骨窦的疼痛
- 可能出现的非特异性的中足部疼痛
- 扭转运动时疼痛加剧

（3）易患因素：现在尚不明确。

（4）解剖学和病理学：分歧韧带起源于跟骨，在跗骨窦前分叉成 V 形带状，由两部分组成。

- 跟舟韧带：从跟骨走行到舟骨的外侧面
- 跟骰韧带：从跟骨走行到骰骨的内侧面

分歧韧带损伤的鉴别诊断应包括跟骨前突的撕脱骨折。

分歧韧带病变的分类见表3-1。

表 3-1　分歧韧带损伤的分类

分级	描述
Ⅰ	轻度扭伤
Ⅱ	部分撕裂
Ⅲ	完全撕裂

（5）影像学表现。

① X 线片：根据病人对疼痛的耐受情况拍摄足部三个平面的负重位 X 线片。跟骨前突骨折的最佳观察位置是斜位。

②超声：非适应证。

③ CT：CT 能够清晰地显示跟骨前突的撕脱骨折。

④磁共振成像：MRI 很少被用来检查分歧韧带损伤。然而，在高速旋转运动情况下出现的复合型后足创伤之后，应该考虑使用 MRI 扫描来检查韧带和软骨的损伤。MRI 更常被用于创伤后超过约 6 周的持续存在的非特异性足部疼痛的影像学检查。

a. 分析要点。

● 评价跗骨间关节的关节囊韧带结构

● 浏览所有韧带结构和描述病变位置

● 评估

○ 跗骨间关节排列情况

○ 软骨下骨挫伤区域

○ 跟骨前突撕脱性骨折

○ 积液

○ 跟骰关节、距舟关节或距下关节前关节面的出血

● 描述后足和中足部的所有易损的结构

b. 检查技术。

● 标准创伤扫描协议:高分辨率多通道线圈；对比增强不需要

● 扫描序列

○ 矢状位 T$_1$ 加权序列

○ 矢状位和冠状位质子加权脂肪抑制序列

○ 垂直于后足肌腱的斜轴位质子密度加权

脂肪抑制序列

○ 如果需要的话：成角平行于距腓前韧带的轴位 T$_2$ 加权序列

c. 磁共振表现（图 3-11）。

● 在脂肪抑制、水敏感序列上表现为沿韧带结构的斑片状高信号

● 波浪状轮廓

● 局限性不连续性提示完全性撕裂

● 跟骨前突撕脱性骨折（T$_1$ 加权序列）

● 跟骰关节排列改变（关节失去一致性）

● 关节面处的软骨下骨挫伤与水肿

● 分歧韧带周围软组织内和关节内的斑片状出血

⑤影像学检查方法推荐：首选方式为 X 线片和 MRI。

（6）鉴别诊断。

● 跟骨前突骨折

● 跟骰韧带撕裂

● 跖跗关节韧带损伤

● 距下关节扭伤

（7）治疗方法。

● Ⅰ级：包绕后足部并支撑足底纵弓的矫形鞋垫；部分性负重 2 周，然后逐步增加到全负重

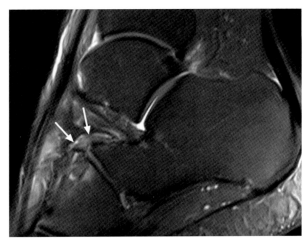

▲ 图 3-11　分歧韧带创伤性扭伤

矢状位质子密度加权脂肪抑制图像显示沿分歧韧带（跟骰部分）的中度出血，伴骰骨关节侧近背侧缘的轻度骨挫伤和水肿

• Ⅱ级：包绕后足部并支撑足底纵弓的矫形鞋垫；充气式助步器（PneumoWalker）6周；非负重2周，然后逐步增加到全负重

• Ⅲ级：在充气式助步器（PneumoWalker）或石膏固定下保持无负重状态6周，然后在使用包绕后足部并支撑足底纵弓的矫形鞋垫的情况下增加负重

（8）预后及并发症。

①预后：这种损伤在大多数情况下将会完全愈合。大部分的不良后遗症是由于并发症所引起的，比如软骨损伤或关节面的裂伤。

②可能出现的并发症。

• 跗骨窦瘢痕粘连

• 由不稳定或最初的创伤所造成的继发性退行性改变

6. 跟骰关节损伤

（1）定义：跟骰关节损伤的韧带损伤可能会包括部分性撕裂或完全性撕裂。

（2）症状。

• 疼痛和主观感觉足外侧不稳定

• 前足内收疼痛加剧

• 当伴有慢性不稳定时，当足部在不平的地面上行走时会感觉疼痛，并且当足部做侧切动作时中足部会感觉疼痛

与外踝部扭伤的初始鉴别经常是比较困难的。

（3）易患因素：跟骰韧带撕裂是很少见的。特殊的诱发因素是穿着钉鞋做快速变化方向的运动。当前足固定在地上，再加上一个大的身体扭矩作用在脚上时，是容易造成前足损伤的。踢足球时，中足部稳定性差的鞋子被认为是跟骰关节损伤的危险因素。

（4）解剖学和病理学。

①解剖学：跗骨间关节（跗横关节）由两个独立的关节组成。

• 距舟关节

• 跟骰关节

当跟骨外翻时，假定距舟关节和跟骰关节的轴线是平行排列的话，则允许跗骨间关节的运动。当足内翻时，这两个轴线分离从而限制了跗骨间关节的运动。这种机制稳定了足在蹬地时的步态。

跟骰关节有一个马鞍形的表面，代表着距下关节和跗骨间关节之间的功能性连接。这一关节的稳定性来自于强壮的跟骰足底韧带（加强背侧跟骰关节囊）和较薄的分歧韧带（由跟骰部分和跟舟部分组成，是跗骨间关节的主要韧带）。背侧的跟骰韧带起自于跟骨的外侧面，抵达骰骨的背侧面。

跟骰韧带在形状、数量和附着点上都有许多变异。背侧韧带是不变的。它有一条较窄的附属外侧韧带，通常从它的近端到远端并向上走行，存在于50%～66%的人群中。

②病理学。

损伤机制。

• 跟骰韧带：其损伤是由于被迫的跖屈和内翻所引起，常常合并足的内侧柱的损伤，以舟状骨的"胡桃夹子样骨折"（见第4章的舟骨骨折）或楔舟关节脱位的形式出现。

• 分歧韧带："小脚趾碰伤"以后合并跖屈、旋后、内收和反转。例如。很少的情况下，背屈和反转是其形成的原因。也可能与跟骨前突撕脱性骨折相关。

跟骰关节损伤是通过其不稳定的程度来进行分级的（表3-2）。

表3-2　跟骰关节损伤分类

分级	描　　述
Ⅰ	关节间隙开度＜10°，轻度扭伤或部分撕裂，但无骨质损伤
Ⅱ	关节间隙开度＞10°，韧带完全撕裂，但无骨质损伤或伴有小碎骨片
Ⅲ	关节间隙开度＞10°，韧带断裂，伴有大碎骨片
Ⅳ	关节间隙开度＞10°，韧带断裂，伴骨性关节损伤（骰骨压缩骨折）

（5）影像学表现。

①X 线片：根据病人对疼痛的耐受程度来拍摄足部三个平面的负重位 X 线片。骨的韧带撕脱的最佳显示位置为斜位和背跖位投影。

在急性期，应用应力 X 线片来评估关节间隙的打开情况是有益的，但是只有在全麻的情况下拍摄获得才有帮助。在慢性不稳定的病人中，将左右两侧进行比较时，应力位 X 线片将能够记录双侧韧带受限的差异。

②超声：对关节的纵向扫描，与脚底平行，可以显示关节间隙打开的增加程度和小的骨碎片。超声特别有助于缩小鉴别诊断的范围（外踝扭伤，下胫腓韧带联合断裂）。

通过超声来直接显示跟骰韧带或分叉韧带的撕裂是非常困难的。但可以根据主诉情况，并通过内翻加压进行扫描，可能会揭示开裂或不稳定。血肿提示损伤的存在。

③CT：CT 有助于评价骨撕脱、软骨下骨碎片和关节内骨折线。

④磁共振成像。

a. 分析要点：MRI 主要被用于后足和中足复杂旋转性损伤以查明疼痛的原因。

- 描述关节囊韧带撕裂的位置
- 显示排列不齐的程度
- 评估整个跖骨间关节线
- 评价分歧韧带、相邻结构与跟骰关节软骨的情况

b. 检查技术。

- 标准创伤扫描协议:高分辨率多通道线圈;不需要对比增强
- 扫描序列
  - 矢状位 T_1 加权序列
  - 矢状位和冠状位质子密度加权脂肪抑制序列
  - 斜轴位质子密度加权脂肪抑制序列
  - 如果有必要的话：平行于距腓前韧带的斜轴位 T_2 加权序列

c. 磁共振表现。

- 局灶性高信号
- 关节囊内出血和不连续伴关节内积液
- 关节周围软组织内的出血区域
- 沿着跗横关节线可能出现的相关性损伤
- 来自跟骨前突的关节囊骨撕脱，或偶尔来自于骰骨的关节囊骨撕脱

⑤影像学检查方法推荐：选择的方式包括 X 线片，CT 和磁共振成像。

（6）鉴别诊断。

- 分歧韧带撕裂
- 跟骨前突骨折
- 腓骨肌腱损伤
- 腓籽骨疼痛
- 外踝扭伤
- 腓骨远端骨折
- 第 5 跖骨基底部损伤
- 距下关节不稳

（7）治疗方法。

- Ⅰ级：胶布固定 4 ～ 6 周
- Ⅱ级："长筒靴" 6 周；对于慢性失稳需要韧带重建
- Ⅲ级：外科手术修复或重建
- Ⅳ级：韧带重建，有可能需要韧带加固，骨碎片清除

（8）预后及并发症。

①预后：跟骰关节损伤一般来说预后良好，能够重新回到体育活动中去。慢性不稳定可以通过肌腱转移（跖骨长肌）或异体移植重建对关节囊韧带结构进行手术修复。在原发性创伤中，由于持续存在软骨损伤，通常会引起后期变化。

②可能出现的并发症。

- 慢性不稳定
- 跟骰关节继发退行性改变
- 20% ～ 40% 病人持续存在问题
- 急性和慢性疼痛性不稳定（约 33% 的病人）伴有一定程度的体育运动障碍

（二）骨折

1. 踝部骨折

（1）定义：踝部骨折是涉及距小腿关节的腓骨远端的骨折。踝部骨折是下肢最常见的骨折。根据腓骨骨折水平与下胫腓联合之间的关系可以对踝部骨折进行分类（Danis-Weber 分类系统）。

（2）症状。

• 踝部外侧面疼痛和肿胀，并可能越过下胫腓联合处

• 由于外侧或后方的关节半脱位而导致的畸形

• 患侧踝关节不能承重或承重能力下降

（3）易患因素。

• 足球或橄榄球运动，特别是足球

• 跑步类体育运动

（4）解剖学和病理学。

①解剖学：踝关节或距小腿关节是由胫骨远端（内踝）、腓骨远端（外踝）与距骨的关节处而组成的。踝关节的稳定性是由强有力的韧带联合（前、后、中部）和骨间膜维持的。外侧韧带（距腓前韧带、跟腓韧带、距腓后韧带）和三角内侧韧带（三角韧带）稳定距骨的位置。

②病理学。

a. Danis-Weber 分型：这种对踝关节骨折的分型方法见表 3-3。

如果腓骨骨折伴有内踝骨折，这种损伤则被分型为双踝骨折。如果还有胫骨后缘的撕脱骨折（Volkmann 三角），这种骨折则被称为三踝骨折，胫骨远端边缘被算作"第三踝"。

在韦伯 C 型骨折中，从踝关节水平线到腓骨骨折处的骨间膜被撕裂。骨折开始于内踝处并向外侧延续到腓骨，并伴有三角韧带的破裂。在 Weber C 骨折中，障碍的顺序是从内踝和三角韧带穿过踝关节间隙，通过下胫腓联合，最后通过踝关节水平线以上的腓骨。

b. Lauge-Hansen 分型：在这一分类系统中，踝关节骨折是根据足的位置和损伤的类型而进行分型的（表 3-4）。

Lauge-Hansen 分型曾经是历史上重要的分型方法，但已经被 Danis-Weber 分型和 AO/ASIF 分型方法广泛地取代。

c. AO/ASIF 分型：这一踝关节骨折的分型系统是由 AO/ASIF（Arbeitsgemeinschaft für Osteosynthese and Association for the Study of Internal Fixation：内固定研究会）遵循 Weber 分型系统的原则（44A，44B，44C）并进一步发展而成的，它是将下胫腓韧带联合作为了腓骨骨折的一个参考点而进行分型的。伴随发生的内踝骨折以及胫骨后缘骨折，即增加了对关节的危害性，从而会导致踝关节的不稳定和破坏，其中包括长期的残疾。因此它们被认为是 AO/ASIF 分型中的较高分期。

• 44A 型损伤：位于下胫腓联合水平以下的腓骨损伤，而下胫腓联合始终是完整的。

◦ 44A1 损伤：最低分期是外侧韧带撕裂，其中韧带受到了损伤而腓骨则是完整的（44A1.1，图 3-12A）。不伴有内踝骨折的腓骨远端撕脱骨折被分型为 44A1.2（图 3-12B），而位于下胫腓联合以下的横向腓骨骨折且无内踝骨折被分型为 44A1.3（图 3-12C）。

◦ 44A2 损伤：合并内踝骨折则将亚型 1（44A1）增加到亚型 2（44A2）。外侧韧带撕裂合并内踝骨折被分为 44A2.1（图 3-12D）。腓骨远端撕脱骨折加上内踝骨折是 44A2.2（图 3-12E）。除了踝关节旋后作用以外，还有内收力作用在距骨上。下胫腓联合水平以下的腓骨横行骨折合并斜行或垂直方向的内踝骨折被分为 44A2.3，同时还包括作用于距骨上的内收力所致的旋后损伤（图 3-12F）。在出现脱位时，距骨内侧肩部可能会形成粉碎区域，并伴有胫骨内侧嵌入（44A2.3 伴胫骨嵌入，图 3-12G）。

◦ 44A3 损伤：在这些损伤中，踝关节的旋后作用与施加在距骨上的内收力形成了剪切力，从而导致内踝骨折的后内侧延伸（图 3-12H）。

表 3-3　踝关节 Danis-Weber 分类

分　级	描　述
Weber A	胫腓联合水平下方大致水平方向的撕脱骨折；胫腓联合完整
Weber B	冠状位上胫腓联合水平处的斜行由后上到前下的腓骨骨折；胫腓联合可以是完整的或者是撕裂的
Weber C	胫腓联合上方的腓骨骨折；胫腓联合不同程度撕裂

表 3-4　基于足的位置和损伤机制的踝关节骨折的 Lauge-Hansen 分类

分　级	描　述
旋后 / 内收（SA）	• 累及关节面或外侧韧带损伤处的腓骨远端横行骨折 • 内踝垂直骨折（楔形骨折）
旋后 / 外旋（SL）	• 胫腓前韧带撕裂 • 腓骨远端斜行或螺旋形骨折 • 胫腓后韧带撕脱或后缘楔形撕脱骨折 • 内踝骨折或三角韧带断裂
旋前 / 外展（PA）	• 内踝横行骨折 • 胫腓联合韧带断裂或者其附着处的撕脱骨折 • 关节面平面以上的腓骨水平状或横行骨折
旋前 / 外旋，包括 Maisonneuve 骨折	• 内踝横行骨折或三角韧带断裂 • 胫腓前韧带断裂 • 关节面平面以上的腓骨斜行骨折 • 胫腓后韧带断裂或胫骨后外缘撕脱骨折
旋前 / 背屈固定（垂直压缩）（PD）	• 内踝骨折 • 胫骨前缘骨折 • 腓骨中或近 1/3 段骨折 • 胫骨后关节面楔形骨折（与胫骨 Pilon 骨折形成连续）

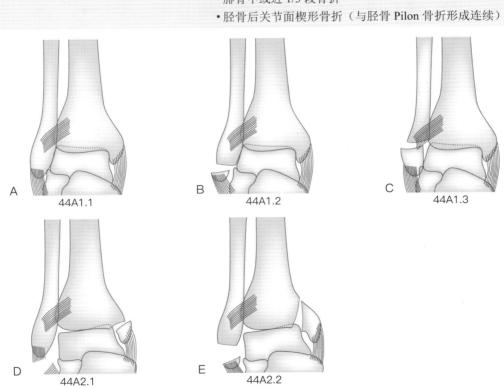

A　44A1.1　　B　44A1.2　　C　44A1.3

D　44A2.1　　E　44A2.2

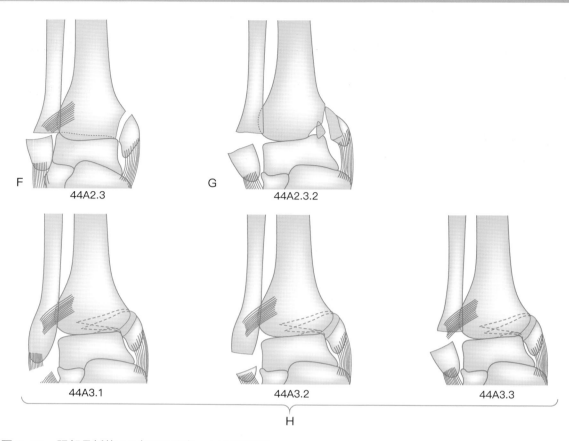

▲ 图 3-12　踝部骨折的 AO/ASIF 分类：44A 型损伤

示意图注明了胫腓韧带联合水平以下的腓骨损伤，而胫腓韧带联合总是完整的；A. 外侧韧带撕裂（44A1.1）；B. 腓骨远端撕脱骨折，而内踝完整（44A1.2）；C. 胫腓韧带联合水平以下横行腓骨骨折，而内踝完整（44A1.3）；D. 外侧韧带撕裂伴内踝骨折（44A2.1）；E. 腓骨远端撕脱骨折合并内踝骨折（44A2.2）；F. 胫腓韧带联合以下的水平状腓骨骨折，伴斜行或垂直的内踝骨折（44A2.3）；G. 44A2.3 型损伤合并胫骨粉碎性骨折（44A2.3.2）；H. 内踝骨折向后扩展（44A3.1，44A3.2，44A3.3）

● 44B 型损伤

○ 44B1 损伤：最常见的机制为最大旋后与轴向挤压力引起从后上至内下的冠状位上的腓骨斜行骨折。前胫腓联合可能是完整的（44B1.1，图 3-13A）或者是撕裂的（44B1.2，图 3-13B）。这些损伤符合韦伯分型的 B 型和 AO/ASIF 分型的（44B），以及 Lauge-Hansen 分类方法中的 Ⅰ - Ⅱ 期旋后 / 外旋骨折。如果前韧带联合从腓骨近端撕脱下来 1/3 的骨碎片，则形成了多发性骨折（44B1.3，图 3-13C）。

○ 44B2 损伤：如果在下胫腓联合水平处出现腓骨斜行移位性骨折，并伴有三角韧带断裂，下胫腓联合韧带也发生断裂，由于内侧韧带出现的断裂使其不稳定性增加（44B2.1，图 3-13D）。

下胫腓联合处的损伤可以是单纯的韧带损伤或者可能伴有腓骨远端撕脱骨折（Le Fort-Wagstaffe）或胫骨远端撕脱骨折（Tillaux-Chaput 骨折）。横向或斜向的内踝骨折被分为 44B2.2（图 3-13E）。如果再出现一个腓骨多发性骨折则被分为 44B2.3 损伤（图 3-13F）。

○ 44B3 损伤：下胫腓联合水平的腓骨斜行骨折，伴有下胫腓韧带联合的撕裂或骨撕脱（Le Fort-Wagstaffe 或 Tillaux-Chaput 骨折）与内踝骨折，还可能伴发胫后缘骨折（44B3）。这些骨折可能会出现下胫腓联合后部的小撕脱骨折或可能会出现更大的骨碎片围绕胫骨关节面的实质部分。与 B2 型骨折相类似的是，B3 型骨折也可以被进一步分为 1、2 或 3 亚型，这将取决于三角韧带是否撕裂（44B3.1，图 3-13G）、内踝是否骨折（44B3.2，图 3-13H）或者腓骨骨折是不是粉碎性的（44B3.3，图 3-13I）。

● 44C 型损伤：C 型骨折是由于旋前与外旋机制引起的，开始于三角韧带破裂或内踝骨折。这导致距骨向前移位与腓骨外旋并螺旋骨折，即骨骼绕纵向轴旋转。前韧带联合和骨间韧带

断裂，和韧带联合上方的腓骨骨折。44C 型骨折对应 Lauge-Hansen 分类中的 Ⅰ - Ⅳ 型旋前 / 翻转骨折。它们是高度不稳定的损伤。

○ 44C1 损伤：44C1.1 型是下胫腓联合水平以上的腓骨骨折与三角韧带撕裂（图 3-14A）。44C1.2 损伤，即腓骨骨折伴有内踝骨折（图 3-14B）。44C1.3 型是下胫腓联合水平以上的腓

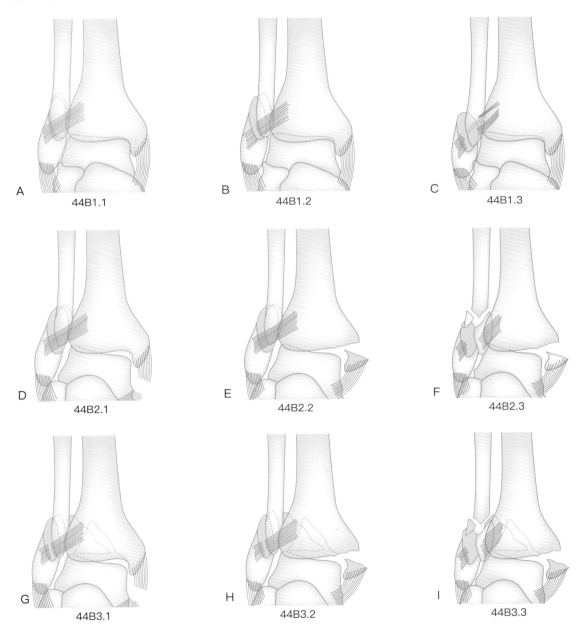

▲ 图 3-13　踝部骨折的 AO/ASIF 分类：44B 型损伤

示意图注明了由后上向前下走行的冠状面腓骨骨折；A. 前胫腓联合完整（44B1.1）；B. 伴有前胫腓韧带联合损伤（44B1.2）；C. 伴有多发骨折（44B1.3）；D. 伴有三角韧带断裂（44B2.1）；E. 伴有内踝横行或斜行骨折（44B2.2）；F. 伴有腓骨与内踝的多发骨折（44B2.3）；G. 胫腓韧带联合水平的斜行腓骨骨折伴胫腓韧带联合断裂，并伴有胫骨后缘骨折（44B3.1）；H. 腓骨斜行骨折，胫腓韧带联合断裂，胫骨后缘骨折及内踝骨折（44B3.3）；I. 与 H 相同，但还伴有腓骨多发骨折（44B3.3）

骨骨折，加上内踝骨折与胫骨后缘骨折(图3-14C)。

　　◦ 44C2 损伤：在下胫腓联合水平以上的腓骨骨折是一个楔形骨折或者还有额外的骨碎片。其亚型类似于 44C1 型骨折，取决于三角韧带

是否撕裂（44C2.1，图 3-14D）、内踝是否骨折（44C2.2，图 3-14E），或者是否合并有胫骨后边缘的骨折（44C2.3，图 3-14F）。

　　◦ 44C3 损伤：累及踝关节的高位腓骨骨折，

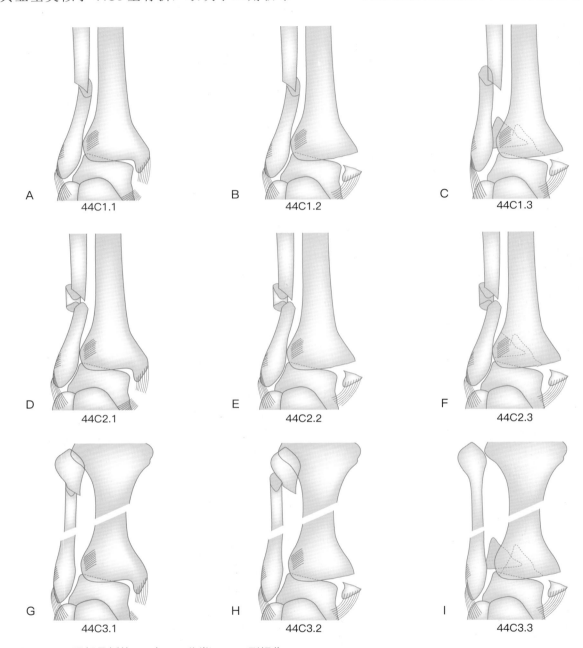

▲ 图 3-14　踝部骨折的 AO/ASIF 分类：44C 型损伤

此型损伤为胫腓韧带联合水平上方的腓骨骨折，并伴有前胫腓韧带联合和骨间韧带撕裂；A. 胫腓联合上方腓骨骨折伴三角韧带撕裂（44C1.1）；B. 胫腓联合上方腓骨骨折伴内踝骨折（44C1.2）；C. 胫腓联合上方腓骨骨折伴内踝骨折和胫骨后缘骨折（44C1.3）；D. 胫腓联合上方腓骨骨折伴楔形或其他类型碎骨片并三角韧带撕裂（44C2.1）；E. 胫腓联合上方腓骨骨折伴楔形或其他类型碎骨折并内踝骨折（44C2.2）；F. 胫腓联合上方腓骨骨折伴楔形或其他类型碎骨片并内踝骨折与胫骨后缘骨折（44C2.3）；G. 胫腓联合上方腓骨近端骨折，不伴有缩短及 Volkmann 三角骨折（44C3.1）；H. 胫腓联合上方腓骨近端骨折，伴有缩短，但不伴有 Volkmann 三角骨折（44C3.2）；I. 胫腓联合上方腓骨近端骨折，伴有内踝骨折及 Volkmann 三角骨折（44C3.3）

能够引起下胫腓联合前部和中央部分的破裂，以及从踝关节到腓骨骨折水平的骨间膜破裂，被称为 Maisonneuve 骨折。在 AO/ASIF 分类中为44C3.3（图 3-14I），这种损伤是 Lauge-Hansen分类中的旋前 / 外翻骨折，像其他的 C 型损伤。有无腓骨短缩可以区分亚型 1（44C3.1）和亚型 2（44C3.2）。对于三角韧带破裂或内踝骨折来说还有变种，即它们都可以伴有和不伴有胫骨后缘的 Volkmann 三角处骨折。在非常少见的情况下，近端损伤可能会是胫腓近端关节的韧带分离，但总的来说骨折发生于腓骨近端颈部或其近段 1/3 处。

（5）影像学表现（图 3-15 － 图 3-21）。

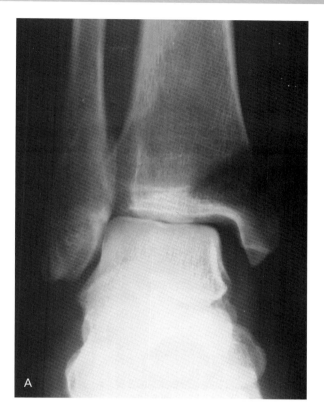

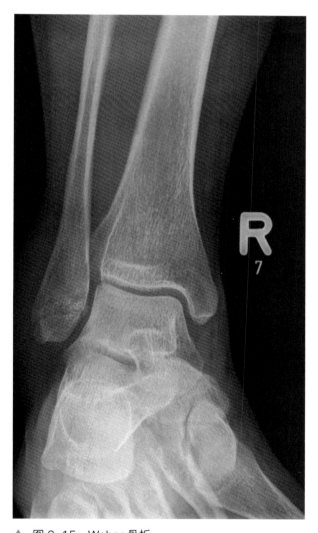

▲ 图 3-15　Weber 骨折
X 线片显示胫腓联合下方近似水平的腓骨远端撕脱骨折，并伴随相应的软组织肿胀

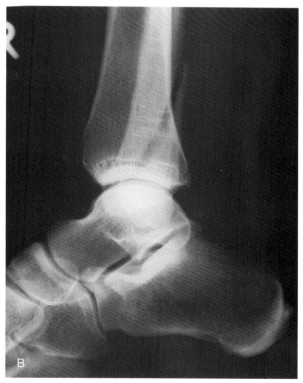

▲ 图 3-16　Weber B 型骨折
A. 这个损伤为前胫腓联合和三角韧带断裂；内踝处的关节间隙增宽，提示距骨相对于胫骨向外侧移位；B. 从后上向前下方向走行的斜行腓骨骨折，这是来自胫骨后缘的后胫腓联合的骨撕脱

①X 线片：踝关节的 X 线片需要拍摄两个平面。背跖位片为内旋 15°～20°，来显示下胫腓联合处以及没有重叠的腓骨远端。另外，45°显斜位片在某些病例中是有用的。应力位 X 线片已被 MRI 检查取代。

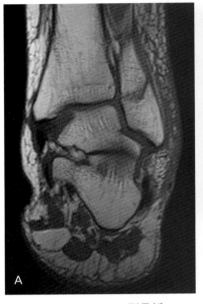
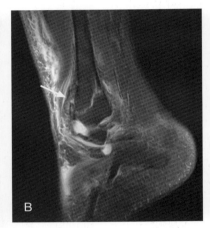
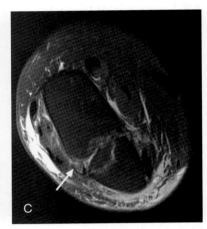

▲ 图 3-17 Weber B 型骨折

A. 冠状位 T_1 加权 MRI 显示胫腓联合水平的腓骨骨折；B. 矢状位质子密度加权脂肪抑制图像，骨折线是由后上向前下方向走行，胫骨联合前部撕裂，其纤维束增粗且方向杂乱，并因出血（箭所示）导致信号增高；C. 胫腓联合平面的质子密度加权脂肪抑制图像显示前胫腓联合（箭所示）断裂

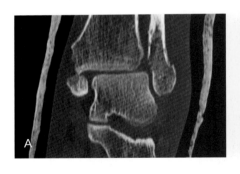
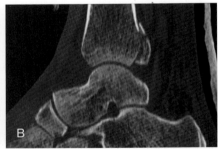

◀ 图 3-18 Weber B 型三踝骨折

A. 冠状位 CT 重建图像显示胫腓联合水平的腓骨骨折，伴随内踝骨折与距骨向外侧移位；B. 这幅图像还显示胫骨后缘撕脱骨折及关节面破坏，胫骨后缘骨折累及 20%～25% 的关节面

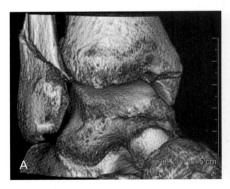
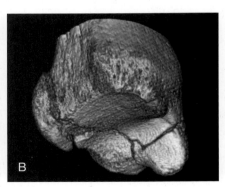

◀ 图 3-19 另一个病人的 Weber B 型三踝骨折

A. CT 3D 容积重建图像显示胫腓联合水平的 Weber B 型腓骨骨折与内踝骨折；B. 应用计算机数据后处理技术将腓骨移去来显示胫骨踝关节面，图像显示胫骨后缘骨折导致关节塌陷，内踝骨折也被清楚地显示

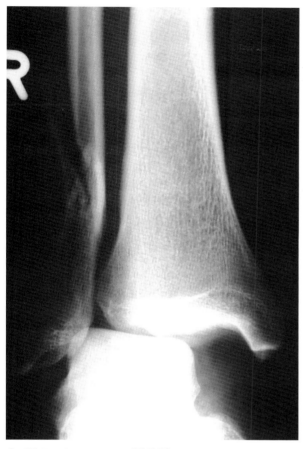

▲ 图 3-20 Weber C 型骨折

胫腓联合上方腓骨骨折伴胫腓联合断裂与腓骨骨折水平的远端骨间膜断裂，踝穴增宽和内踝分离提示胫腓联合的破坏，X 线征象提示，可能会存在内踝骨折，而没有三角韧带撕裂

! 注 意

Ottawa 踝部原则：踝部受伤的病人应该拍摄 X 线片，如果满足下列任何一个条件时，提示有可能存在骨折。

●病人突然不能负重，或在检查过程中出现，或者

●在外踝尖端或腓骨后缘出现骨骼压痛，或者

●在内踝尖端或胫骨后缘出现骨骼压痛。

②超声：超声能检测到强回声骨表面的不连续性，以及由血肿引起的低回声的骨膜增厚（尤其是儿童骨折）。

③CT：CT 应该采用高分辨率技术（≤ 0.5mm 层厚），重叠重建，多平面重建（MPR）。在粉碎性骨折、关节面塌陷或前韧带联合处撕脱（Le Fort-Wagstaffe 或 Tillaux 骨折）的病人中，CT 能够准确地判定关节的状态，并能够没有重叠地观察骨碎片。这可以为治疗决策和术前计划提供重要的信息。

当对于排列不良或关节不稳具有丝毫怀疑时，就应该在术后做 CT 检查。尤其是在踝关节，关节面的解剖重建应该是首要关注的问题。

④磁共振成像：对于踝关节骨折的检测，一般不需要磁共振成像。MRI 是唯一可以评价前韧带联合的方式。磁共振成像能清楚地描述

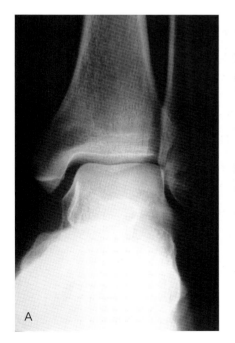

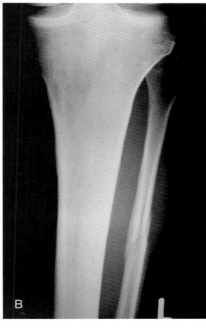

◀ 图 3-21 Maisonneuve 骨折

A . 踝关节水平处没有骨折，但由于三角韧带和胫腓联合的断裂，以及骨间膜的破坏，从而导致内踝处的踝关节间隙增宽；B . 加拍的下肢 X 线片显示腓骨近端骨折，此类损伤被定义为高位 Weber C 型骨折

胫骨后缘的隐匿性骨折。

　　a. 分析要点。

● 踝关节的关节软骨，包括距骨的肩部

● 外侧韧带完整或撕裂？

● 前韧带联合完整或撕裂？

● 胫骨后缘骨折

　　b. 检查技术。

● 标准外伤扫描协议：高分辨率多通道线圈，不需要对比增强

● 扫描序列

○ 冠状位 T_1 加权序列，成角平行于踝关节横轴，通过距骨和踝

○ 矢状位和冠状位质子密度加权脂肪抑制序列

○ 平行于距腓前韧带的轴位 T_2 加权序列

○ 如果必要的话：斜轴位质子密度加权脂肪抑制序列（2～2.5mm 层厚，与下胫腓联合平面成角）

　　c. 磁共振表现。

● 腓骨骨折伴或不伴前韧带联合纤维束断裂

● 伴有内踝与距骨分离的踝关节间隙增宽，或者是骨折移位的与骨折线成角的内踝骨折

● 沿下胫腓韧带中央部和骨间膜出现的血肿，向上延伸到胫骨和腓骨

● 三角韧带状况——增厚，信号强度增加，由于完全的、大部分或部分撕裂引起的纤维束中断

● 积液或血肿

● 软组织血肿或水肿

　　⑤影像学检查方法推荐：选择的方式为 X 线摄影。

　　（6）鉴别诊断。

● 外侧韧带撕裂

● 腓骨肌腱损伤

● 韧带联合断裂

● 距下关节扭伤

　　（7）治疗方法：无移位的 Weber A 骨折可以通过石膏固定或助步器来进行保守治疗。所有移位的骨折均按 AO/ASIF 原则进行手术治疗。通常情况下，传统 X 线片不能充分地显示移位的程度，尤其是当胫骨关节面或下胫腓联合受到累及时。对于下胫腓韧带联合的破裂来说，除了对骨折切开复位与内固定之外，还应该进行螺钉固定修复。固定 6～8 周后再取出螺钉。

　　（8）预后及并发症。

　　①预后：解剖重建是获得好的疗效的关键。出现不完美结果的风险因素是软骨病变，以及广泛而未处理的韧带联合不稳。

　　②可能出现的并发症。

● 畸形愈合

● 持续的下胫腓联合不稳

● 运动受限

● 早期退行性关节改变

2. 胫骨 Pilon 骨折

　　（1）定义：胫骨 Pilon 是指胫骨的远端（来自法语的词汇 Pilon，意思是"夯锤"或"杵"）。胫骨 Pilon 骨折（胫骨远端骨折）是由一个纵向的压缩力导致的，它将距骨推进胫骨下端内，通常累及关节。

　　（2）症状。

● 明显的软组织肿胀和张力性水疱

● 疼痛

● 患足不能负重

● 踝关节畸形

　　（3）易患因素。

● 高处坠落

● 高冲击伤

　　（4）解剖学和病理学：胫骨远端干骺端和骨骺可能遭受关节外和关节内骨折。AO/ASIF 已经对这些损伤制定了一个分类系统，它被定义为 43。

● A43A 型骨折：胫骨远端干骺端的 A 型骨折是关节外非粉碎性骨折。骨折可能是斜行、横行或螺旋形，而腓骨可能是完整的或者骨折的（43A1，图 3-22A）。伴有楔形骨碎片的干骺端骨折构成了 43A2（图 3-22B）。复合型多处关节外干骺端骨折被定义为 43A3 骨折（图 3-22C），并且像 43A2 型骨折一样，可能会延伸至骨干。

● A43B 型骨折：B 组骨折是胫骨远端劈裂骨折，不伴（43B1，图 3-22D）或伴有关节表面凹陷（43B2 和 43B3，图 3-22E 和 F）。每一个劈裂骨折可以被进一步分为亚组，它是根据骨折的方向（前面或矢状面）及是否存在多发骨碎片。在 B1 型骨折中，其关节面没有被撞击或被击碎，而在 B2 和 B3 型骨折中则出现关节面被撞击或被击碎的现象。

● A43C 型骨折：在 B 型劈裂骨折中部分关节面与胫骨骨干仍然保持接触，而在 C 型骨折中关节面与骨干之间是没有保持连接的，因为关节柱被分裂成为两个独立的部分。胫骨远端的关节面和骨干之间没有连接。从 C1 到 C3，其碎片化或破碎化的程度与干骺端骨碎片的数量是增加的（图 3-22G）。

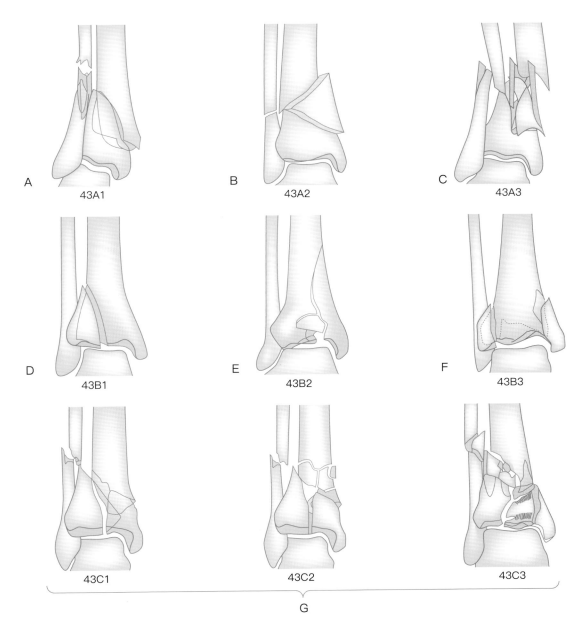

▲ 图 3-22　胫骨远端骨折的 AO/ASIF 分类：43A-43C 型损伤

A. 非粉碎性关节外胫骨远端骨折，骨折可能是斜行的、横行的或螺旋形的，腓骨完整或者骨折（43A1）；B. 伴有楔形碎骨片（43A2）；C. 伴有粉碎性骨折（43A3）；D. 胫骨远端裂隙骨折不伴有关节面凹陷（43B1）；E. 胫骨远端裂隙骨折伴有关节面凹陷（43B2）；F. 胫骨远端裂隙骨折伴有关节面凹陷和粉碎性骨折（43B3）；G. 在胫骨远端关节面与骨干之间没有保持连接，干骺端碎骨片的碎裂或者不完整程度和数量则使损伤类型从 C1 增加到 C3（43C1，43C2，43C3）

（5）影像学表现（图 3-23 和图 3-24）。

①X 线片：在两个平面上拍摄踝关节和小腿的 X 线片。如果有必要的话，45°斜位片可能会有帮助。所有关节确实受累或怀疑关节受累的病例都应当接受 CT 检查。

②超声：超声在诊断胫骨 Pilon 骨折（远端骨折）方面是没有作用的。

③CT：对于所有的胫骨远端骨折来说，当关节确实受累或怀疑关节受累时，应当采用高分辨率 CT 扫描（＜ 0.5mm 层厚）、重叠重建和多平面重建（MPR）。CT 对于术前规划至关重要。当怀疑畸形或关节不规则时，CT 也被用于术后评估。

④磁共振成像：在检测胫骨 Pilon 骨折（远端骨折）方面，MRI 检查总的来说没有必要。

⑤影像学检查方法推荐：选择的方式有 X 线摄影和 CT。

（6）鉴别诊断。

● 严重的关节囊韧带损伤

● 腓骨骨折

● 内踝骨折

● 骨软骨损伤

（7）治疗方法。

● 如软组织状况许可，则采用切开复位和内固定治疗

● 手术治疗，如果需要的话采用关节镜协助

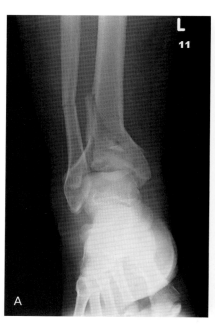
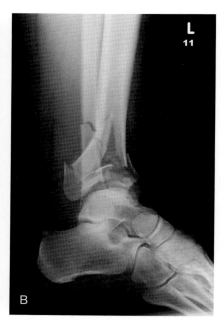

◀ 图 3-23 胫骨 Pilon 骨折
A. 前后位 X 线片示胫骨远端关节面与骨干的连续性丧失、干骺端粉碎、关节面不完整和腓骨骨折；B. 侧位 X 线片清楚地显示关节面的不完整

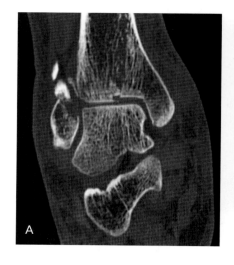
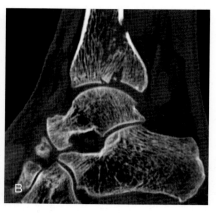

◀ 图 3-24 A43B2 型胫骨 Pilon 骨折
A. CT 显示中度移位的胫骨关节面碎骨片，伴有腓骨骨折；B. 矢状位图像显示远端关节面和胫骨骨干之间仍保持着骨质的连续性，关节塌陷和远端关节面碎骨片轻度旋转被 CT 清楚地显示

● 对于 Ⅱ 级或 Ⅲ 级软组织损伤的病人来说，可以通过外固定方法将骨折临时固定

（8）预后及并发症。

① 预后：预后取决于关节面破坏的程度、解剖重建的可能性，以及相关的软组织损伤。

② 可能出现的并发症。

● 软组织损伤引起的伤口愈合问题和（或）严重肿胀引起的组织缺血

● 由于关节面显示不良，使多部位骨折的重建变得困难

　● 延迟愈合

　● 骨不连接

　● 早期退行性变

　● 骨结合在排列不良的位置上

3. 胫骨后缘骨折

（1）定义：胫骨后缘骨折也被称为"Volkmann 三角"。它是后胫腓韧带联合的撕脱骨折，后胫腓韧带联合是非常坚韧的，以致不能发生实质部分的撕裂，但是它可以从胫骨远端后缘处撕脱下来骨碎片。胫骨后缘骨折被分类为踝关节骨折的一种类型，正如前面相关的标题下所描述的一样，它很少作为一个孤立的损伤出现。

（2）症状。

　● 肿胀

　● 疼痛

　● 患肢负重能力下降

（3）易患因素。

　● 腓骨骨折

　● 前胫腓韧带联合断裂

（4）解剖学和病理学：胫骨后缘骨折是由于距骨向后和向上或者平移导致后胫腓韧带联合的骨撕脱而引起的。

这种损伤降低了稳定性，导致了距骨的向后半脱位。关节表面的任何不连续易导致关节退行性变，而应该手术处理。胫骨后缘的撕脱骨折可以成为一个孤立性的损伤，但更常见于腓骨骨折或踝关节骨折的情况下，或者合并于内踝骨折，即形成"三踝"损伤。胫骨后缘骨折经常与前胫腓联合破裂相关。

> **! 注　意**
>
> 只要 X 线片、CT 或 MRI 显示了胫骨后缘骨折后，前韧带联合断裂应被排除或确诊，因为它可能会使踝关节不稳并需要手术使其稳定。

胫骨后缘的撕脱骨折在国际上被称为"Volkmann 三角"，它是由 Richard von Volkmann 命名的。然而，有证据表明，Volkmann 并没有描述这一损伤，实际上描述了一种不同类型的胫骨骨折。英国外科医生 Henry Earle 似乎已经率先在 1823 年详细描述了在脚踝骨折脱位中的胫骨后缘撕脱骨折。那么，对此损伤更准确的描述是胫后缘骨折而不是"Volkmann 三角"。

（5）影像学表现。

① X 线片：在两个平面上拍摄踝关节的 X 线片。在侧位片上能够显示胫后缘骨折。确定骨碎片占据胫骨远端关节面的百分比是非常重要的。当骨碎片占据关节面的 25% 或更多时，则为外科手术治疗的适应证。

② 超声：超声可以显示强回声骨表面的不连续及血肿引起的低回声的骨膜增厚。

③ CT：应该对所有的关节确实受累或者怀疑关节受累的病例进行 CT 高分辨率扫描（≤0.5mm 层厚）、重叠重建和多平面重建（MPR）。对于所有可疑畸形或者关节不连续的病人来说，CT 是术前计划和术后评估必不可少的检查手段。

④ 磁共振成像（图 3-25 和图 3-26）：MRI 甚至能够显示胫后缘无移位的骨折，这往往在 X 线片上是隐匿的。那么，MRI 也是检出或排除前韧带联合断裂的必要手段。

⑤ 影像学检查方法推荐：选择的方式包括 X 线片、CT、MRI 检查。

（6）鉴别诊断。

　● Pilon 骨折

　● 腓骨骨折

　● 内踝骨折

（7）治疗方法。

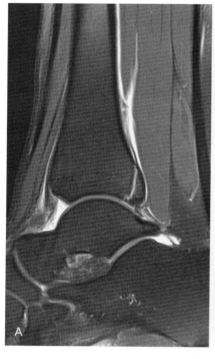

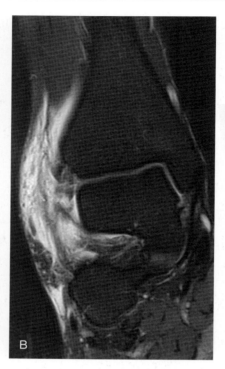

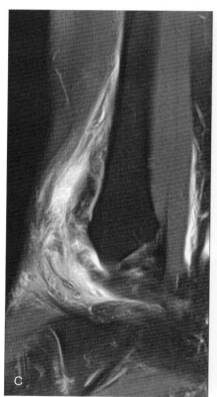

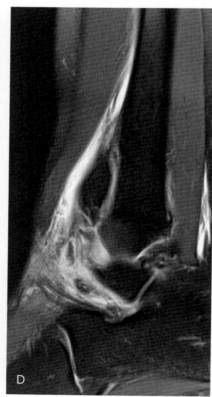

◀ 图 3-25　胫骨后缘骨折（骨后缘骨折）

A. 矢状位质子密度加权脂肪抑制 MR 图像，X 线片没有显示这一无移位的骨折；B. 冠状位质子密度加权脂肪抑制图像，前胫腓联合处可见明显的出血；C. 矢状位质子密度加权脂肪抑制图像，连续层面（C、D）没有显示连续和完整的前胫腓联合，矢状位层面能够较好地评估前胫腓联合；D. 连续的矢状位质子密度加权脂肪抑制图像

- 对于移位的骨折：切开复位与螺丝内固定
- 其他方法：使用 AO/ASIF 抗滑钢板进行内固定
- 可以使用内侧或外侧入路，这取决于骨折位置

（8）预后及并发症：不良位置的骨愈合或关节持续性塌陷可促使早期退行性改变。伴有胫后缘撕脱骨折的踝关节骨折，同胫骨后缘完

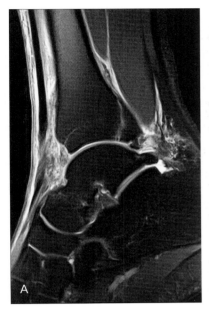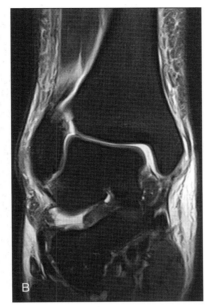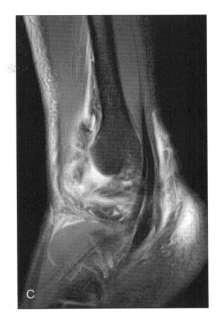

▲ 图 3-26　胫骨后缘骨折

A. 矢状位质子密度加权脂肪抑制图像没有显示移位和关节的不连续；B. 冠状位质子密度加权脂肪抑制图像，与图 3-25 病例不同的是，这个病例的内踝部关节间隙增宽，提示向外侧半脱位或距骨相对于胫骨的移位；C. 矢状位质子密度加权脂肪抑制图像，前胫腓联合纤维束断裂且不连续，因此，当发现有胫骨后缘骨折时，应当总是评估前胫腓联合；平面成像的特殊成角有助于显示胫腓联合的断裂

整的踝关节骨折相比，其与骨关节炎的发生具有更加显著的相关性。

4. Maisonneuve 骨折

（1）定义：Maisonneuve 骨折是腓骨近端骨折伴下胫腓联合韧带断裂和较长的骨间膜撕裂。Maisonneuve 骨折是一种在 AO/ASIF 系统中被归类为 A44C3.1 — A44C3.3 的踝关节骨折。它是在踝关节骨折中被讲述的。

（2）症状。

- 从踝关节一直到骨折水平的疼痛
- 腓骨压痛
- 血肿
- 患侧踝部负重能力受损

（3）易患因素：踝关节的旋前损伤。

（4）解剖学和病理学：需要与直接撞击伤引起的腓骨骨折进行鉴别。在撞击伤的病例中，下胫腓联合的韧带结构是完整的，而踝关节也没有被损伤。另一方面，对于 Maisonneuve 骨折来说，总是伴有下胫腓联合韧带的断裂和骨间膜的撕裂。腓骨可能会向头侧移动（相对缩短），

而且踝关节的完整性也遭到了破坏。

（5）影像学表现。

① X 线片：踝关节和小腿的 X 线片需要拍摄两个平面。患有踝关节韧带断裂和下胫腓韧带联合与三角韧带撕裂的踝部损伤可能会被遗漏。因此，疑似病例应该拍摄腓骨近端 X 线片，以避免漏诊 Maisonneuve 骨折，Maisonneuve 骨折意味着踝关节严重不稳定损伤。

② 超声：超声可以检测出下胫腓韧带联合处和三角韧带周围的血肿。

③ CT：没有必要行 CT 检查。

④ 磁共振成像。

a. 分析要点。

- 前胫腓联合韧带破裂
- 胫后缘骨折
- 关节位置，距骨外侧半脱位

b. 检查技术。

- 标准创伤扫描协议：高分辨率多通道线圈；不需要注射造影剂
- 扫描序列

○冠状位 T_1 加权序列倾斜平行于踝关节的横向轴线且穿过距骨和踝

○矢状位和冠状位质子密度加权脂肪抑制序列

○轴位 T_2 加权序列平行于距腓前韧带的走行

○轴斜位质子密度加权脂肪抑制序列（2～2.5mm 层厚，与胫腓联合韧带平面成角）

c. 磁共振表现。

● 断裂的前胫腓联合韧带纤维束不连续

● 踝穴增宽

● 三角韧带断裂或内踝骨折

● 胫骨后缘三角的位置

⑤影像学检查方法推荐：选择的方式为 X 线片，包括腓骨近端在内（图 3-21）。

（6）鉴别诊断。

● 腓骨骨折

● Pilon 骨折

● 胫骨骨折

（7）治疗方法：遵照 AO/ASIF 的技术方法予以切开复位和钢板内固定，并对下胫腓韧带联合断裂进行螺钉固定。只有 CT 才能准确地评估下胫腓联合的术后位置。下胫腓韧带联合完整的胫骨撞击伤可以保守治疗。

（8）预后及并发症：对踝穴的精确复位将明显影响病人的预后。有可能出现的并发症是在错误位置上的骨结合，尤其是腓骨缩短和下

胫腓联合的开裂，因为这会增加早期退行性骨关节炎的危险性。

5. Tillaux 骨折

（1）定义：Tillaux 骨折被定义为来自于胫骨的前胫腓联合韧带的骨性撕脱。

（2）症状。

● 踝关节前外侧面压痛

● 疼痛和肿胀

● 患腿负重能力下降

（3）易患因素：无。

（4）解剖学和病理学：来自胫骨的前胫腓韧带联合的骨性撕脱，通常伴随着中心部分胫腓韧带联合的病变，或者偶尔伴随着后胫腓韧带联合的病变。其特征可能包括胫腓联合前后方向的移位和旋转性畸形。

（5）影像学表现（图 3-27）。

①X 线片：拍摄两个平面的踝关节 X 线片，如果需要的话，可以再加上一个 45°斜位片。骨性撕脱可能会在 X 线片上被遗漏。损伤的外旋机制能够引起在内踝处的关节间隙增宽，这些将在骨折复位后得到恢复。

②超声：超声能够显示从骨表面分离出来的高回声骨碎片和相关的局部血肿。

③CT：薄层螺旋 CT 扫描与重建可以提供没有重叠干扰的撕脱骨碎片的影像学情况。只有 CT 才能够准确地确定骨骺碎片。

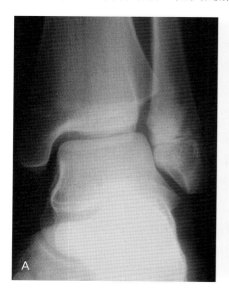
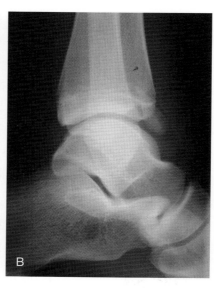

▲ 图 3-27 14 岁男孩的 Tillaux 骨折（移行骨折）

A. 前后位 X 线片显示来自于前外侧骨骺的撕脱骨碎片，并位于腓骨前方；B. 前胫腓联合的骨撕脱向前并轻度向远端移位

④磁共振成像。

• 标准创伤扫描协议:高分辨率多通道线圈;不需要注射造影剂

• 扫描序列

∘ 冠状位 T_1 加权序列平行于踝关节的横向轴线穿过距骨和踝

∘ 矢状位和冠状位质子密度加权脂肪抑制序列

∘ 轴位 T_2 加权序列成角平行于距腓前韧带

∘ 斜轴位质子密度加权脂肪抑制序列（层厚 2 ~ 2.5mm,成角于韧带联合平面）

⑤影像学检查方法推荐:选择的方式包括 X 线片,CT 和 MRI 检查。

（6）鉴别诊断。

• 腓骨骨折

• Maisonneuve 骨折

• 下胫腓韧带联合断裂

• 外侧韧带撕裂

• 腓骨肌腱损伤

• Pilon 骨折

• 骨软骨病变

（7）治疗方法。

• 用螺钉固定对下胫腓韧带联合进行复位

• 如果大小允许的话,采用切开复位和螺钉内固定 Tillaux 骨折碎片

• 如果有必要的话:CT 可以作为下胫腓韧带联合位置的术后评估

（8）预后及并发症:解剖重建意味着踝关节功能恢复的良好预后。有可能出现的并发症是骨结合在韧带联合加宽的不良位置上。

6. 距骨的骨软骨病变

（1）定义:距骨的骨软骨病变是在旋前与旋后创伤之后累及距骨圆顶内侧缘或者外侧缘的剥脱性骨折。

（2）症状。

• 踝关节疼痛,经常定位较差

• 踝关节绞锁

（3）诱发因素:无。

（4）解剖学和病理学:距骨的骨软骨病变是剪切性损伤,影响到距骨圆顶的内侧缘或者距骨圆顶的外侧缘,后者更常见。它可以按照表 3-5 进行分期。

距骨的骨软骨病变的分类最初起源于 X 线摄影的研究结果,它主要聚焦于骨软骨碎片的形成上。距骨的许多骨软骨病变在 X 线片上是隐匿性的或者仅在回顾性分析时才能被发现,而在磁共振成像上则能显示出相关的软骨下骨髓反应和水肿。许多的这些病变不会进展到剥脱性骨软骨炎,所以传统的分类方法并不适用于这些形式。基于软骨下囊肿和骨水肿的程度,已经研发出一些 MRI 的分类方法。但在后续扫描中,这些标准显示出的变化与临床并没有明确的相关性,所以无论在什么时候使用这个标准时,应该记住它的局限性。

表 3-5 距骨的骨软骨病变的分期

分期	描述
I	软骨下骨折,但是软骨完整
II	部分稳定性碎骨片
III	不稳定的,无移位的碎骨片
IV	关节内游离体

（5）影像学表现。

① X 线片:踝关节的 X 线片应该在两个平面上拍摄获得。急性骨软骨骨折在 X 线片上可以显示为骨皮质不连续性,伴有或不伴有距骨肩部的碎骨片。当在亚急性期拍摄 X 线片时,软骨下骨的透亮影可能会增加或减少(骨质硬化)。

②超声:参见距骨剥脱性骨软骨炎章节。

③ CT:当使用关节内造影剂(CT 关节造影)时,软骨状态可以被高分辨率扫描准确地评估。然而在当今,这种检查模式已经在很大程度上由高分辨率多通道 MRI 代替,这是由于担心 CT 关节造影存在辐射和有创性。

④磁共振成像。

a. 分析要点。

• 距骨关节软骨状态:局灶性变薄或局限

性分层；软骨小缺损，溃疡，或裂隙，软骨完好无损

- 软骨下骨的血供情况（对比增强）
- 软骨下囊肿
- 伴随软骨下骨高度减少的缺损和代偿性软骨肥大
- 软骨下骨的碎片化和信号强度减低
- 发生变化的软骨下骨交界区域之外相邻的骨髓出现水肿
- 关节积液
- 滑膜炎
- 骨软骨碎片的形成：在骨交界区与相邻骨髓腔之间的初期或明确的液体（早期分离），或者在软骨下骨与关节软骨之间的液体（早期剥脱）

b. 检查技术。

- 踝关节标准扫描协议：高分辨率多通道线圈和静脉注射造影对比增强
- 扫描序列
  - 冠状位 T_1 加权序列平行于踝关节的横向轴线通过距骨和踝
  - 矢状位和冠状位质子密度加权脂肪抑制序列
  - 成角平行于前距腓韧带的轴位 T_2 加权序列
  - 静脉注射造影剂后冠状位和矢状位 T_1 加权脂肪抑制序列

c. 磁共振表现（图 3-28 和图 3-29）：上面列出的要点应予以表述。虽然仍存疑问，但软骨下囊肿代表骨质吸收和缺损形成的区域，并且被认为是预后不良的征象。此外，在相邻骨髓腔的骨质水肿程度通常与临床症状相关。

⑤影像学检查方法推荐：选择的方式为对疑似病例行 X 线和 MRI 检查。

（6）鉴别诊断。

- 踝关节扭伤
- 距骨水肿
- 炎性关节疾病
- 多发关节内游离体

（7）治疗方法。

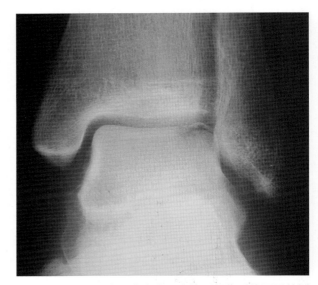

▲ 图 3-28 骨软骨病变表现为旋后损伤后的距骨外侧肩部的剥脱

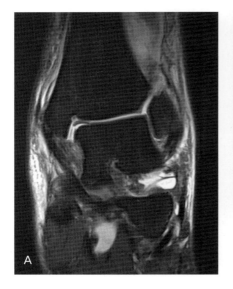

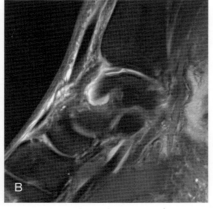

◀ 图 3-29 距骨内侧肩部的软骨剥脱碎片

A. 冠状位质子密度加权脂肪抑制 MR 图像，小片骨皮质也可能被剥离（骨软骨分离）；B. 矢状位质子密度加权脂肪抑制图像，骨皮质水平轻度塌陷，符合骨软骨剥脱性骨折，在矢状位上显示较好

- Ⅰ期:新鲜损伤的处理方法是非负重6周,随后逐渐进展到完全负重。

- Ⅱ期和Ⅲ期:关节镜下对关节软骨进行稳定、对病变和微小骨折进行清除。对于较大的新鲜缺陷,使用可以吸收的针或小螺丝将碎骨片重新固定(在恢复负重之前将植入物去除)。完全的软骨破坏可以进行骨软骨移植(从膝部、胫腓关节或距骨外侧面获取)、自体软骨细胞移植或胶原膜覆盖缺损。

- Ⅳ期:关节镜下切除关节内游离体。缺损的处理方法与Ⅲ期相同。

(8)预后及并发症。

①预后:距骨的骨软骨病变可能会易患骨关节炎,但仍就不确切。好的治疗效果可以缓解疼痛。大多数病人都会残留一些功能缺陷,特别是在运动和要求较高的活动中。

②可能出现的并发症。

- 踝关节的绞锁

- 骨愈合失败

- 囊肿形成

- 发展为剥脱性骨软骨炎

7. 距骨骨折

(1)定义:距骨骨折可能会累及下列任何结构。

- 距骨头

- 距骨颈

- 距骨体

- 距骨后突

- 距骨外侧突

(2)症状。

- 包围踝关节的疼痛和血肿

- 患足很少或没有负重能力

- 高达50%的病例出现合并损伤

(3)易患因素:无。

(4)解剖学和病理学:距骨骨折(分类见表3-6)常由高能量创伤造成,所以很少有病人能够给出详细的损伤机制。

有两个距骨骨折的分类方法已被广泛使用:垂直型距骨颈部骨折的韦伯-马蒂分类和霍金斯分类。外周型骨折(剥脱性和撕脱性骨折)与距骨体部和颈部的中心型骨折之间存在着基本的区别。大部分的距骨体部和距骨头部都被关节软骨覆盖着,而只有距骨颈部、内侧和外侧距骨体部和距骨后突的少部分区域才有血管进入骨质内。距骨中央型骨折,尤其是在骨折伴发脱位时,发生缺血性骨坏死的风险较高。手术治疗可能会引起血液供应的进一步破坏,尤其是在距骨颈的内侧面。

(5)影像学表现(图3-30至图3-35)

表 3-6 距骨骨折

距骨部位	骨折原因	可能出现的骨折
距骨头	轴位负重或用力背屈	• 剥脱骨折 • 嵌入骨折 • 距下关节移位(可能)
距骨颈	用力背屈	• 完全骨折,伴距骨头与体部分离 • 可能的相关损伤 　◦ 跟距骨间韧带断裂 　◦ 血供中断 　◦ 距骨体脱离踝穴
距骨体	距骨跖屈时的轴向压缩	• 粉碎性骨折,无移位或轻度移位 • 踝关节与(或)距下关节骨折伴脱位 • 单纯骨折
距骨后突	用力跖屈	• 伴有锐利边缘的背侧碎骨片
距骨外侧突	"滑雪板"踝;外翻,背屈和压缩	• 单纯骨折,移位或无移位 • 粉碎性骨折

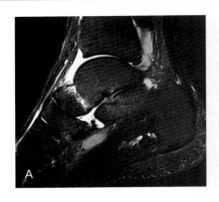
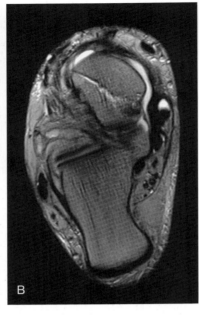
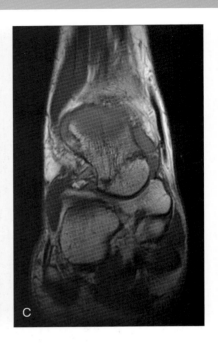

▲ 图 3-30　没有移位的距骨颈骨折

A. 矢状位质子密度加权脂肪抑制图像，这个骨折最初在 X 线片上是隐匿的，水敏感图像显示骨折为液体高信号带；B. 轴位 T_2 加权图像显示前外侧皮质有轻度不连续；C. 冠状位 T_1 加权图像显示骨折为低信号线

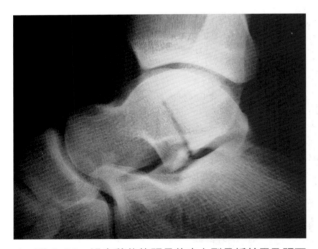

▲ 图 3-31　没有移位的距骨体中心型骨折并累及距下关节

关节面可见轻度塌陷

① X 线片：在两个平面上拍摄踝关节的 X 线片。距骨骨折可能会在 X 线片上是隐匿性的，特别是无移位的距骨颈部骨折和距骨外侧突的骨折。如果患足不能承重，应当进一步行 CT 或 MRI 检查。

霍金斯征（Hawkins sign）是指距骨颈部错位型骨折后与距骨颈部骨折复位后 6～8 周，在距骨圆顶部软骨下出现的 X 线透亮带。它被视为排除缺血性坏死的一个阳性征象，这是因为骨充血从而参与了脱钙反应而产生的结果。另一方面，骨质密度相对增加的硬化表现，或者没有出现脱钙反应，则被认为是活力减少或坏死的提示。

②超声：非适应证。

③ CT：薄层 CT 采集并且多平面重新（MPR）能够提供距骨非重叠的影像。

④磁共振成像。

a. 分析要点。

● 距骨与胫骨、腓骨和跟骨（距下关节的中部和后部）的关节面和距舟关节是协调一致的，均显示正常

● 低信号骨折线

● 骨挫伤水肿

● 软组织

● 韧带和关节囊结构

b. 检查技术。

● 标准创伤扫描协议：高分辨率多通道线圈；不需要对比增强

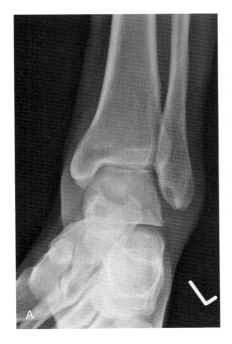
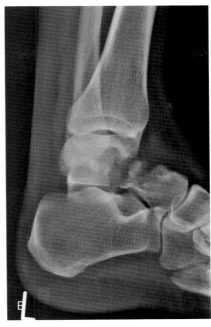

◀ 图 3-32　距骨颈骨折，伴有距骨体水平方向 90°旋转

A. 在最初的 X 线前后位平片上容易遗漏内踝可变化的重叠与胫骨和外踝关节面的不一致；B. 侧位 X 线片显示显著的距骨颈骨折伴距骨体旋转，此图像显示了距下关节面的后部，它大约被旋转 90°

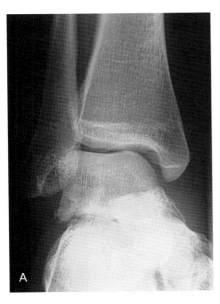
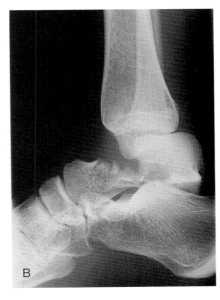

◀ 图 3-33　与图 3-32 病例相似：距骨颈骨折，伴有距骨体碎片 90°旋转

A. 腓骨正常的重叠有明显变化；B. 距骨体碎片后脱位

● 扫描序列

∘ 平行于踝关节横轴且通过距骨和踝的冠状位 T_1 加权序列

∘ 矢状位和冠状位质子密度加权脂肪抑制序列

∘ 成角平行于距腓前韧带的轴位 T_2 加权序列

∘ 当距骨头部或者距骨体部骨折脱位后，如果有血管破裂的证据时，则需要对比增强

c. 磁共振表现：距骨骨折可能会引起距骨头和滑车的缺血坏死。

⑤影像学检查方法推荐。选择的方式：X 线片和 CT 用于评价骨折；MRI 评估距骨的活力。

（6）鉴别诊断。

● 踝关节扭伤

● 跗三角骨（其轮廓较圆，这与边缘锐利的距骨后突骨折线是有区别的）

● 剥脱性骨软骨炎

● 距骨的骨软骨病变

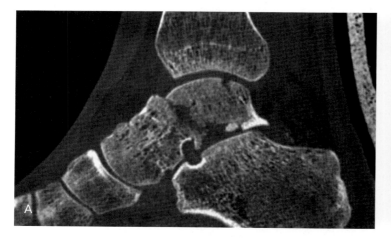

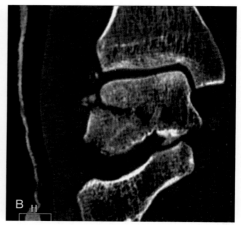

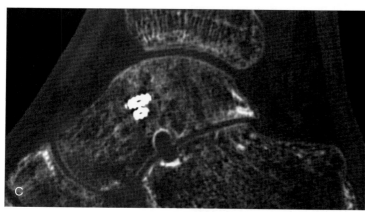

◀ 图 3-34　贯穿距骨体的骨折

A. 矢状位 CT 重建图像。从外侧突剪切至距骨后部的距骨体骨折，引起半脱位并累及距下关节后部；B. 冠状位重建图像；C. 术后图像显示了很好的解剖重建

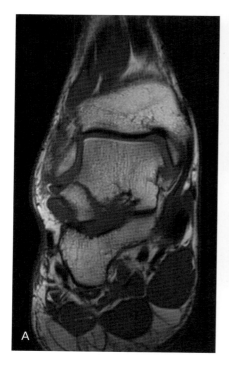

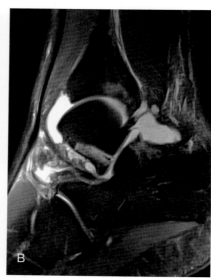

◀ 图 3-35　距骨外侧突骨折（"滑雪板踝"）

A. 冠状位 T_1 加权 MRI 清楚地显示低信号骨折，且骨折远端是开裂的；B. 矢状位质子密度加权脂肪抑制图像显示高信号出血进入距下关节和踝关节，还可见距下关节的关节塌陷和开裂

（7）治疗方法。

● 距骨头部、颈部和体部骨折：无移位的骨折可用石膏固定 8～12 周，根据 X 线片的随访情况逐步增加负重。移位骨折可以切开或经皮复位和内固定术。缺血坏死或延迟愈合可能发生于伴有血管断裂的骨折。

● 后突骨折：保守治疗。如果症状持续存在，应切除骨碎片。

● 侧突骨折：如果需要的话，则进行内固定。应该切除小骨碎片。

（8）预后及并发症。

● 高达 70% 的病人发生缺血性坏死，取决于骨折类型

● 退行性改变的发生率为 40%～90%，尤其是距下关节

● 经常出现永久性的活动受限和功能丧失

8. 跟骨骨折

（1）定义：跟骨骨折可能发生在关节外或关节内。跟骨骨折占所有骨折的 2%，但 75% 的跗骨骨折是跟骨骨折。

（2）症状。

● 后足疼痛伴明显肿胀

● 广泛皮下血肿

● 不能负重

● 纵向足弓扁平

● 张力性水疱

（3）易患因素：无。

（4）解剖学和病理学。

①解剖学：跟骨有四个关节面——三个关节面与距骨而一个关节面与骰骨形成关节——还有五个骨性突起（载距突，跟骨前突，腓骨肌滑车或结节，跟骨粗隆的内侧突和外侧突）。

②病理学。

a. 损伤机制：跟骨骨折是由于高处坠落、车祸或其他高能量创伤所致的跟骨轴向载荷增加而引起的。它们也可以是由于反复的负荷（耐力运动）而发生的应力性骨折。

b. 分类。

● Essex-Lopresti 分类系统：本系统将跟骨骨折分为两大组，关节内（80%）和关节外（20%）。关节内骨折分为 2 个亚组：关节凹陷和舌形骨折。关节凹陷骨折包括后关节面的骨折和塌陷，以及足部呈伸展状。舌形骨折发生在足部跖屈时，包括骨折分离和"舌形骨碎片"的形成。两个主要骨碎片形成：后外侧碎片和前内侧碎片支撑载距突，而这仍然与距骨保持连续性。其他主要的碎片是前突骨碎片和前关节面骨碎片。

● Sanders 分类系统的 Ⅰ～Ⅳ 型：目前，跟骨骨折的最好分类方式是根据它们的 CT 特征。Sanders 分类系统（图 3-36）是基于距下关节后关节面的受累及程度。CT 图像为平行和垂直于距下关节后关节的重建图像，以及矢状位的多平面重建图像（MPR）。

　○ Ⅰ 型：关节的碎骨片分离不超过 2mm

　○ Ⅱ 型：这型骨折有两个关节碎骨片且彼此分离超过 2mm

　○ Ⅲ 型：出现三个关节骨折碎片且彼此分离超过 2mm

　○ Ⅳ 型：出现四个或更多个的关节碎骨片且彼此分离超过 2mm

● Rowe 分类系统：见表 3-7。

● Zwipp 分类系统：这是一个基于 CT，X-碎骨片 /Y- 关节的分类系统，这个系统决定主要碎骨片的数量和受影响的关节的数目（2～5 个碎骨片和 0～3 个关节则获得 1 分，在此基础上如出现开放性骨折、严重粉碎或合并损伤如软组织损伤与距骨或骰骨受累及则额外加分。总分值是从 0～12 分）。

跟骨骨折的严重程度可以通过其崩解和变形程度予以很好地量化描述。其标准为阶梯形成和距下关节后关节面崩解的程度，跟骨中央部分的高度丧失，被压缩跟骨的增宽和轴向的错位。布鲁纳和他的团队介绍了一个来量化这些标准的系统。

表 3-7　跟骨骨折的 Rowe 分类

类型	描述	所有跟骨骨折的百分比
Ⅰ	周围性骨折	21
Ⅰa	结节骨折	
Ⅰb	载距突骨折	
Ⅰc	跟骨前突骨折	
Ⅱ	喙状骨折或跟腱撕脱骨折	3.8
Ⅱa	跟骨后上面喙状骨折	
Ⅱb	跟腱附着处撕脱骨折	
Ⅲ	关节外骨折	19.5
Ⅲa	单纯骨折	
Ⅲb	多发骨折	
Ⅳ	与Ⅲ型相同，伴后关节面受累	24.7
Ⅴ	中心压缩和（或）粉碎性骨折	31
Ⅴa	伴距下关节受累	
Ⅴb	伴跟骰关节受累	

（5）影像学表现（图 3-37，图 3-38，图 3-39）。

① X 线片：在三个平面上拍摄足部 X 线片，如果可能的话，则拍摄负重位片。斜位片能清楚地显示跟骨前突的骨折。拍摄跟骨的侧位、轴位和 Broden 位片。对跟骨骨折进行分类和制定治疗计划时，CT 在很大程度上取代了传统的 X 线片。在传统 X 线片上，载距突骨折总是被漏诊。

②超声：非适应证。

③ CT：CT 检查应采用薄层容积采集方法（0.4 ～ 0.6mm 层厚）和高分辨率骨算法的叠加重建方法。在三个平面上完成多平面重建（MPR）。冠状位重建图像稍微向前成角并直接垂直于后关节面（后部）。轴位重建图像垂直于冠状位图像并平行于后关节面。对于现代 CT 扫描装置来说，直接的冠状位扫描以及直接的矢状位重建业已过时。

④磁共振成像。

- 标准创伤扫描协议：高分辨率多通道线圈；对比增强通常不需要
- 扫描序列
  - 冠状位 T_1 加权序列平行于踝关节横向轴线并通过距骨和踝
  - 矢状位和冠状位质子密度加权脂肪抑制序列（垂直于后部）
  - 轴位 T_2 加权序列成角平行于距腓前韧带

在评估创伤性跟骨骨折时，CT 优于磁共振

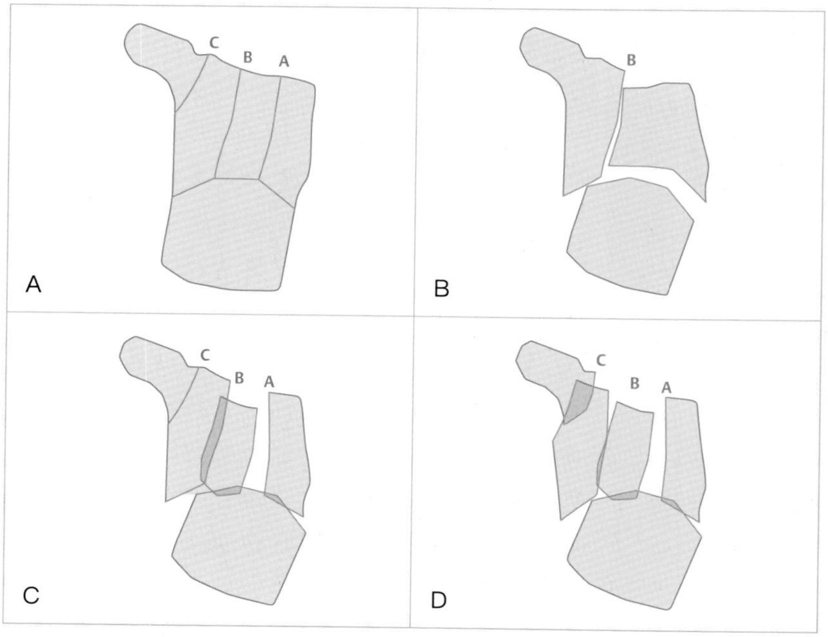

◀ 图 3-36　Sanders 分类
A. Sanders 分类是基于碎片的数量和主要骨折线的位置来进行分类的（A= 外侧的，B= 中央的，C= 内侧的）；B. 2B 型骨折，有两个关节碎片和主要骨折线通过跟骨距下关节面后部的中心；C. 3AB 型骨折，有三个关节碎片和一个外侧及中央位置的骨折线；D. 4ABC 型骨折，具有四个关节碎片与外侧的、中央的、内侧的骨折线

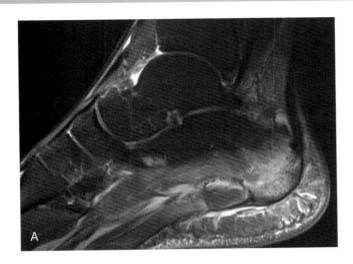

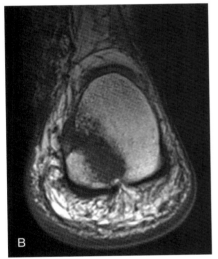

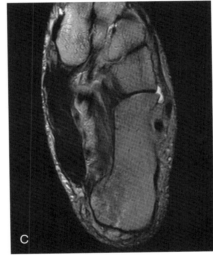

◀ 图 3-37　跟骨周围型骨折伴有来自跟骨结节的撕脱碎骨片

A. 矢状位质子密度加权脂肪抑制图像显示无移位的跟骨骨折伴有明显肌肉和皮下软组织水肿，这种类型的骨折经常在 X 线片上是隐匿的；B. 冠状位 T_1 加权图像显示跟骨结节内侧轻度增宽及增厚，在远端和足底面显示有一些皮下脂肪组织嵌顿进入裂开的骨皮质内；C. 轴位 T_2 加权图像显示跟骨结节轻度增宽

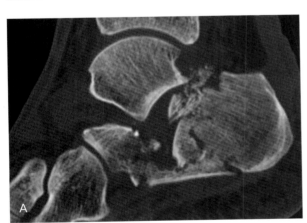

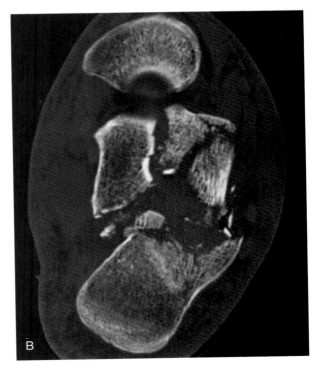

▲ 图 3-38　关节凹陷型跟骨骨折

A. 矢状位 CT 重建图像显示踝关节后下关节面处有明显的压缩和凹陷，在松质骨内产生一个很大的缺损；B. 斜冠状位重建图像显示跟骨增宽和增厚并丧失了跟骨的高度，还可见主要的碎骨片

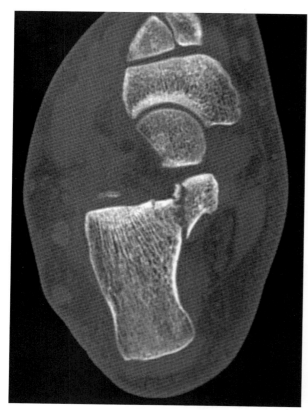

▲ 图 3-39　跟骨载距突骨折

斜冠状位 CT 重建图像：趾长屈肌腱走行于载距突周围，可能陷入明显移位的骨折内

成像（MRI）。只有在特殊情况下，如怀疑腓骨长肌腱卡压时，磁共振成像（MRI）能够提供额外的信息。MRI 有助于观察跟骨疲劳性骨折，这常常在常规 X 线片上是隐匿的。常常在广泛的骨水肿区域内可以发现一个低信号的、不完全的骨折线终止于松质骨内。

　　⑤影像学检查方法推荐。选择的方式：创伤性跟骨骨折选择 X 线片和 CT 扫描，对于跟骨疲劳性骨折则选用 MRI 检查。

　　（6）鉴别诊断。

- 踝关节扭伤
- 跟腱断裂
- 腓骨肌腱功能障碍
- 跗骨窦综合征
- 跗管综合征
- 分歧韧带断裂

　　（7）治疗方法。

- 对于无移位或轻度移位的跟骨骨折通过早期制动的方法予以保守治疗
- 对于轻微移位骨折通过经皮复位和螺钉固定术进行治疗
- 对于复杂和显著移位骨折通过切开复位和螺钉或钢板内固定术进行治疗
- 对于距下关节完全破坏的特殊病例可以通过关节融合术来进行处理。

　　（8）预后及并发症。

　　①预后。

- 跟骨前突骨折：预后良好。如果骨没有结合，应当切除游离碎骨片。
- 关节外骨折：其预后取决于碎骨片的大小、位置和位移情况。以下角度的解剖重建提示预后良好。
  - Gissane 角：由跟骨上表面的向下和向上斜坡形成的 120°～145°夹角。此角位于距骨外侧突的远端，并标志着跗骨窦的后界。
  - Böhler 角：是由侧位片上跟骨结节上切缘与跟骨最高点的连线和跟骨最高点与跟骨前突最高点的连线相交叉而形成的夹角。正常 =20°～40°。
- 累及距下关节面：16% 的病例发生继发性退行性改变，施行距下关节融合术是必要的。
- 解剖重建：即使进行了解剖重建，但由于创伤性软骨损伤，也可能出现继发退行性改变。

　　②可能出现的并发症。

- 骨筋膜间室综合征归咎于肿胀（临床表现：非常严重的疼痛，即使使用阿片类药物，也难以控制）
- 继发性皮肤坏死

9. 小儿骨折

　　（1）定义：特定的小儿骨折是指发生于胫骨远端骨骺和干骺端的损伤，这个时候其生长板仍然是开放的。

　　（2）症状：患足疼痛并出现负重能力下降。

　　（3）易发因素：开放的生长板（仅发生在 10 — 16 岁的骨骺闭合期的移行部骨折）。

（4）解剖学和病理学：Aitken 或 Salter-Harris 分类方法可以用于涉及生长板的骨折（图 3-40）。

特殊类型的移行部骨折仅仅发生在生长板已经开始闭合的时候。

● 两平面骨折：碎骨片单纯累及骨骺。当骨化开始在 10—11 岁时，几乎整个骨骺可能被涉及，则骨折线位于远端内侧部位（内踝）。随着骨骺闭合不断进展，典型的矢状位骨折线更加位于外侧而且总体上呈矢状方向。最终这种损伤只涉及下胫腓韧带联合的骨撕脱，并伴随有前外侧碎骨片。这种最后的类型被称为 Tillaux 或者 Kleiger 骨折。

● Ⅰ型三平面骨折：延伸通过横断位、矢状位和冠状位三个平面，这种损伤包括骨骺骨折与外侧干骺端楔形骨折。然而干骺端骨折线并不穿过生长板。

● Ⅱ型三平面骨折：在Ⅰ型三平面骨折中已有一个额外的干骺端楔形骨折，然而在Ⅱ型三平面骨折中其骨折线延伸到骨骺并产生两个骨骺的碎片。第二个碎片位于后方，它与成人创伤学中的 Volkmann 型骨折相对应。

（5）影像学表现（图 3-41 至图 3-47）。

① X 线片：从两个平面拍摄踝关节 X 线片，如果需要的话，可以增加拍摄斜位片。在 X 线片上，对矢状位骨折和骨骺碎片旋转不良排列的评价有可能是困难的。

② 超声：超声能够检测到高回声骨表面上的不连续性，以及血肿所导致的骨膜低回声增厚（尤其是儿童骨折）。

③ CT：CT 检查采用薄层容积采集（0.4～0.6mm 层厚）和高分辨率骨算法叠加重

骨折模型				
Salter-Harris	Ⅰ	Ⅱ	Ⅲ	Ⅳ
Aitken	0	Ⅰ	Ⅱ	Ⅲ

◀ 图 3-40　Aitken 与 Salter-Harris 分类

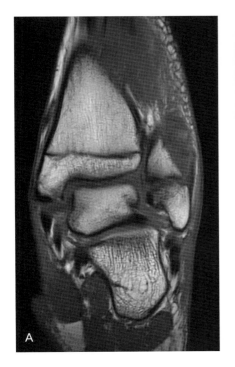
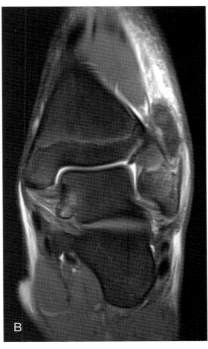

◀ 图 3-41　创伤性腓骨骨骺分离
A. 冠状位 T₁ 加权 MR 图像显示低信号骨骺板增宽，并伴有一致性丧失，骨膜被一个大的、低信号的血肿掀起，该血肿延伸到骨的外侧面；B. 冠状位质子密度加权脂肪抑制序列更加清楚地显示腓骨骨骺向外侧移位，在早期，这个新鲜的、广泛的血肿仍呈低信号

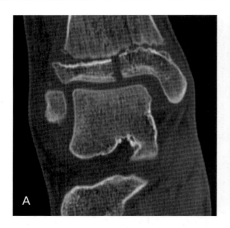
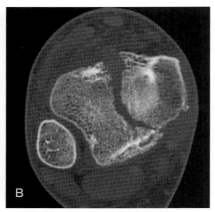
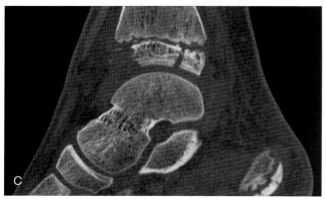

◀ 图 3-42　双平面骨骺骨折
A. 冠状位 CT 重建图像，胫骨远端骨骺外侧部分裂开，而且骨骺外侧部和干骺端之间出现骨骺板分离；B. 轴位重建图像显示前部裂隙状的骨骺骨折，并向外侧旋转移位；C. 矢状位重建图像没有显示干骺端楔形变

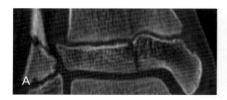
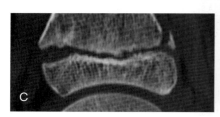
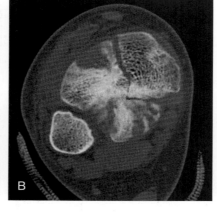

◀ 图 3-43　伴有小的干骺端楔形变的两平面骨折
A. 冠状位 CT 重建图像，此病例与图 3-42 相似，为一个穿过骨骺的矢状位骨折，外侧碎骨片向外外侧移位并外侧旋转，并伴有腓骨骨折；B. 轴位图像显示外侧旋转移位；C. 矢状位重建图像显示一个小的干骺端楔形变（嵌入）

建。从三个平面显示多平面重建图像（MPR）。尤其是移行部骨折经常需要对非重叠断层图像的详细分析。只要有可能的话，CT 应当被磁共振成像（MRI）替代。

④磁共振成像。

- 标准创伤扫描协议：高分辨率多通道线圈；不需要对比增强

- 扫描序列

○ 冠状位 T_1 加权和质子密度加权脂肪抑制序列，平行于踝关节横轴且通过距骨和踝

○ 矢状位质子密度加权脂肪抑制序列

○ 轴位 T_2 加权序列和质子密度加权脂肪抑制序列

理想的扫描层厚为 2 ～ 3mm。在评价骨骺碎片骨折的旋转性移位，以及骨骺板、前胫腓韧带联合和韧带的损伤时，应当特别细致。

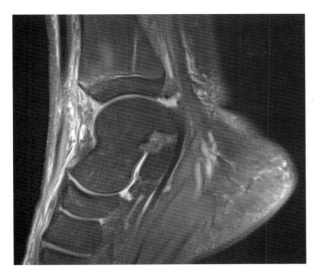

▲ 图 3-44　Salter-Harris 骨折 II 型（Aitken I 型）
矢状位质子密度加权脂肪抑制 MRI 显示过渡性骨折伴前骨骺脱离和后干骺端楔形变

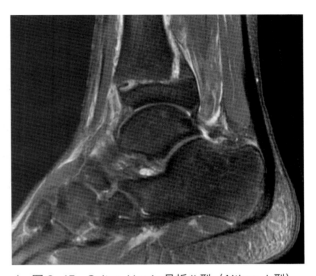

▲ 图 3-45　Salter-Harris 骨折 II 型（Aitken I 型）
相似于图 3-44 的损伤，但是有较大移位
矢状位质子密度加权脂肪抑制 MRI 显示过渡性骨折伴前骨骺脱离和后干骺端楔形变；干骺端近端的部分骨膜被撕脱并移位进入骨骺骨折部位的前方，这是外伤时的牵拉作用和继发的自发性复位的结果；在矢状位图像上可见这一内陷的骨膜片

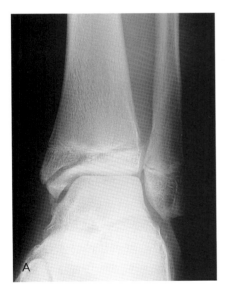

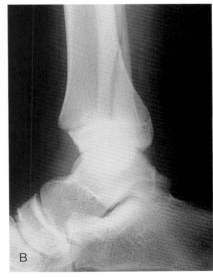

◀ 图 3-46　I 型三平面骨折
A. 前后位 X 线片显示骨骺矢状位骨折；B. 侧位 X 线片显示前骨骺分离，伴有胫骨远端骨骺向后移位和干骺端楔形骨折，在这个投照位置上还有一个直接重叠在胫骨干骺端骨折的腓骨骨折

⑤影像学检查方法推荐：选择的方式为 X 线片和磁共振成像。

（6）鉴别诊断。

• 腓骨骨折
• 踝扭伤
• 距骨骨软骨病变

（7）治疗方法：对于简单的骨折来说，通常采用外固定制动的治疗方法已经足够（Aitken I 型骨折和 Salter-Harris I 型和 Salter-Harris II 型骨折）。对于更加有问题且复杂的骨折类型来说（Aitken II 型和 Aitken III 型骨折，Salter-Harris III 和 Salter-Harris IV 型骨折），总体上采用内固定的方法进行治疗（如：克氏针）。

对于没有移位的移行部骨折来说，可以通

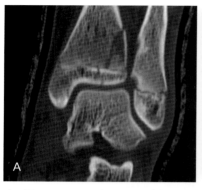 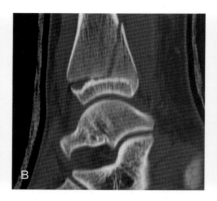 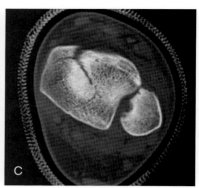

▲ 图 3-47   Ⅱ 型三平面骨折

A. 冠状位 CT 重建图像显示干骺端楔形骨折并延伸进入骨骺；B. 前骨骺分离伴随后干骺端楔形骨折；C. 轴位重叠图像显示矢状位骨骺骨折的走行

过短腿石膏 4 周并且随访观察的方法进行保守处理。对于少见的移位型骨折和后部骨骺碎片（Ⅱ 型三平面骨折）来说，应该采用切开复位和内固定的方法进行治疗。最常使用的是拉力螺钉。二平面骨折则需要螺钉水平位放置在骨骺内，而三平面骨折还需要一个干骺端的螺钉，并且这一螺钉是按照前后位方向被放置进去的。

（8）预后及并发症：如果能达到解剖重建的话，其预后良好。如果开始时就有骨折被漏诊，则会出现问题。骨折线的缝隙超过 2mm 则存在形成退行性改变或不稳定的风险。

10. 距下关节脱位

（1）定义：距下关节脱位，也被称为距骨周围脱位，是涉及距下关节和距舟关节的脱位，而跟骰关节和胫距关节仍然保持正常。距骨颈没有发生骨折。

（2）症状：50% ～ 80% 的距下脱位是由高能创伤引起的。其余的是由于足的单纯性内翻损伤所致。约 40% 的这些损伤伴随有严重软组织破坏。

（3）易患因素：没有。

（4）解剖学和病理学：内侧距下脱位是由于跖屈足的强有力内翻造成的，而外侧距下脱位则是由于跖屈足的强有力外翻造成的。由于解剖结构的限制，外侧损伤需要一个相当大的创伤力量才能引起，并伴有严重的软组织断裂。

（5）影像学表现。

① X 线片：从两个平面上拍摄踝关节的 X 线片。这些罕见损伤的 X 线特征可能难以解释。

②超声波：非适应证。

③ CT：CT 扫描采用薄层容积采集（0.4 ～ 0.6mm 层厚）和高分辨率骨算法叠加重建。在三个平面显示多平面重建图像（MPR）。重建的 CT 图像是用来评估骨排列状况的最好方法。

④磁共振成像。

● 标准外伤扫描协议：高分辨率多通道线圈；对比增强不是必需的

● 扫描序列

◦ 冠状位 T_1 加权和质子密度加权脂肪抑制序列，平行于踝关节横轴且通过距骨和踝

◦ 矢状位质子密度加权脂肪抑制序列

◦ 轴位 T_2 加权序列

磁共振成像（MRI）可以清楚地显示排列情况（软骨状态、软组织损伤和有关的损伤）。当怀疑距骨坏死时，可选用 MRI 增强扫描方式。

⑤影像学检查方法推荐。选择的方式：X 线片、CT；如果需要时，可选用 MRI。

（6）鉴别诊断：距小腿关节脱位。

（7）治疗方法：距下关节脱位需要及时复位，以防皮肤坏死。复位方法是将足跟向外牵引，同时膝关节处于弯曲状态，然后将距骨头推回到生理位置。

- 内侧脱位：内侧脱位的复位手法应该包括跖屈和足内翻，接下来是外翻和背屈，同时施加一个内侧足底压力是将后外侧脱位的距骨头复位

- 外侧脱位：外侧脱位是通过足的内翻复位的，同时给内侧脱位的距骨头施加一个外侧压力

- 后脱位：后脱位的复位方法是先让前足跖屈，是为了把足舟骨从距骨颈部足底面分离出来。然后将足后跟向远端推，并同时牵引足跟。最后，让足背屈，同时给足底加压，使距骨头复位

- 前脱位：对于前脱位来说，给予足够的牵引力将后关节面的后上缘从距骨沟分离开

　　闭合性复位术的失败率在内侧脱位中高达10%，而在外侧脱位中高达20%，出现这些情况时则是开放性复位术的适应证。在正常情况下，闭合性或开放性复位术后，关节将会是稳定的。进一步的治疗方法包括：依据不稳定性的程度可采用短腿石膏固定 1～3 个月。

　　（8）预后及并发症：其预后主要取决于软组织创伤和软骨损伤情况。及时的复位也会取得良好的结果。约 5% 的病例发生距骨缺血性坏死。多达 40% 的病例出现创伤后距下关节退行性改变。在具有伴随骨折的病人中，距下关节退行性改变的发生率超过 80%。据此，在距下关节复位后，则推荐后足 CT 扫描，以便发现相关的骨软骨病变。

11. 跗骨间关节脱位

　　（1）定义：这是一种涉及跗骨间关节的脱位损伤（又被称为跗横关节或 Chopart 关节）。

　　（2）症状：跗骨间脱位最常由高能量创伤引起。它们很少由简单的中足扭伤引起。其主要症状有肿胀、压痛、疼痛和皮下出血。跗骨间脱位可伴有显著的软组织损伤，但这取决于创伤力的大小。

　　（3）易患因素：无。

　　（4）解剖学和病理学：跗骨间关节包括距

舟关节和跟骰关节，它垂直于足纵弓，并与距下关节相结合以允许成对和多维的运动。

　　距舟关节和跟骰关节被纳入足的内侧柱和外侧柱，并与它们的功能一致。距舟关节是内侧柱的一部分，并且由距舟韧带支持。非常刚性的跟骰关节是外侧柱的一部分，且具有一个马鞍形结构。跟骰关节是被跟骰韧带稳定的。

　　（5）影像学表现。

　　① X 线片：在两平面上拍摄踝关节的 X 线片。这些罕见损伤的放射学特征可能很难被解读。

　　②超声：非适应证。

　　③ CT：CT 检查采用薄层容积采集（0.4～0.6mm 层厚）和高分辨率骨算法叠加重建。在三个平面上行多平面重建（MPR）。重建的 CT 图像是评估骨质排列的最好方法。

　　④磁共振成像。

- 标准外伤扫描协议：高分辨率多通道线圈；对比增强扫描不是必需的

- 扫描序列

　○ 冠状位 T_1 加权和质子密度加权脂肪抑制序列，平行于踝关节横向轴并通过距骨和踝

　○ 矢状位质子密度加权脂肪抑制序列

　○ 轴位 T_2 加权序列

　　磁共振成像（MRI）可以很好地评估排列情况、软骨状况、软组织损伤和相关的损伤。当怀疑距骨坏死时，可选用 MRI 对比剂增强扫描方式。

　　⑤影像学检查方法推荐。选择的方式：X 线片，CT；如果需要时，可选用 MRI。

　　（6）鉴别诊断。

- 跟腱断裂

- 踝关节扭伤

- 距骨骨折

- 跗跖关节损伤

　　（7）治疗方法：治疗方法包括闭合性复位术和初期关节融合术，以及包括或不包括穿针固定受伤关节的切开复位术。Ilisarov 外固定支架可用于治疗广泛的软组织损伤。由于诊断和

治疗方案的不断改进，目前已经很少采用初期关节融合术了。急性治疗的目标是通过内固定或外固定方法来到达解剖复位。关节融合术只适合于使用其他方法不能成功处理的创伤后骨关节炎的病人。

（8）预后及并发症。

①预后：损伤的预后主要取决于原发性损伤的范围，脱位程度和可能的相关骨折。伴随的跗跖（Lisfranc 关节）关节线的损伤是一个不利的预后因素。跗骨间骨折是一个非常严重的足部损伤，往往会造成永久性的功能障碍，即使采取了最佳的治疗方法。

②可能出现的并发症。

- 足部骨筋膜室综合征
- 软组织坏死
- 距骨缺血性坏死
- 舟状骨缺血性坏死

二、慢性的、创伤后的和退行性的改变

（一）后足轴向对位不良

1. 伴有内翻或外翻畸形的踝关节骨性关节炎

（1）定义：伴有内翻或外翻畸形的踝关节骨性关节炎包括踝关节排列不良而引起的退行性改变。

（2）症状：轻度排列不良往往可能被容忍几十年而无主诉。但由于踝关节的异常负荷，将存在一个长期的发展为退行性变（骨关节炎）的风险。

（3）易患因素：后足排列不良可能会最终导致踝关节的继发性畸形（IV级胫后功能缺陷，内翻高弓足畸形）。由于缺乏肌肉的稳定性，从而加重了后足的轴向排列不良。当踝关节内翻或外翻畸形被诊断后，下列附加结构的病理学改变应当被排除。

- 内翻畸形
- 腓骨肌腱

- 外侧韧带
- 外翻畸形
- 胫后肌腱
- 三角韧带

（4）解剖学和病理学：踝关节内翻或外翻排列不良很少作为一个孤立的问题存在。它通常继发于下列疾病。

- 骨骺骨折伴有继发性生长异常
- 神经肌肉疾病
- 胫骨或 Pilon 骨折后的轴向排列不良
- 膝关节水平的成角畸形
- 高弓足
- 慢性外侧韧带不稳定
- 腓骨肌腱断裂
- 外翻扁平足
- 胫后肌腱断裂
- 三角韧带断裂
- 距舟关节，楔舟关节，或跗跖关节不稳定

（5）影像学表现。

①X 线片（图 3-48）。

- 单腿站立位 X 线片：用于确定股骨和胫骨的轴向排列（正常股骨胫骨角 =174°）和腿的力学轴（机械轴，即 Mikulicz 线）；股骨头的中心、膝关节中心和距骨圆顶中心都应该在同一条线上，这被称为下肢力学轴；内翻或外翻排列不良是指膝关节中心偏离下肢力学轴（经测量判定）

- 踝关节的两个平面位和承重位：用于评估软骨状态和踝关节排列

- 足的三个平面位和承重位：纵弓位、前足外展位和距舟关节位

- Saltzman 位：评价跟骨的位置

- 高弓内翻足病人需要的特殊体位：足的负重前后位和侧位，并使用科尔曼块试验在不负重的情况下使第 1 跖骨处跖屈

②超声：非适应证。

③CT：薄层 CT 扫描（0.4～0.6mm 层厚，叠加重建）与多平面重建（MPR）来评估关节

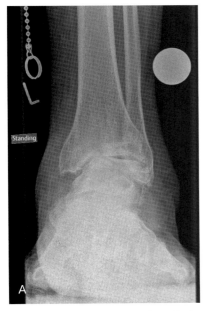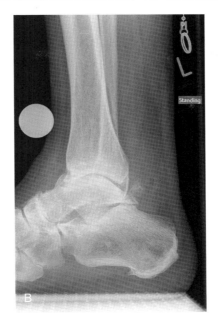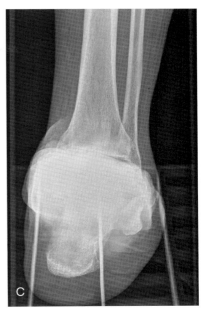

▲ 图 3-48　骨关节炎伴内翻畸形

Ⅳ级踝关节骨关节炎伴显著的内侧关节间隙狭窄和整个后足的内翻畸形；A. 垂直方向位；B. 侧位；C. Saltzman 位：跟骨内翻角度

间隙的宽度与软骨下骨的情况，寻找可能出现的坏死、缺损、软骨下囊肿、骨赘或关节内骨性游离体。

④磁共振成像。

a. 分析要点：评估关节软骨的状态并描述表现为局灶性缺损或更加广泛改变的任何软骨病变。软骨病变应按 Outerbridge 标准进行分级。重要的是要描述软骨损伤的形态和位置。

b. 检查技术。

• 标准扫描协议：高分辨率多通道线圈；静脉注射对比剂增强扫描

• 扫描序列

○ 平行于踝关节水平轴的冠状位 T_1 加权序列，且通过距骨和踝

○ 矢状位和冠状位质子密度加权脂肪抑制序列

○ 轴位 T_2 加权序列，成角平行于距腓前韧带

○ 增强后冠状位和矢状位 T_1 加权脂肪抑制序列

c. 磁共振表现。

• 关节积液

• 关节软骨

• 滑膜炎（对比增强）

• 关节囊和韧带内的纤维血管肉芽组织

• 活动性病灶，包括踝关节囊和距舟关节

⑤影像学检查方法推荐。选择的方式：为了进一步研究，有必要应用 X 线片，CT 或 MRI。

（6）鉴别诊断。

• 骨骺骨折伴继发性异常生长

• 神经肌肉疾病

• 胫骨骨折或 Pilon 骨折后的轴向错位

• 膝关节水平的轴向错位

• 高弓足

• 慢性外侧韧带不稳

• 腓骨肌腱断裂

• 外翻扁平足

• 胫后肌腱断裂

• 三角韧带断裂

• 距舟关节、舟楔关节或跖跗关节不稳

（7）治疗方法：治疗取决于基础疾病。与正常解剖关系不同，胫骨远端的成角畸形可以

通过开放或闭合的楔形截骨术纠正。

（8）预后及并发症：在关节软骨完整的病人中，一个生理功能轴的复位能显著提高关节功能。基础疾病和预先存在的距下关节和距小腿关节的退行性变是常见的限制因素。

2. 外翻扁平足（Pes planovalgus）

（1）定义：外翻扁平足是一种伴有以下因素的扁平足畸形，这种畸形在分级上非常的不同。

- 后足外翻
- 扁平纵向足弓
- 前足外展
- 前足旋后
- 腓肠肌短缩

（2）症状：症状取决于基础病理，病人可能会大致上无症状或者可能会主诉足部明显的功能丧失。下面是典型的主诉。

- 由于胫后肌腱断裂或三角韧带断裂导致的内踝疼痛
- 由于外翻的跟骨与腓骨远端的末梢之间的撞击导致的外踝疼痛

（3）易患因素。

- 距跟联合或跟舟联合
- 先天性短外侧柱
- 胫后肌腱断裂
- 三角韧带断裂
- 先天性跟骨外翻

（4）解剖学和病理学：先天性外翻扁平足病人经常是很多年没有任何不适。典型的病理改变倾向于发生在一定的年龄段。

- 儿童：非僵硬性扁平外翻足没有病理意义；先天性短外侧柱
- 少年：距跟联合或跟舟联合
- 青年：创伤性病变
- 稍大点儿的成年人：胫后肌腱断裂

（5）影像学检查。

① X 线片（图 3-49）。

- 足部三个平面的负重 X 线片：纵向足弓，前足外展，距舟关节位

- Saltzman 位：评估跟骨的位置

②超声：用于胫后肌腱功能不全的病人。

- 胫后肌腱增厚
- 功能缺失

③磁共振成像。

a. 分析要点。

- 扁平足的原因
- 跗骨的排列情况
- 排除纤维软骨性联合或骨性联合（部分性的或完全性的）
- 胫后肌腱功能不全的征象

b. 检查技术。

- 标准扫描方案：俯卧位，高分辨率多通道线圈和静脉注射对比剂
- 扫描序列
  - 冠状位 T_1 加权序列平行于踝关节横轴通过距骨和踝
  - 矢状位和冠状位质子密度加权脂肪抑制序列
  - 轴位 T_2 加权序列成角平行于前腓距韧带
  - 增强后轴斜位和矢状位 T_1 加权脂肪抑制序列

c. 磁共振表现。

- 胫后肌腱周围积液
- 肌腱直径增厚（肌腱病）或变薄（部分撕裂）
- 腱鞘积液
- 腱鞘内的滑膜炎对比增强或肌腱实质内纤维血管组织血供增加
- 在纤维 - 骨连接处可能的骨反应
- 前足外展病人距舟关节的位置和可能的刺激
- 距下关节后囊和（或）跗骨窦内可能的压力性征象
- 增强的纤维组织可能对跗骨窦内的浸润（跗骨窦综合征）
- 骨性或纤维软骨性连接的可能征象——特别是跟骨舟骨或者距骨跟骨的连接

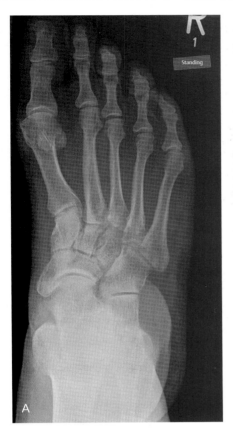

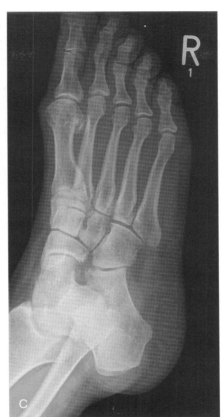

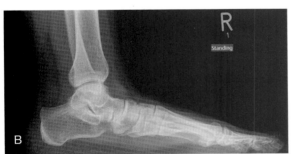

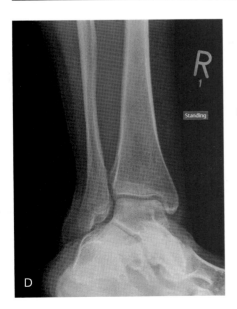

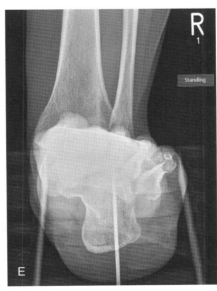

◀ 图 3-49 外翻扁平足
先天性外翻扁平足畸形，仅伴有轻度的前足外展；这一畸形主要是由于跟骨内翻造成的；A. 垂直方向位；B. 侧位；C. 斜位；D. 前后位；E. Saltzman 位显示跟骨与腓骨远端存在撞击

71

! 注 意

特别要注意骨性水肿、囊肿形成，和"软骨下"骨板的不规则改变。不要漏掉可能的纤维性或骨性连接。

④影像学检查方法推荐：选择的方式为 X 线片和 MRI。

（6）鉴别诊断。

- 神经肌肉疾病
- 胫后肌腱断裂
- 纤维性或骨性联合
- 胫骨或 Pilon 骨折后的轴向排列不齐
- 三角韧带损伤

（7）治疗方法：治疗效果取决于基础病理。

- 对于大于 10 岁患非僵硬性（柔性）外翻扁平足的儿童来说，如果保守治疗失败：关节制动术（距下植入），Evans 截骨术
- 联合：切除骨桥；如果有必要的话，还可以追加关节制动术；很少进行距下关节的矫正性关节融合术
- 胫后肌腱断裂：可能的选择有趾长屈肌腱转移术、跟骨滑动性或延长性截骨术、第 1 楔骨足底屈曲性截骨术和跟腱延长术

（8）预后及并发症：小儿足部对三维矫正的容忍相对较好。骨联合切除术的预后取决于骨桥的大小和关节状况。胫后肌腱的断裂可以按照上述的治疗方法得以有效地治疗，但是至少要花费 6 个月的时间才能够让足部承受全身重量。病人可能会在力量、活动范围及负重能力方面留有一些缺陷。

3. 弓形足（pes cavus 高弓足）

（1）定义：弓形足是一种以足弓高度增加、高足背、第 1 趾节过度跖屈为特点的足部畸形。

（2）症状。

- 踝关节背屈受限
- 压力点位于足的外侧缘或距骨头上
- 间歇性屈曲发作
- 内八字步态伴重力转移到足的外侧部
- 跟腱痛

- 膝关节伸展过度或快速疲劳

（3）易患因素：易感因素包括神经疾病如 Charcot-Marie-Tooth 病，Friedreich 共济失调，Roussy-Levy 综合征。高足弓内翻足（pes cavovarus）经常是神经疾病的初始征象。

（4）解剖学和病理学：弓形足（pes cavus，高弓足）的两种主要类型为仰趾弓形足（pes calcaneocavus）和高足弓内翻足（pes cavovarus）。高足弓内翻足的特点是前足弓的弧度增大，仅在儿童开始行走时出现；足部在婴儿期仍然是正常的。仰趾弓形足的特点是跟骨陡峭向上倾斜。高足弓内翻足是以神经肌肉疾病造成的肌肉不平衡为特点（痉挛，软弱瘫痪，足部肌肉间异常的相互作用）或者是由一种非神经肌肉的原因引起（一种先天的马蹄内翻足畸形或其他的特发性畸形）。

（5）影像学表现。

①X 线片（图 3-50）。

- 足部两个体位的负重 X 线片
∘ 侧位
- 踝关节旋转和向后移位
- 距骨和跟骨轴的平行排列
- 跗骨窦窗
- 由于内翻成角使得跟骨的纵向尺寸缩短
- 内踝与舟骨间距缩短
- 距下关节后关节面的水平投照
- 舟骨与骰骨之间缺乏重叠
- 第 5 跖骨的足底跖突平行于足的接触面
- 第 1 跖骨跖屈
- 杵状趾
∘ 垂直方向位
- 距骨和跟骨轴平行
- 前足内收
- 由于足底屈曲致使第 1 跖骨相对缩短
- 跖骨重叠

- 应用科尔曼木块测试法（Coleman block test）的足部两个平面的负重 X 线片：跖屈的第 1 跖骨上的压力减轻能区分固定的或可活动的后

足畸形。可以活动的后足将通过放置阻滞块得以纠正

• Saltzman 位：跟骨的轴位负重位片可以证实后足内翻

②磁共振成像，CT。

a. MRI：继发性关节退行性变？

b. CT：足三维重建？

③影像学检查方法推荐：选择的方式为 X 线片。

（6）治疗方法：如果肌肉功能完整，柔性畸形可以通过肌腱转移纠正。僵硬性关节畸形可以通过骨切除术或关节固定术予以矫正。目

的是在畸形最大处进行矫正，典型的矫形术包括足中部的楔形切除和为纠正后足外翻的跟骨切除术。

（7）预后及并发症：预后和可能的并发症依赖于基础疾病。

（二）撞击

1. 前外撞击

（1）定义：由于瘢痕组织形成严重、踝关节囊增厚或者距腓前韧带的慢性炎症刺激而导致的软组织被卡压，则出现了前外侧撞击。前外侧撞击是最常见的撞击形式，并且通常发生

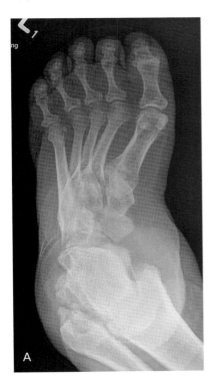

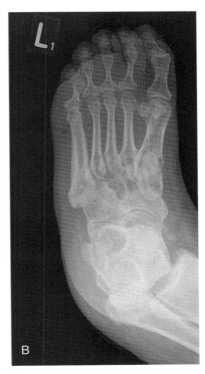

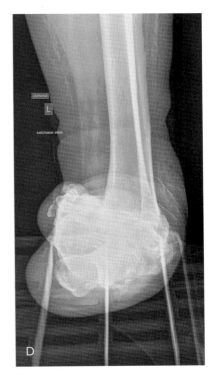

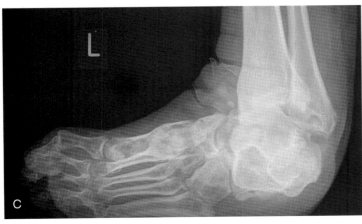

◀ 图 3-50　神经源性弓形足

病人因遗传性感觉运动神经病变导致严重的弓形足畸形；A. 垂直方向位；B. 斜位，足部倒置畸形非常严重，以致斜位成了前足的垂直方向位；C. 侧位；D. Saltzman 位

在创伤后。

（2）症状：典型的症状是压痛，以及前外侧负重痛，并且背屈时加重。

（3）易患因素：病人可能会在症状出现前数周或数月有过踝关节扭伤病史，并伴有关节囊与韧带的损伤。

（4）解剖学和病理学：瘢痕形成或者滑膜炎导致踝关节前外侧角的局部软组织撞击。沿着距腓前韧带而形成了一条增厚的瘢痕带。其组织学表现为位于胫骨、腓骨和距骨之间的三角区的纤维毛细血管反应组织、滑膜炎与新月状的瘢痕组织。

（5）影像学表现。

①X线片：X线片无异常发现。

②超声。

• 前外侧关节囊增厚

• 慢性软组织增生

• 可能的高回声滑膜炎伴轻度至中度的关节腔渗出

• 双重扫描下的血管充血

③磁共振成像。

a.分析要点。

• 瘢痕的程度

• 活动度

• 评估距腓前韧带的结构和附近的结构（腓骨肌腱，腓骨末端）

• 其他创伤后改变（例如：创伤后剥脱性骨软骨炎）

• 踝关节不稳的征象

• 软骨质量

• 软骨病变

b.检查技术。

• 标准扫描方案：俯卧位，高分辨率多通道线圈

• 扫描序列

。冠状位和矢状位质子密度加权脂肪抑制序列

。轴位 T_1 加权序列

。轴位 T_2 加权序列

。增强后 T_1 加权脂肪抑制序列，真性轴位（与关节面角度一致）和矢状位；如果需要，则加扫冠状位图像

c.磁共振表现（图3-51）：MRI的典型表现是沿着前外侧关节囊和韧带走行的强化的纤维毛细血管瘢痕组织，通常伴随着由于瘢痕组织而导致显著增厚的边界不清的距腓前韧带。

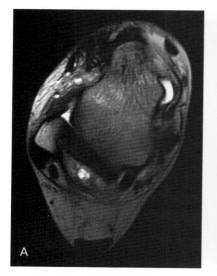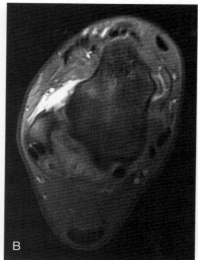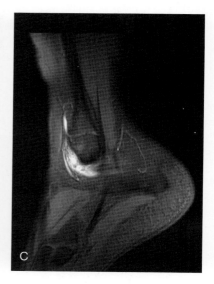

▲ 图3-51 前外侧部撞击

在病人扭伤外踝部数月后，其外踝部疼痛和肿胀逐渐加重；A. 轴位 T_2 加权图像显示距腓前韧带显著增厚和瘢痕形成；B. 增强后轴位 T_1 加权脂肪抑制图像显示沿着距腓前韧带走行呈现明显强化的纤维毛细血管组织；C. 增强后矢状位 T_1 加权脂肪抑制图像

④影像学检查方法推荐：选择的方式为踝关节对比增强 MRI 扫描。

（6）鉴别诊断。

- 慢性关节不稳
- 色素沉着绒毛结节性滑膜炎
- 腱鞘囊肿
- 软骨瘤病
- 距骨的骨软骨损伤

（7）治疗方法。

- 物理治疗
- 非甾体消炎药
- 局部类固醇注射
- 关节镜瘢痕组织清除术
- 关节不稳：踝韧带重建

（8）预后及并发症：可能的并发症如下。

- 关节囊的异位骨化
- 胫骨前缘和距骨颈部骨赘形成
- 慢性外踝疼痛
- 踝关节的慢性外侧滑膜炎

2. 前方撞击，前内撞击，后内撞击

（1）定义：这些疾病涉及在胫骨边缘和距骨颈部之间的前部和内侧的骨或软组织的撞击。

- 前部撞击：常见类型是由于胫骨前缘的骨赘形成和骨质增生而引起的骨性撞击。通常位于足球运动员的距骨颈前部（反复的背屈刺激）。同义词：足球踝。

- 前内侧撞击：是由于三角肌韧带前部的创伤后瘢痕引起的少见类型，特点是关节囊上的软组织增生和可能出现的骨赘形成。通常是由于旋后性创伤引起的。

- 后内侧撞击：是由于后部三角肌韧带损伤后瘢痕形成所导致的少见类型，伴有内踝和距骨之间的撞击。

（2）症状。

- 前踝部疼痛，背屈或偏心负荷时加重（例如：足球运动时的踢足球动作）
- 背屈受限
- 在距骨颈部或胫骨前缘偶然触到的骨赘

（3）易患因素。

- 球类运动和跳跃运动，特别是足球运动（射门的腿）
- 芭蕾舞演员
- 先前多次的踝关节扭伤史

（4）解剖学和病理学：多次扭伤与关节囊附着处的过度负荷导致了距骨颈和胫骨前缘的骨质增生和（或）瘢痕形成。借助正常的距小腿关节可以区分软组织撞击和骨组织撞击。在踝关节骨性关节炎时，则需要与骨赘形成进行鉴别。

（5）影像学表现。

① X 线片：X 线片显示在内侧距骨颈和胫骨前缘有骨赘形成，或者在不太常见的中间部分或外侧面也出现骨赘。标准体位 X 线片，再加上内旋 30°或外旋 30°的斜位有助于显示踝关节边缘的骨赘。

②超声：超声显示在三角韧带前胫距部分走行过程中距骨表面上的高回声膨出。超声扫描可能会显示关节周围骨结构内侧、高回声的关节囊内或韧带内改变，并伴有声影。偶尔会显示高回声滑膜的增厚和关节内的少量渗出。实时动态显像可能会显示撞击情况。踝关节不稳病人的距腓前韧带压力测试可能会是阳性结果。

③磁共振成像。

a. 分析要点。

- 骨或软组织的激活程度和距骨颈部与胫骨前缘的骨赘形成
- 踝关节的滑膜炎
- 软骨状况
- 踝关节前部退行性变
- 伸肌腱鞘的受累

b. 检查技术。

- 标准扫描方案：俯卧位，高分辨率多通道线圈
- 扫描序列
  ◦ 冠状位和矢状位质子密度加权脂肪抑制序列

◦ 冠状位 T_1 加权序列

◦ 轴位 T_2 加权序列

◦ 增强后 T_1 加权脂肪抑制序列，真性轴位（与关节面成角）和矢状位；如果需要的话，则加扫冠状位

c.磁共振表现（图3-52）。

• 关节囊内或关节内骨赘形成，通常位于踝关节的胫骨前内侧和距骨的相应位置

• 关节外起止点处骨性增生，通常位于关节囊和韧带的外侧

• 骨激活与踝关节前缘骨赘形成

• 踝关节前部增强的滑膜炎

• 骨赘周围反应性纤维毛细血管组织

• 可见分离的碎骨片，副骨，或关节内游离体

④影像学检查方法推荐：选择的方式为临床检查和 X 线检查。推荐 MRI 用于精确评估踝关节状态（初始的骨关节炎）和骨质激活程度。

（6）鉴别诊断。

• 普通型踝关节骨关节炎

• 距骨骨折

• 踝关节滑膜炎

• 关节内游离体

（7）治疗方法。

①保守治疗。

• 非甾体消炎药

• 类固醇注射

• 物理治疗（保守治疗能减轻炎症刺激，但不能消除机械性致病原因）

②手术治疗。

• 关节镜骨赘切除

• 局部滑膜切除术与瘢痕组织清创术

• 巨大骨赘：关节切开术并开放性切除是一种选择

（8）预后及并发症。

①预后：预后取决于关节软骨的情况。关节镜下骨赘切除术能够明显地减轻症状。严重的软骨病变有较高的风险，造成踝关节进展性退变、活动受限，甚至发展成为马蹄内翻足。

②可能的并发症。

• 滑膜炎

• 骨赘骨折

• 发展成关节内游离体

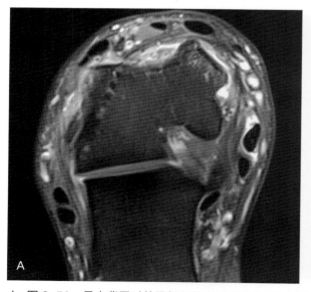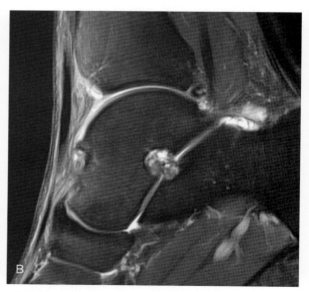

▲ 图3-52　最大背屈时前踝部和前内侧踝部疼痛加重的37岁男竞技运动者（足球）

距骨前内侧部局限性骨赘导致了右侧踝关节前内侧部撞击；距骨颈部和滑车连接处可见局部骨组织和软组织的激活反应与滑膜炎；A. 增强后轴位 T_1 加权脂肪抑制序列显示骨的激活反应、相应的骨赘和毗邻软组织中的纤维毛细血管反应；B. 增强后矢状位 T_1 加权脂肪抑制序列显示骨赘与踝关节前方显著的滑膜炎

3. 后方撞击

（1）定义：后方撞击是指距骨后缘或胫骨后缘之间软组织或瘢痕组织受到卡压，例如：关节后方关节囊瘢痕性增厚、滑膜炎、一个显著的距骨后突或一块巨大的三角骨，均可以导致后方撞击。后方撞击还可能累及姆长屈肌腱腱鞘。后方撞击与三角骨综合征是一个连续统一体。

（2）症状。

- 与负荷有关的后踝疼痛
- 胫骨后缘的局部压痛
- 足底用力屈曲时疼痛

（3）易患因素。

- 大距骨后突
- 大三角骨（先天性）或后唇
- 反复用力足底屈曲的运动，例如：体操和芭蕾，偶尔发生于足球或篮球运动

（4）解剖学和病理学：胫骨后缘或距骨之间的软组织受到卡压，导致局部滑膜炎，关节囊炎，或者纤维组织炎。组织学显示为纤维毛细血管反应性组织或滑膜炎。其主诉可能会来自于大距骨后突或活动性的三角骨。

（5）影像学表现。

①X 线片：当踝关节有骨性撞击时，X 线侧位片可能会显示一个宽的，显著的，或者是分离的距骨后突，但不应该与圆形的三角骨和后缘骨赘相混淆。

②超声：超声能够显示在骨赘病中关节周围骨结构的高回声延长与膨出，以及来自后方关节内游离体的声影。

③磁共振成像。

a. 分析要点。

- 炎性反应的范围
- 骨受累情况
- 后方撞击的原因：距骨后部的解剖形态（突出的骨赘或显著的后突、三角骨、韧带增厚、瘢痕组织）
- 对姆长屈肌腱鞘的评估
- 炎症对腱鞘累及的评估

b. 检查技术。

- 标准扫描方案：俯卧位，高分辨率多通道线圈
- 扫描序列
  - 冠状位和矢状位质子密度加权脂肪抑制序列
  - 冠状位 T_1 加权序列
  - 轴位 T_2 加权序列
  - 矢状位 T_1 加权序列（如果需要的话）
  - 增强后 T_1 加权脂肪抑制序列，真性轴位（与关节面成角）和矢状位

c. 磁共振表现（图 3-53）。

- 踝关节后隐窝积液和软组织水肿
- 增强的纤维毛细血管反应性组织
- 后方韧带结构增厚
- 横向韧带增大（后缘）
- 骨髓水肿伴骨膜炎
- 腱鞘囊肿
- 滑膜、相邻关节囊和相邻软组织的增强

④影像学检查方法推荐：选择的方式为 X 线片（骨形态）和 MRI（软组织，骨水肿）。

（6）鉴别诊断。

- 距骨后突骨折
- 活动性三角骨
- 关节后间隙的关节内游离体
- 后踝关节或距下关节的退行性变
- 腓骨肌腱损伤
- 跗骨联合

（7）治疗方法。

①保守治疗。

- 调整运动方式
- 非甾体消炎药
- 类固醇注射

②手术治疗。

- 关节镜或开放性骨赘清除术
- 切除后关节囊
- 切除增厚的后唇

（8）预后及并发症：当机械性障碍被彻底

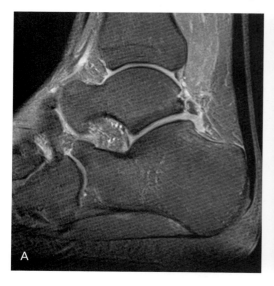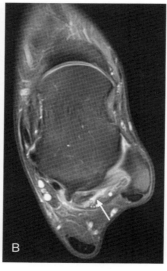

▲ 图 3-53　慢性滑膜炎伴激活的三角骨而导致的后部撞击
后踝部疼痛且背屈加重的 25 岁男性；A. 增强后矢状位 T_1 加权脂肪抑制图像显示一个小的三角骨被纤维组织固定并伴有周围组织的激活增强；B. 增强后轴位 T_1 加权脂肪抑制图像显示由于三角骨周围慢性滑膜炎导致的踝关节后隐窝的增强（箭所示）

清除后，则预后良好。一旦出现任何形式的软骨损伤将会影响临床结果。这将会导致后关节囊的慢性增厚，并伴有踝关节背屈受限和慢性关节疼痛。

4. 三角骨综合征 (Os trigonum syndrome)

（1）定义：三角骨综合征是三角骨对踝关节机械性刺激而引起的踝关节后方撞击的一种特殊形式。这一综合征是由于足底部屈曲时副骨对后踝关节结构的反复撞击而造成的。

（2）症状。

• 外踝后方的后踝和后外踝疼痛，伴大脚趾最大跖屈和背屈时疼痛加重

• 踇长屈肌腱刺激可能导致的内后踝疼痛

• 踝关节背部的疼痛与疼痛性肿胀

• 下坡时疼痛

（3）易患因素。

• 急性损伤

• 反复的微小创伤和踝部扭伤

• 球类运动和舞蹈运动，特别是芭蕾

（4）解剖学和病理学：三角骨与副舟骨（胫外侧骨，外胫骨），是足部最常见和最重要的副骨（成人发生率：3% ~ 15%）。三角骨在解剖上与拇长屈肌腱、三角韧带和距腓后韧带相连接，作为动力链的一个组成部分。肌腱上张力性负荷的增加或者韧带上反复牵拉可能会导致

胫骨后缘与跟骨之间的撞击或者摩擦加重伴撞击形成。

（5）影像学表现。

① X 线片（图 3-54）：侧位 X 线片显示距骨后缘一个三角形、圆形或椭圆形骨性结构。

②超声：超声扫描显示典型位置处的骨性结构，伴有高回声关节囊内反应性组织。

③磁共振成像。

a. 分析要点。

• 与三角骨、距骨边缘和跟骨边缘相邻的骨组织的激活程度

• 滑膜炎的程度

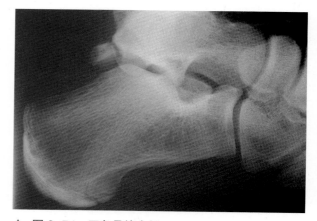

▲ 图 3-54　三角骨综合征
跟骨侧位 X 线片显示一青年男性相对显著的三角骨伴慢性后踝疼痛

● 姆长屈肌腱腱鞘、三角韧带和距腓后韧带的伴随累及情况

● 排除性鉴别诊断（活跃的骨关节炎，不愈合，腱鞘囊肿）

b. 检查技术。

● 标准扫描方案：俯卧位，高分辨率多通道线圈

● 扫描序列

∘ 冠状位和矢状位质子密度加权脂肪抑制序列

∘ 冠状位 T_1 加权序列

∘ 轴位 T_2 加权序列

∘ 矢状位 T_1 加权序列（如果需要的话）

∘ 增强后 T_1 加权脂肪抑制序列，真性轴位（与关节面成角）和矢状位

c. 磁共振表现（图 3-55）。

● 三角骨——游离的或与距骨有纤维连接或有骨性连接的——伴骨髓水肿和增强表现

● 相邻的增强表现的纤维毛细血管反应性组织

● 踝关节后部的滑膜炎

● 踝关节后隐窝渗出

● 姆长屈肌腱鞘炎

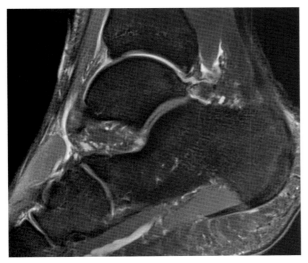

▲ 图 3-55　一位 20 岁足球运动员被激活的三角骨
矢状位质子密度加权脂肪抑制序列显示三角骨及其与距骨的纤维连接，骨髓水肿，以及相关的炎性刺激改变

● 后外侧和后内侧韧带的纤维毛细血管激活表现

● 后踝关节的软骨质量

④影像学检查方法推荐：选择的方式为临床检查和侧位 X 线片。

（6）鉴别诊断。

● 关节内游离体

● 关节周围的骨赘

● 跟腱痛

● 跟腱损伤

● 踝关节扭伤

● 距骨骨折

● 踝关节或距下关节退行性变

● 姆长屈肌腱鞘炎

● 跗骨窦综合征

（7）治疗方法。

①保守治疗。

● 支具固定

● 非甾体消炎药

● 局部抗炎药注射

● 类固醇注射

②手术治疗。

● 切除三角骨，通常在关节镜下，结合姆长屈肌腱清创术

● 后关节囊切除术和后部滑膜切除术

（8）预后及并发症：三角骨综合征是一个可以高度治愈的疾病。关节内游离体的碎骨片及其卡压现象均很少见。有可能会出现姆长屈肌腱的机能障碍或断裂。

（三）不稳

1. 下胫腓联合不稳

（1）定义：这种情况被定义为在腓骨骨折合并下胫腓联合损伤或者单独的下胫腓联合撕裂之后持续存在的踝关节下胫腓联合的不稳定。

（2）症状。

● 弥漫性踝关节疼痛和主观性的关节不稳定，但没有临床上可检测到的关节间隙增大

- 体育运动后症状加重
- 下胫腓联合处可能的局部压痛
- 足外旋疼痛
- 局麻下对下胫腓联合施行实验性渗透来明确诊断

（3）易患因素：之前有过踝关节创伤史，但是对于下胫腓联合损伤的治疗效果不佳或者治疗得不充分。

（4）解剖学和病理学：下胫腓联合不稳可以从功能不良（软弱无力）到功能完全丧失。下胫腓间隙可能会被瘢痕组织占据，或者下胫腓联合的前、中、后韧带可能会出现延长。

（5）影像学表现。

①X线片：在前后位X线片上，若下胫腓联合间隙的增宽达到甚至超过4～6mm时则怀疑下胫腓联合损伤。由于下胫腓联合间隙的变异较大，建议进一步的影像学检查。负重X线片结合关节旋转可以清晰地显示异常增宽的下胫腓联合间隙。

②超声：彩色多普勒扫描可能会显示在前胫腓联合间隙内增多的软组织。还可以做旋转和负重的动态检查。下胫腓联合压力测试包括最大限度的被动性背屈和外翻。如果患侧的下胫腓联合间隙大于健侧，则存在关节不稳。

③CT：CT能够界定下胫腓前联合的精确宽度，而踝关节的一致性也能被CT精确地评估。然而，正常的CT表现并不能排除下胫腓联合的关节不稳。CT不能评估纤维组织结构、瘢痕组织，以及下胫腓联合周围的激活情况，或者初始的继发性退行性改变。

④磁共振成像。

a. 分析要点。

- 下胫腓联合前部纤维的连续性和质量
- 完全破坏
- 延长
- 陈旧性撕裂
- 瘢痕组织的范围和纤维毛细血管的激活情况

- 可能的瘢痕撞击
- 踝关节继发性退行性改变
- 评估软骨质量
- 慢性不稳伴发滑膜炎的征象
- 评估外踝和内踝周围的韧带结构

b. 检查技术。

- 标准扫描方案：俯卧位，高分辨率多通道线圈
- 扫描序列

  。冠状位和矢状位质子密度加权脂肪抑制序列

  。冠状位 T_1 加权序列

  。轴位 T_2 加权序列

  。斜矢状位质子密度加权脂肪抑制序列，成角平行于踝关节前上角的下胫腓联合的纤维

  。增强后 T_1 加权脂肪抑制序列，真性轴位（与关节面成角）和矢状位

c. 磁共振表现（图3-56）。

- 在下胫腓联合前部没有界限清楚的低信号纤维结构
- 下胫腓联合内增厚强化的纤维毛细血管瘢痕组织伴踝关节反应性滑膜炎，在前方显著
- 有下胫腓联合撞击的证据
- 冠状位成像可能会显示内侧关节间隙增宽不一致
- 由于慢性不稳定而导致的可能的软骨损伤，绝大多数发生于前部

⑤影像学检查方法推荐：选择的方式为MRI，可以显示下胫腓联合的直接表现和继发改变。

（6）鉴别诊断。

- 外踝关节不稳
- 腓骨骨折
- 踝关节骨关节炎
- 踝关节前外侧部撞击

（7）治疗方法。

①保守治疗。

- 对于没有直接裂开的功能性不稳：类固醇注射

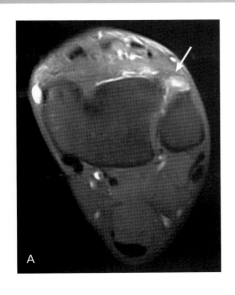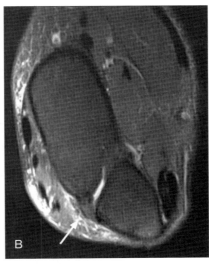

◀ 图 3-56 扭伤踝关节的 42 岁女性出现前部下胫腓联合的损伤

病人在保守治疗后 6 个月就诊，主诉下胫腓联合的前上方有局限性的持续性疼痛，特别是在负重时明显；A. 增强后轴位 T_1 加权脂肪抑制图像显示下胫腓联合前部纤维毛细血管瘢痕组织的显著局灶性增强伴慢性刺激和不稳（箭所示）；B. 下胫腓联合层面的斜矢状位质子密度加权脂肪抑制图像显示下胫腓联合的纤维组织大致连续，个别纤维带增厚，特别是腓侧，并且界限不清晰（箭所示）

• 对于有持续性临床症状者：注射血小板源性生长因子再加上钢丝或螺丝对下胫腓联合进行固定

②手术治疗：对于那些在影像学上已经显示出有明确的下胫腓联合脱位的病例，则采用韧带成形术。

（8）预后及并发症：即使对下胫腓联合进行了外科重建手术，但对于年轻的、体育运动的病人来说，其踝关节的功能缺陷还可能会持续存在。可能会发展为慢性踝关节疼痛。关节的持续不稳可能会导致踝关节的退行性改变。

2. 踝关节不稳

（1）定义：这种情况被定义为踝关节外侧韧带和（或）三角韧带的功能不良而导致的踝关节机械性不稳定，通常为创伤的结果。

（2）症状。

• 主观上感觉不稳定

• 外侧关节间隙开口增宽

• 胫骨向前移动

• 负重时和行走在不平坦的道路上时出现不稳定

• 无特别原因的踝关节疼痛

（3）易患因素。

• 关节囊和韧带的一般性松弛

• 先前的踝关节扭伤病史

• 弓形足

• 后足内翻

• 腓骨肌腱病

（4）解剖学和病理学：外侧关节囊和韧带的机械性功能不良导致关节间隙开口增大和踝关节内胫骨的前后移位。

（5）影像学表现。

①X 线片：拍摄前后位负重 X 线片并进行双侧对比评估。还需要拍摄侧位 X 线片。X 线片可以显示关节的一致性，并进行双侧对照，从而能够显示患侧踝关节间隙的开口增大。

②超声：对踝关节不稳可以进行动态超声检查。对距腓前韧带的纵向扫描能够显示韧带缺陷性改变并伴有压力测试状态下的关节不稳定。病人取俯卧位并对足跟施压时，检查者可以通过纵向扫描踝关节后上象限并观察显示器来测量胫后和跟骨结节之间的移动情况。这一方法的优势是能够简洁准确地控制踝关节的压力测试。

③磁共振成像。

a. 分析要点。

• 直接评估关节囊和韧带

• 陈旧性病变的瘢痕组织

• 撞击的征象

• 过度的瘢痕形成

• 评估软骨质量

- 渗出与滑膜炎的程度
- 准确定位关节囊和韧带病变
- 早期继发性退行性改变
- 骨髓水肿
- 距下关节情况
- 后足肌腱过度负荷
- 跗骨窦韧带

b. 检查技术。

- 标准扫描方案：俯卧位，高分辨率多通道线圈

- 扫描序列
  ○ 冠状位和矢状位质子密度加权脂肪抑制序列
  ○ 冠状位 T_1 加权序列
  ○ 轴位 T_2 加权序列
  ○ 增强后 T_1 加权脂肪抑制序列，真性轴位（与关节面成角）和矢状位

c. 磁共振表现（图 3-57 和图 3-58）：MRI 并不能提供准确的诊断，它必须依靠临床主诉（不稳定感觉，非特异性疼痛）、临床表现（关节囊和韧带松弛度增加，特别是双侧对比）与 MRI 表现（踝关节的渗出和滑膜炎，伴有少许疾病或者并不伴有相关疾病）的相互结合。MRI 能够完整地显示关节囊和韧带。

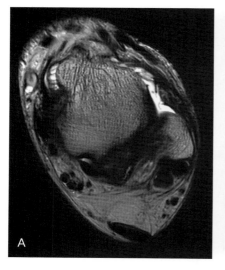
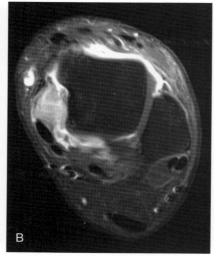

◀ 图 3-57　患踝关节不稳的 26 岁男性，有过踝关节扭伤并引起距腓前韧带断裂

病人以踝关节疼痛和肿胀就诊，活动时症状加剧，并且主观感觉踝关节不稳；A. 轴位 T_2 加权 MRI 图像（与关节面成角）显示中度渗出和完全的距腓前韧带断裂；B. 增强后轴位 T_1 加权脂肪抑制图像显示由于慢性踝关节不稳而导致的明显滑膜炎性强化并环绕踝关节，以及沿着三角韧带的纤维毛细血管激活反应

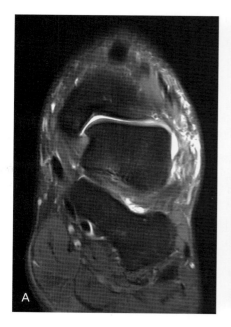
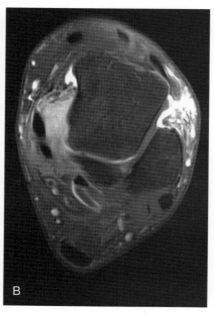

◀ 图 3-58　患有踝关节不稳的 37 岁男性，3 个月前有过内旋损伤

病人主诉负重时疼痛加重，内侧显著；A. 冠状位质子密度加权脂肪抑制图像：三角韧带结构完整，但是韧带的所有部分增厚增宽；B. 增强后轴位 T_1 加权脂肪抑制图像显示沿着三角韧带有明显的纤维毛细血管激活反应，并伴有严重的韧带功能不全。在外踝的前内侧可见软组织激活反应

> **！注　意**
>
> 　　检查出先前存在的继发性退行性改变和即将发生的软骨缺损对治疗方案的制定是很重要的。

　　④影像学检查方法推荐：选择的方式包括 X 线片、超声和 MRI。MRI 有助于治疗方案的设计和鉴别诊断范围的缩小。

　　（6）鉴别诊断。

- 距骨的骨软骨病变
- 腓骨肌腱的病变
- 关节炎
- 踝关节撞击
- 距下关节疾病
- 内翻足
- 麻痹

　　（7）治疗方法。

　　①保守治疗。

- 本体感受练习
- 加强腓骨长短肌腱的力量
- 踝部支具
- 高帮鞋

　　②手术治疗。

- 解剖学重建损坏韧带（Broström）
- 如果肌腱或韧带的组织质量不良：通过跛长肌腱或移植物予以增强
- 肌腱固定术（Watson-Jones 术和相似式的远期结果要比解剖学重建术差）

　　（8）预后及并发症。

　　①预后：对保守治疗见效的病人有着较好的预后。需要外科手术的病人，可能会出现的并发症有粘连形成、瘢痕撞击和活动受限。反复扭伤可能会引起继发性退行性改变。

　　②可能的并发症。

- 距骨的骨软骨损伤
- 腓骨肌腱负荷过重
- 腓骨短肌腱断裂

3. 距下关节不稳

　　（1）定义：距下关节不稳表现为关节活动度过大。

　　（2）症状。

- 距下关节水平处的非特异性疼痛
- 主观感觉踝关节不稳
- 诊断性局部麻醉后疼痛减轻
- 当踝关节稳定时：距下关节间隙增宽（踝关节背屈测试）
- 距下关节内外侧移位增大

　　（3）易患因素：当踝关节扭伤并撕裂跟距关节间韧带和跟腓韧带后可能会发生距下关节不稳。

　　（4）解剖学和病理学：距下关节扭伤致使跟距骨间韧带和跟腓韧带延长或撕裂，导致关节松弛度增加，并出现与关节囊负荷过度有关的临床主诉。

　　（5）影像学表现。

　　① X 线片：足内旋 45° Broden 位和内翻加压 X 线片显示距下关节间隙异常被动性张开。

　　②超声：非适应证。

　　③磁共振成像。

　　a. 分析要点。

- 仔细评估距下韧带和跗骨窦韧带，特别注意骨间韧带和跟腓韧带（延长、不连续、瘢痕增厚）
- 评估距下关节软骨、关节囊和软骨下骨
- 水肿
- 增强的反应性组织
- 滑膜炎
- 转换成退行性关节炎
- 评估后足和中足的肌腱

　　b. 检查技术。

- 标准扫描方案：俯卧位，高分辨率多通道线圈
- 扫描序列
  - 冠状位和矢状位质子密度加权脂肪抑制序列
  - 冠状位 T_1 加权序列
  - 轴位 T_2 加权序列
  - 增强后 T_1 加权脂肪抑制序列，真性轴位

（与关节面成角）和矢状位

　　c. 磁共振表现（图 3-59）。

- 距下关节渗出和滑膜炎

- 过度负荷的征象

- 增厚的关节囊

- 骨间韧带和跟腓韧带轮廓不清的增厚和可能出现的强化

- 可能出现的波浪状外形（就像跗骨窦综合征中的表现），参见距下关节：跗骨窦综合征

- 骨间韧带完全撕裂（极少见）

！注　意

即使韧带结构的形态正常，仍可能会有不稳。距下关节不稳通常难以辨认，其临床表现可能会模棱两可。应警觉一些微小变化，特别是跗骨窦内。

　　早期征象是跗骨窦内纤维毛细血管反应，有时伴有距下关节轻度刺激性滑膜炎。仅在进展期才能见到软骨受累。运动后 MRI 检查（剧烈的踏车运动后成像）比较有用，通常能显示距下关节积液和滑膜炎。

！注　意

原本不应该对跗骨窦综合征进行专门的阐述。严格地说它并不是一个疾病诊断，它只是表现为距下关节不稳时纤维毛细血管激活反应显著地累及关节韧带。

　　④影像学检查方法推荐：选择的方式为MRI，有助于评估继发性退行性关节改变并缩小鉴别诊断的范围。

　　（6）鉴别诊断。

- 原发性距下关节骨关节炎

- 距下关节骨软骨损伤

- 跗骨联合

- 踝关节不稳

　　（7）治疗方法。

①保守治疗。

- 加强锻炼提高运动的稳定性

- 本体感觉练习

- 鞋内衬垫和踝部支具

②手术治疗。

- 跟腓韧带和外侧关节囊折叠

- 如果需要，则对距腓骨间韧带予以增强

　　（8）预后及并发症：继发性退行性改变可能累及距下关节，并发展为慢性疼痛综合征。截至目前，已有一些有关距下关节手术固定临床效果的报道。

（四）软骨与骨的慢性疾病

1. 踝关节或距下关节骨性关节炎

　　（1）定义：骨性关节炎的特点是累及两个关节面软骨的斑片状退行性改变。

　　（2）症状。

- 晨僵

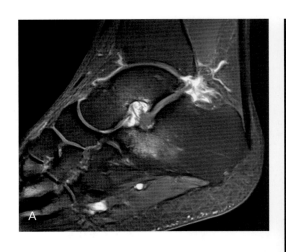

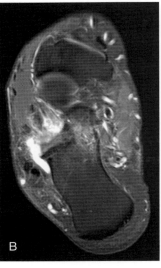

▲ 图 3-59　患有明显慢性距下关节不稳的 40 岁活跃的足球运动员

发现跗骨窦内有大量的纤维毛细血管组织、跟骨内毗邻区域骨水肿，而在距骨内有程度较轻的水肿，不伴有明显的退行性改变；A. 增强后矢状位 T_1 加权脂肪抑制图像显示显著的滑膜炎增强，以距下关节后隐窝为著；距下关节后关节面没有深部软骨病变；B. 增强后轴位 T_1 加权脂肪抑制图像显示沿着骨间韧带的纤维毛细血管增强，伴跟骨前突的骨髓水肿

- 静止期后疼痛
- 活动时疼痛
- 休息时疼痛
- 运动受限
- 肿胀
- 关节局部温暖发红
- 弥漫性踝关节或距下关节疼痛

（3）易患因素。

- 大的、反复的负重，但没有充足的休息（竞技体育运动员）
- 剧烈运动或尽力活动
- 体重过重
- 创伤 [没有愈合的关节囊韧带损伤伴关节不稳，关节内骨折导致的塌陷，例如：滑雪板踝（Snowboarder 带损伤伴关节不稳：距骨外侧突骨折）的距下关节损伤]
- 炎性关节疾病
- 先天因素
- 基因突变
- 软骨代谢紊乱（黄褐病，软骨钙质沉着病）

（4）解剖学和病理学：骨性关节炎是影响到关节的最常见的疾病过程。它的发病率随着年龄的增长而增加。

正常情况下，关节软骨基质的破坏和合成处于平衡状态。然而，关节软骨基质的合成能力随着年龄的增长而下降。当关节承受到大的负重时，滑膜液体被挤压出关节间隙；这就增加了软骨表面之间的摩擦力，导致关节软骨机械性磨损，伴有表层关节软骨的分层剥离，损失了软骨的原有厚度，由于压力的异常分配导致了软骨下骨质硬化的形成，液体渗入软骨下骨层导致骨囊肿形成。磨损和损伤的过程触发了一种炎症性反应。

> **！注 意**
>
> 不能只关心软骨情况。其他结构也很重要（关节囊、韧带、肌腱、关节骨端、滑膜囊），并且这些结构的改变也可能会导致骨性关节炎。

（5）影像学表现。

①X 线片：骨性关节炎典型的 X 线表现是软骨下松质骨的硬化、软骨下囊肿、边缘骨赘、关节间隙变窄、软骨损伤后关节面的重塑（表面磨损）、半脱位、囊内软骨瘤和关节内游离体。

②超声：对前踝关节的纵向扫描显示出活动性骨关节炎导致的渗出、关节囊的不规则增厚与不规则高回声的骨表面。

③CT（图 3-60）：应用 CT 的亚毫米级各向同性体素和三个平面的多平面成像技术来详细评估骨质结构。其 CT 表现包括骨赘、软骨下囊肿、软骨下骨板的侵蚀、关节间隙变窄或骨与骨出现接触，以及关节内游离体。

④磁共振成像：成像技术在评估关节软骨时特别重要，文献经常报道的 MRI 和关节镜相关性较差的情况最有可能是不理想的成像设备所致。应当使用高场强磁共振扫描仪（至少 1.5T）与高分辨率关节线圈，并采用薄层采集（2 ～ 3mm）、增加相位编码、增加图像矩阵等成像技术。不幸的是，扫描时间延长和治疗前费用增高在很多情况下由于经济方面的原因使得难以做出决断。

a. 分析要点。

- 仔细评估关节软骨；可能出现的表现包括：早期信号改变和表层的纤维化和溃疡，以及深溃疡或软骨缺损并伴有软骨下骨的暴露。

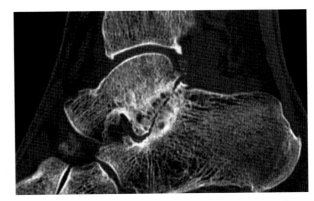

▲ 图 3-60　距骨下骨性关节炎矢状位重建 CT 图像
图像显示距下关节间隙消失伴软骨下硬化与多发软骨下囊肿

● 用毫米级和至少在两个层面的影像来描述病变的范围与程度。

● 寻找并发征象，如渗出、软骨下骨髓水肿或滑膜炎，提示活动性骨关节炎。

b. 检查技术。

● 标准扫描方案：俯卧位，高分辨率多通道线圈

● 扫描序列

○ 冠状位和矢状位质子密度加权脂肪抑制序列

○ 冠状位 T_1 加权序列

○ 轴位 T_2 加权序列

○ 增强后 T_1 加权脂肪抑制序列，真性轴位（与关节面成角）和矢状位

c. 磁共振表现（图 3-61）。

● 评估软骨

○ 信号增强区

○ 软骨肿胀

○ 软骨软化

○ 纤维化

○ 裂缝

○ 侵蚀

○ 溃疡

○ 程度（表层、深层、扩展到软骨下骨、斑片状软骨缺失）

○ 测量缺损

○ 暴露的软骨下骨

● 评估 / 描述软骨下骨

○ 水肿形成

○ 软化

○ 软骨软化

○ 骨皮质裂缝

○ 囊肿形成

○ 软骨下囊肿

○ 边缘骨赘

○ 硬化

○ 关节面变形

○ 关节协调性

○ 半脱位（退行性关节炎）

○ 测量软骨下骨缺损和囊肿

● 描述修复机制

○ 关节内骨赘

○ 再生软骨

● 评估滑膜

○ 渗出

○ 滑膜炎

○ 滑膜绒毛

● 评估关节囊和韧带

○ 增厚的关节囊

○ 关节囊软骨瘤

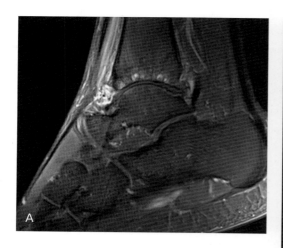
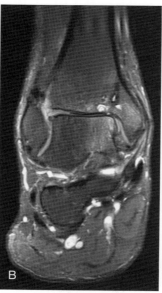

◀ 图 3-61 踝关节活动性骨性关节炎

A. 增强后矢状位 T_1 加权脂肪抑制图像显示滑膜炎、软骨下骨髓水肿与软骨下囊肿；B. 增强后冠状位 T_1 加权脂肪抑制图像显示软骨缺失与软骨下骨暴露造成关节不协调；真空现象导致关节间隙内线形信号缺失

◦ 骨瘤

◦ 关节内游离体

◦ 相邻韧带结构

• 骨关节炎后遗症

◦ 邻近关节的退行性变

◦ 肌腱、相邻韧带和关节囊韧带附着处的过度负荷征象

软骨病变可以分类，但是没有统一的软骨病变分级系统。最好的方法是在 X 线诊断报告上准确地描述软骨病变。Outerbridge 系统被广泛地应用于软骨病变的分类中（表 3-8）。

表 3–8　软骨病变的 Outerbridge 分级

级别	描述
I	MRI 信号发生改变，但没有软骨厚度变薄
II	表层软骨病变，但不超过软骨厚度的 50%
III	软骨病变大于软骨厚度的 50%，但无软骨下骨的暴露
IV	全层软骨缺损，并伴有软骨下骨暴露

⑤影像学检查方法推荐：选择的方式随治疗的进展而变化。初始检查是 X 线片。MRI 被用于评估骨关节炎的早期形式并确定活跃程度，而 CT 则被用于排除骨化的关节内游离体。

（6）鉴别诊断。

• 剥脱性骨软骨炎

• 关节炎

• 关节积血

• 软骨瘤病

• 色素沉着绒毛结节性滑膜炎

（7）治疗方法。

①保守治疗。

• 非甾体消炎药

• 物理治疗

• 踝部支具

• 关节内注射类固醇和透明质酸

②手术治疗。

• Ⅰ级和Ⅱ级病变：关节镜清创术，滑膜切除术，骨赘切除，软骨固定；伴＞5°排列不

齐：轴位纠正

• Ⅲ级或更高级别病变：踝关节融合术或假体置入

（8）预后及并发症。

①预后：继发性轴位排列不齐可由局部磨损而引起。此病的进展率不能被预测。而且，临床主诉常常与影像学显示的关节破坏程度并不相符。

②可能的并发症。

• 慢性活动性骨关节炎

• 半脱位

• 脱位

• 关节和邻近结构的完全破坏

2. 软骨瘤病，多发关节内游离体

（1）定义：软骨瘤病的特征是在关节囊、肌腱腱鞘和滑膜囊内形成良性软骨肿瘤（软骨瘤）。软骨瘤可能会骨化，形成滑膜骨软骨瘤病。软骨瘤病的同义词是关节软骨瘤病、滑膜软骨瘤病和 Reichel 病。

（2）症状。

• 关节绞锁

• 活动受限

• 疼痛

• 关节肿胀

• 可被触及的关节内游离体

• 爆裂声

（3）易患因素。

• 病因不明

• 复发性微小创伤

• 已知的遗传性疾病（家族性滑膜软骨瘤病伴侏儒症）

（4）解剖学和病理学。

• 骨软骨瘤病：少见于踝关节；常见于髋关节、膝关节和肘关节。无明确的病因。其特点是软骨增生部位的多发钙化或骨化，以及关节、腱鞘和滑膜囊内滑膜的化生

◦ 原发性软骨瘤病：滑膜化生

◦ 继发性软骨瘤病：在关节退变、创伤或

骨软骨骨折的情况下，从滑膜上脱落下来小的游离软骨片

● 单纯性关节内游离体：创伤后，或者更为常见的是，在关节退行性变的情况下

（5）影像学表现。

① X 线片：多发钙化和单纯性关节内游离体等典型影像学表现并不总能见到，而且可能会由于重叠的骨质结构干扰而变得很模糊。软骨碎片不能显示，除非其发生钙化或骨化。

② CT：CT 能为术前计划精确地定性和定位关节内钙化的游离体。

③ 超声：超声成像有助于评估积液和滑膜炎。还可以进行动态检查。超声检查可以凭借声影并依靠声影的密度来确定关节内游离体的位置与活动性。

④ 磁共振成像。

a. 分析要点。

● 软骨瘤病

○ 评估范围

○ 相关的滑膜炎

○ 早期的软骨病变

○ 骨关节炎前期改变

○ 继发性骨关节炎

○ 评估腱鞘和滑膜囊

○ 排除恶性改变

● 关节内游离体

○ 滑膜炎性刺激范围

○ 评估软骨质量

○ 排除剥脱性骨软骨炎

○ 准确的术前定位

b. 检查技术。

● 标准扫描方案：俯卧位，高分辨率多通道线圈

● 扫描序列

○ 冠状位和矢状位质子密度加权脂肪抑制序列

○ 冠状位 T_1 加权序列

○ 轴位 T_2 加权序列

○ 增强后 T_1 加权脂肪抑制序列，真性轴位（与关节面成角）和矢状位

c. 磁共振表现（图 3-62）。

● 显著的积液

● 软骨瘤的信号特点依靠钙化的程度而变化

● 非钙化病变在质子密度加权序列上呈高信号强度；例如，这些病变可能会表现为无数个较小的、分散的、明亮的结节，并漂浮于积液中

● 钙化的软骨瘤在 T_1 和 T_2 加权序列上呈低信号强度

● 骨化的病变可能在 T_1 和 T_2 加权序列上由于其脂肪类骨髓原因而呈高信号

● 滑膜炎在增强后呈强化表现

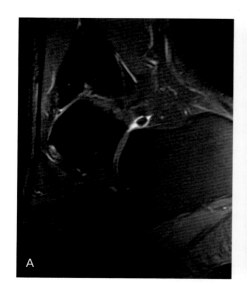
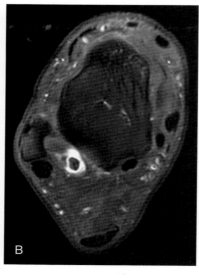

◀ **图 3-62 后踝关节绞锁和疼痛的 41 岁男性**
A. 增强后矢状位 T_1 加权脂肪抑制图像显示后踝关节隐窝内游离体，伴周围滑膜炎性增强；B. 增强后轴位 T_1 加权脂肪抑制图像显示一个无柄的和游离的或者有症状的关节内游离体，伴邻近组织的增强表现

⑤影像学检查方法推荐：选择的方式，初始检查为 X 线片。如果 X 线片表现模棱两可，则需要进行 MRI 检查。MRI 能够很好地显示非钙化的软骨瘤。

! 注 意

在 X 线片上表现为骨侵蚀而无硬化边缘，则应怀疑恶性病变。

（6）鉴别诊断：骨性关节炎合并关节囊软骨瘤和骨瘤或骨化病灶。鉴别特征：关节囊软骨瘤通常是单发的，不同于滑膜软骨瘤病的多发微小球形病灶。关节内游离体和关节囊软骨瘤总是发生在进展期的关节退行性变。

（7）治疗方法：关节内游离体可以通过外科滑膜切除术予以切除。在踝关节，可以在关节镜下完成。在小关节，开放性手术可能是其适应证。

（8）预后及并发症：滑膜软骨瘤产生的压力可能会损伤骨和软骨，从而导致继发性骨关节炎。恶变成低级别的软骨肉瘤极少发生。大多数的非钙化型滑膜软骨瘤增生活跃，伴随较高的恶性退变风险。复发率是 3% ～ 23%。

3. 距骨的骨软骨病变　扭伤后导致的距骨顶部创伤后骨软骨病变（距骨缘病变，剥脱性骨软骨炎，剥脱骨折）与距骨滑车缺血性骨坏死较为常见。位于距骨内侧或外侧肩部软骨与骨的病变即为距骨的骨软骨病变。这一术语逐渐替代了旧的术语"剥脱性骨软骨炎"。

不太常见的病变是距骨的骨骺生长或成熟障碍（距骨缘异常骨化）。一小部分骨骺仍然分离并且没有与剩余部分骨骺进一步成熟。这就导致了关节内游离体的形成、距骨肩部的骨性缺损、可能的关节面重塑和纤维软骨的形成。

（1）定义：骨软骨病变是一种缺血性状态，当其进展到一定时期后，最终形成了软骨下骨和相邻软骨的骨坏死。它是距骨缘的一种慢性持续性病变，其通常出现在踝关节扭伤后。一种亚型是缺血性骨坏死，它表现为局限性的软

骨和骨的碎片，其主要影响青少年的关节凸面。

（2）症状。

• 活跃的病变导致持续的关节疼痛，通常与病变部位无关

  • 疼痛

  • 关节绞锁

  • 反复出现的积液

  • 活动受限

需要与偶然发现的静止性病变进行鉴别，特别是儿童。即便是高级别的病变也可能会完全没有症状。

（3）易患因素。

• 之前的单侧外踝扭伤史，反复的内踝扭伤，高强度体育竞技活动，体重较重

• 绝大多数的外侧病变是由于骨软骨的剥脱性骨折引起

  • 30% 的内踝病变的病人为双侧病变

  • 遗传倾向：血红蛋白病，戈谢病

  • 男性多见

（4）解剖学和病理学。

• 创伤后骨软骨病变：直接创伤和反复的微小创伤可能会导致骨和覆盖软骨的病变。反复的剪切力也被认为是关节不稳病人的危险因素。活跃期的特点是从广泛的骨水肿到骨坏死。在坏死区周围出现软骨下硬化，导致剥脱。关节的压力迫使滑膜液体穿过损伤的关节软骨面进入到软骨下骨内，导致囊状剥脱性骨软骨炎。失活的碎片可能会逐渐地离开基底部并变成了关节内游离体。

• 缺血性骨坏死：流行的发病机制认为，缺血性骨坏死是由于软骨下骨的疲劳性骨折导致末端动脉水平的血流消失而引起的。

创伤性骨软骨病变最常位于距骨的外侧缘，而缺血性病变主要影响距骨内侧肩部和距骨滑车的中央部位。区分缺血性病变和创伤性病变通常是很困难的，并且两者经常是同时存在的。

根据术中对骨和软骨病变的评估进行分类 [Outerbridge，Cheng-Ferkel，国际软骨研究协会

（ICRS）分类标准；表 3-9]。

表 3-9　距骨的骨软骨病变的分类

级别	描述
Ⅰ	光滑连续，柔软
Ⅱ	表面粗糙
Ⅲ	裂隙
Ⅳ	伴有暴露骨的片状脱离
Ⅴ	游离骨片，无移位
Ⅵ	关节内游离片段

（5）影像学表现

①X 线片：Bernt 和 Harty 分类系统是传统 X 线片上最常用的疾病分类方法。Arcq 分级系统是略微不太常用的分类方法（表 3-10）。

表 3-10　距骨的骨软骨病变的 X 线分级系统

级别	描述
Ⅰ	软骨下透亮区
Ⅱ	硬化灶，伴周围透亮带和硬化缘
Ⅲ	碎片部分分离
Ⅳ	碎片完全分离

早期 X 线片经常是阴性的。之后，距骨肩部和滑车部可见轻微的透亮区伴有中央致密区的边界不清。晚期的特点是关节内游离体、相应的软骨下骨缺损并伴有硬化边缘。

②超声：不是适应证。在大多数情况下，超声可见非特异性反应性渗出。

③磁共振成像：在 MRI 诞生之前，对距骨的骨软骨病变的病理生理学知之甚少。传统 X 线片只能描述其晚期特征：火山口样基底和游离体。而 MRI 则能对软骨下骨进行水敏感成像，从而能够显示所有时期的病变：从早期的骨髓水肿到坏死、硬化，直至软骨的破坏。

a. 分析要点。

- 评估软骨下区域
- 骨髓水肿
- 划界
- 骨软骨碎片的活力

- 软骨质量
- 稳定病变与不稳定病变的鉴别
- 坏死范围
- 相关改变
- 滑膜炎
- 积液
- 进展评估
- 与先前图像对比

b. 检查技术：增强扫描并不是必需的；用脂肪抑制水敏感序列和非增强 T_1 加权图像也能评估坏死。然而，增强扫描有助于评估滑膜炎。

c. 磁共振表现（图 3-63－图 3-66）：已经制定出了多种不同的分类方法，但绝大多数的分类方法是基于 X 线特征的。到目前为止，还没

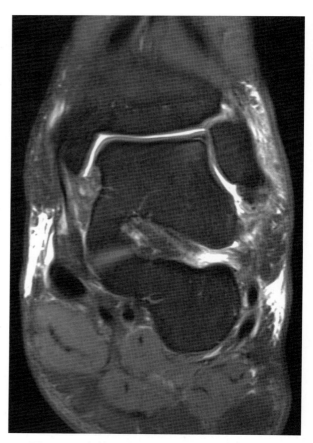

▲ 图 3-63　急性踝关节扭伤后距骨外侧肩部的软骨剥脱性骨折

一位 44 岁女性因外侧踝部扭伤与软组织斑片状血肿来就诊；冠状位质子密度加权脂肪抑制 MRI 图像显示距骨外侧肩部轻度骨挫伤区，并伴有新鲜的被覆软骨分层剥离现象

有一个统一的 MRI 分类系统，所以在做出 MRI 诊断报告时必须对 MRI 的表现进行准确的描述。

- 早期：距骨的外侧或内侧顶部有弥漫性分布的轻度软骨下骨髓水肿，骨皮质完整，透明关节软骨正常；测量水肿、积液与反应性滑膜炎的范围。

- 水肿区：正常脂肪骨髓信号与非液体的骨髓水肿之间在信号上有一个非常清楚的"跳跃"，借此可以对水肿区域进行分界。在 T_1 加权序列上所显示出的脂肪骨髓信号的保留，并且不伴有坏死（＝稳定病变），这对于指导穿过软骨的钻孔是很重要的。

- 早期分离：水成像序列如显示骨软骨周围有高密度液体，则提示着火山口样改变的出现；随着 T_1 加权脂肪骨髓信号的丧失，碎骨片就发生了坏死，并且常常伴有可检测到的持续存在

的水肿（不稳定病变）。

- 分离：分离的碎骨片可能是整块的，也可能是破碎的，伴深层基底部的囊肿形成。

- 评估软骨表面：早期信号改变，纤维化和裂隙；寻找破坏的软骨病变，之后的纤维软骨形成和关节表面的重塑。

- 相关改变：积液，反应性滑膜炎，骨软骨碎片引起的其他位置的软骨病变。

- 两个好发位置：缺血性骨坏死通常位于内侧并产生深部病变；创伤后剥脱性骨软骨炎通常侵犯前外侧顶部，并且更加表浅。

④影像学检查方法推荐：选择的方式为 MRI，用于早期检测，随访，评估软骨质量，评估稳定性，并确定活跃程度。

（6）鉴别诊断（图 3-67）。

- 胫骨关节面骨软骨病变

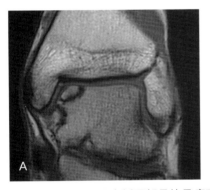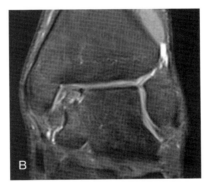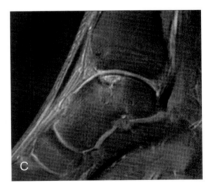

▲ 图 3-64　距骨内侧顶部骨软骨病变

A. 冠状位 T_1 加权图像显示骨软骨碎片中仍存留有脂肪骨髓信号，没有骨坏死的证据；B. 增强后冠状位 T_1 加权脂肪抑制图像显示碎骨片有增强表现，没有坏死征象；尽管表层软骨还存在，但对软骨中细微信号变化的描述是很重要的，因为经常会发现骨软骨病变相邻区域的软骨发生损伤（软化）；C. 矢状位 T_1 加权脂肪图像显示完整的皮质层、没有软骨下裂隙

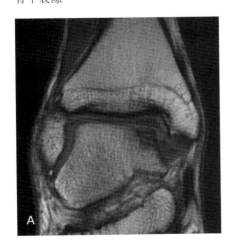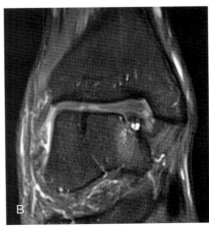

◀ 图 3-65　一位主诉慢性疼痛并运动后加重的女性，患有内侧距骨顶部骨软骨病变

A. 冠状位 T_1 加权图像显示距骨内侧顶部变扁且关节不协调；脂肪骨髓信号消失显示骨软骨碎片坏死；B. 增强后冠状位 T_1 加权脂肪抑制图像显示碎骨片没有增强；邻近区域轻微骨髓水肿提示慢性刺激

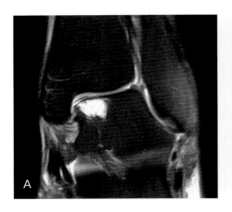
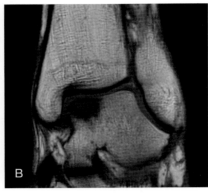

◀ 图 3-66 距骨内侧顶部骨坏死

A. 冠状位质子密度加权脂肪抑制图像显示距骨内侧肩部较大的软骨下病变；B. 平扫冠状位 T_1 加权图像显示一个较大的坏死区，其内没有脂肪骨髓信号

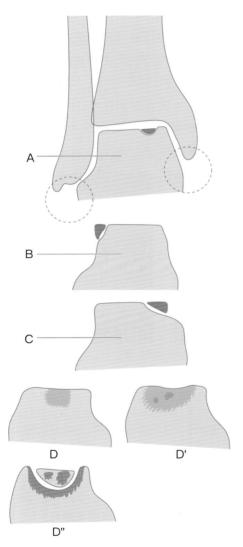

▲ 图 3-67 剥脱性骨软骨炎与距骨顶部发育障碍和部分缺血性坏死的区别

（引自 Dihlmann 和 Stäebler 2010）

A. 距骨的剥脱性骨软骨炎、骨软骨病变：靠近滑车内侧缘的剥脱；B. 滑车外侧缘的剥脱；C. 距骨顶的发育障碍；D - D". 距骨滑车缺血性坏死（早期，滑车坏死碎片，分界，纤维软骨修复）

- 距骨骨折
- 关节炎性疾病
- 一过性骨髓水肿综合征
- 距骨顶部骨化障碍

（7）治疗方法。

①保守治疗。

- Ⅰ～Ⅲ级：调整运动方式，减少负重
- 新鲜损伤：制动

②手术治疗。

- 关节镜下清除不稳定的软骨
- 微创手术
- 对于较大的缺损：松质骨移植
- 自体软骨细胞移植
- 采用膜覆盖术或者用膝关节的骨软骨移植物来进行修复

（8）预后及并发症：稳定的，有活性的碎骨片可能会再次附着（重新接上），然而不稳定的碎骨片通常发展成为死骨。剥脱性骨软骨炎是否代表了踝关节骨性关节炎的前期状态，目前尚不清楚，但是，已经有很多的病例提示剥脱性骨软骨炎不可避免地进展到踝关节的骨性关节炎。进展性的囊肿可能会形成于伴有软骨不稳定的活动性病变中。不稳定的软骨导致踝关节功能性损害伴负重性疼痛。手术结果的好坏是依据疼痛减轻的情况而定的，但通常会遗留一些功能性限制，并且对于年轻的体育运动的病人来说，可能会留下一些残疾。

4. 距骨缺血性坏死

（1）定义：距骨缺血性坏死（AVN）是由

于缺血而形成的骨坏死。

（2）症状。

• 早期：弥漫性骨髓水肿，负重时疼痛，活动受限，渗出

• 分界期：通常疼痛减轻或者甚至无症状

• 晚期伴有关节面塌陷：机械性诱导症状重新出现，与活动性骨关节炎相似

（3）易患因素。

• 大约 3/4 的病例是创伤后引起的，是由于距骨颈部或体部骨折或脱位所导致的，并且历经数周至 3 个月。

• 非创伤性缺血性坏死是由于血管性疾病引起的（血管炎，系统性红斑狼疮，糖尿病），可能发生在激素治疗后或者由于血栓形成而导致。

• 缺血性坏死可能是器官移植受体接受大剂量免疫抑制药后的并发症。

• 缺血性坏死可能出现于双侧。

（4）解剖学和病理学：距骨有着较为脆弱的外部和骨内血管网，其外侧部分的血供相对贫乏。距骨的绝大多数血供位于内侧，来源于跗骨管动脉（胫前动脉的一个分支）和三角韧带动脉，这些动脉被内侧韧带保护着（图 3-68）。

（5）影像学表现。

① X 线片：X 线片可以显示软骨下硬化，为一个不规则的骨小梁结构，伴有溶骨性病灶和边缘硬化，而且在晚期，会有关节面的变形。Hawkins 征有助于排除创伤后缺血性坏死。如果距骨血供是完整的，那么 6 ～ 8 周的骨折愈合将在距骨顶部产生一个由于骨的充血脱钙而导致的软骨下透亮带。这个 X 线征象非常敏感但相对缺乏特异性。

② 超声：超声不能诊断缺血性坏死。在某些情况下，可能会检测出关节积液。

③ CT：CT 可能会在最初显示为不规则的弥漫性硬化，依赖于水肿的持续时间和灌注程度。后期的 CT 扫描则显示界限清楚的硬化，骨皮质的裂纹，关节表面的变形和游离碎片。

④ 磁共振成像。

a. 分析要点：总体上还没有一个有效的距骨缺血性坏死的分期系统。应当注意如下几点。

• 描述期别

• 评估可逆的与不可逆的缺损

• 评估范围

• 评估关节表面

• 确定软骨状态

• 评估进展情况（血供重建）

b. 检查技术：增强扫描不是必需的。通过脂肪抑制序列、水敏感序列和非增强 T_1 加权序列也能评估坏死。

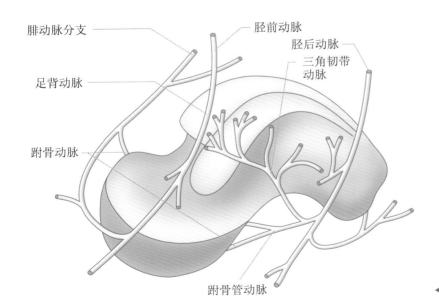

腓动脉分支　　胫前动脉

足背动脉　　　胫后动脉
　　　　　　　三角韧带动脉

跗骨动脉

跗骨管动脉

◀ 图 3-68　距骨的动脉血供

• 标准扫描方案：俯卧位，高分辨率多通道线圈

• 扫描序列

◦ 质子密度加权脂肪抑制冠状位（也可能应用 STIR 序列）和矢状位

◦ 矢状位 T_1 加权序列

◦ 轴位 T_2 加权序列

◦ 如果需要：增强后 T_1 加权脂肪抑制序列，真轴位（与关节面成角）和矢状位

c. 磁共振表现（图 3-69）：MRI 能最终显示任何骨内的典型缺血性坏死的影像学特征。

• 早期：无分界的骨髓水肿

• 之后，T_1 加权图像显示低信号线或者局限性坏死区，伴脂肪骨髓信号的缺失

• 弥漫性骨髓水肿

• 较大的中央坏死区被匍行的低信号线清楚地分界

• 双线征：由坏死和纤维化形成的低信号外缘线，由肉芽组织形成的高信号内缘线

• 晚期：关节面塌陷、骨碎片形成和继发性退行性改变是其晚期特征

⑤影像学检查方法推荐：选择的方式为 MRI，用于评估范围和分期，随访，与评估关节

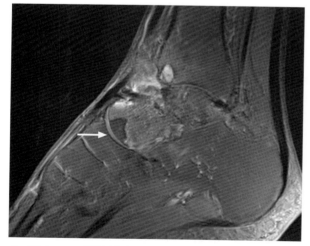

▲ 图 3-69　距骨粉碎性骨折
骨折后的距骨局限性缺血性坏死伴距骨顶部的明显变形与变扁；增强后矢状位 T_1 加权脂肪抑制图像；在距骨远端有一处分界清楚的坏死区（箭所示）；没有关节面塌陷的征象

软骨面。

（6）鉴别诊断。

• 距骨的骨软骨病变

• 剥脱性骨软骨炎

• 活动性骨关节炎

• 一过性骨髓水肿综合征

（7）治疗方法。

①保守治疗。

• 早期制动

• 非甾体消炎药

②手术治疗。

• 坏死期：坏死切除术，清创术，骨移植和关节面重建术

• 骨性关节炎期：关节融合术

（8）预后及并发症：可能的并发症包括早期骨性关节炎，关节面塌陷导致的退行性变，慢性滑膜炎、积液和疼痛综合征。

5. 舟骨缺血性坏死

（1）定义：舟骨缺血性坏死是发生在儿童中的骨化障碍，它具有较好的预后（舟骨缺血，Köhler 病 I 型）。

（2）症状。

• 距舟关节和中足部的负重依赖性疼痛

• 肿胀

• 压痛

（3）易患因素。

• 自发性地发生于 10 岁前（3 — 10 岁，主要影响男性）

• 可以发生于任何年龄段的创伤后

（4）解剖学和病理学：舟骨的血供相对较少，特别是在中央部，儿童期一过性的不明原因的分化或者舟骨变异。

（5）影像学表现。

① X 线片：X 线片显示舟骨骨化中心的密度增高和透明的溶解区。如果能获得侧位像的话，可能会显示舟骨的密度增高，伴有不可辨别的软骨下骨板、骨骼形态的改变和可能的碎骨片。

②超声：通过双侧对比，超声可以显示不规则的骨化中心表面伴增厚的、无回声的透明软骨层。

③磁共振成像。

a. 分析要点。

- 描述解剖
- 记录形态异常
- 确定水肿和低血流的范围
- 可逆与不可逆
- 跗骨排列状况
- 跗骨间关节线

b. 检查技术：增强扫描不是必需的。脂肪抑制序列、水成像序列和非增强 T_1 加权序列也能评估脂肪骨髓信号缺失的坏死。

- 标准扫描方案：俯卧位，高分辨率多通道线圈
- 扫描序列
- 冠状位和矢状位质子密度加权脂肪抑制序列
- 冠状位 T_1 加权序列
- 轴位 T_2 加权序列
- 如果需要：增强后 T_1 加权脂肪抑制序列，真轴位（与关节面成角）和矢状位

c. 磁共振表现。

- 早期斑片状骨髓水肿
- 邻近关节的积液
- 皮下软组织水肿，最可疑的部位是足背
- 在所有脉冲序列上的低信号软骨下区
- 较大坏死区在质子密度加权和 T_1 加权图像上表现为脂肪骨髓信号缺失
- 形态异常
- 塌陷
- 碎骨片

④影像学检查方法推荐：选择的方式为 X 线片。MRI 用于评估范围和分期，随访和评估关节软骨面。

（6）鉴别诊断。

- 解剖变异（二分舟骨或多分舟骨）

- 陈旧性骨折
- 异常的大的副骨
- 一过性骨髓水肿综合征
- 活动性骨关节炎
- 类风湿关节炎
- 激活状态的联合体
- 骨髓炎
- 应力性骨折

（7）治疗方法。

- 初期：受累足部休息数周
- 对于骨性关节炎：关节融合术

（8）预后及并发症：可能的并发症是碎骨片，半脱位和骨性关节炎改变。尽管有血管再生，但也可能会发生舟骨变形，从而增加了骨性关节炎的风险。

6. 跟骨骨突炎

（1）定义：跟骨骨突炎，又叫 Sever 病，是跟骨骨突的类似炎症的刺激性反应。

（2）症状。

- 跟骨骨突部疼痛，运动后加重
- 主要影响青少年男性

（3）易患因素。

- 超重
- 持久的体育运动
- 生长突增，然而由跟腱和足底筋膜组成的肌肉悬吊却相对变短，从而把压力施加于跟骨结节上
- 因高弓足和后足与跗骨的灵活性降低而加重
- 当足球运动员在青少年生长突增期接受严格训练时的风险尤其高

（4）解剖学和病理学：由于跟腱牵拉力的增加而导致的过度用力和反复的微小创伤，使得尚未骨化的骨突发生了炎症样刺激。但并不出现骨坏死。

（5）影像学表现。

① X 线片：X 线片在总体上并不能显示相关的结构异常。X 线片可能会显示骨突的硬化

和密度增高，随之则出现了碎骨片。（骨突大约在 5 岁以后才能在 X 线片上看见，而骨化大约在 11 岁以后才能见到）。

②超声：超声显示跟腱附着处有不规则碎片样骨化中心，并在跟骨结节处形成一肿块样结构。

③磁共振成像。

a. 分析要点。

- 排除其他原因
- 水肿范围
- 跟腱的纤维 - 骨连接
- 跟腱质量
- 年轻运动员的早期内部退变

b. 检查技术。

- 标准扫描方案：俯卧位，高分辨率多通道线圈；不需要进行增强扫描
- 扫描序列
  - 矢状位 T_1 加权序列和 STIR 序列
  - 冠状位质子密度加权脂肪抑制序列
  - 轴位 T_2 加权序列

c. 磁共振表现（图 3-70）。

- 骨突骨髓水肿（某些病例可能很微小）
- 跟骨与骨突之间可能有积液
- 邻近软组织、跟腱周围和骨突周围轻微水肿

④影像学检查方法推荐：通过临床表现即可诊断。影像学检查被用于排除其他原因。

（6）鉴别诊断。

- "生长痛"
- 跟骨的压力反应或应力性骨折
- 有症状的骨囊肿
- 滑囊炎
- Reiter 综合征

（7）治疗方法。

- 休息
- 需要时可使用镇痛药
- 使用带有足跟垫的矫形鞋

（8）预后及并发症：跟骨骨突炎是自限性

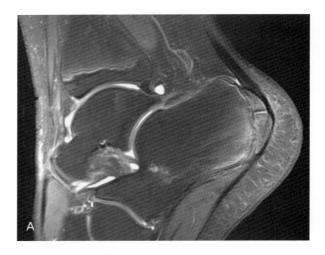

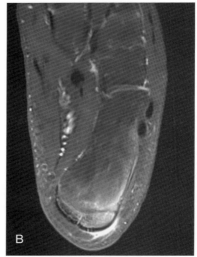

▲ 图 3-70　跟骨骨突炎

一位 12 岁女孩被诊断为 "不明原因的难治疗的足跟痛"；A. 矢状位质子密度加权脂肪抑制图像显示典型的骨突炎表现，即跟骨尚未骨化骨突的水肿形成；B. 增强后轴位 T_1 加权脂肪抑制图像显示骨和邻近的跟腱内侧纤维骨性连接处的强化表现；在诊断跟骨骨突炎时，没有必要进行增强扫描，但是对这一病例进行增强扫描，是为了查明疼痛的真正原因

疾病，通常在数周内完全恢复。其复发率约为 30%。

7. 联合体

（1）定义：联合是一种先天性的纤维性（下胫腓联合）、软骨性（软骨联合）或骨性融合（骨连接）并伴有关节发育缺失。

这种情况并不是真正的融合，而是常见软骨雏形内正常骨片的发育异常。

（2）症状。

- 后足僵硬性外翻成角
- 活动受限
- 运动时或运动后疼痛
- 50% 双侧发病
- 青少年或成年人早期发病
- 经常于创伤后发病

（3）易患因素：无易患因素。骨联合体是发育异常，经常在创伤后发生激惹反应。

（4）解剖学和病理学：足部联合体的发生率为 1% ～ 2%，最常见的类型是跟距联合和跟舟联合，距舟联合次之。联合体可能会对踝关节韧带施加不符合生理规律的负荷，使它们更加容易受到损伤。

（5）影像学表现（图 3-71 －图 3-75）。

① X 线片：可以见到间接 X 线征象，但并不具有显著的特异性。X 线片对纤维性联合体没有价值。

- 可能的 X 线征象如下。
- 背侧距骨嘴
- 距小腿关节球窝变形
- 距骨外侧突增宽和扁平
- 距下关节间隙狭窄或消失
- 距跟骨"骨"形征（从距骨后顶部到跟

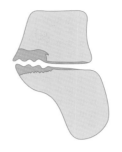

▲ 图 3-72　纤维性联合体的 CT 表现

（引自 Dihlmann 和 Stäbler 2010）

跟距关节面不规则侵蚀样外观和相邻部位骨小梁硬化高度提示非骨性联合体，但这些征象并不总能见到

骨载距突的 C 形骨轮廓）

② CT：推荐至少 1mm 的层厚扫描并多平面重建（MRP）。当相邻的骨融合在一起的时候，CT 能够很好地显示骨性联合情况。虽然 CT 能够显示关节面骨皮质下或软骨下的不规则表现，但诊断一个纤维性联合体是非常困难的。

③超声：尽管能显示一些继发性改变，如距骨颈部的低回声肿块，关节内骨赘，或者继发关节不稳，但超声对于诊断没有帮助。

④磁共振成像：MRI 最常被用于排除无法解释的后足疼痛的其他原因。

> **！注　意**
>
> 距下关节内侧关节面的联合体在 X 线上难以发现。因此，MRI 是一种非常重要的检查，特别是对于纤维性联合体的诊断。

a. 分析要点。
- 显示准确的解剖部位
- 评估联合体的范围
- 估计整个关节面的百分比（＞或＜ 50%）
- 活跃程度
- 鉴别纤维性联合体和骨性联合体
- 评估邻近关节情况
- 早期退变
- 软骨质量

b. 检查技术：通常不需要进行增强扫描。脂肪抑制序列就可以观察联合体的激活程度。

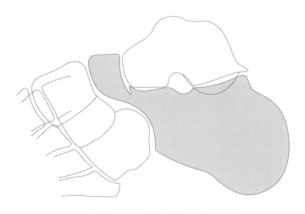

▲ 图 3-71　先天性骨联合体：跟舟骨联合体

（引自 Dihlmann 和 Stäbler 2010）

这一联合体已经在斜位 X 线片上被清楚地显示：距骨头部的发育不全和跟骨前上部的变形（狭窄，变尖）共同构成了"食蚁兽的鼻子"；如果伴有纤维或软骨联合时，CT 则显示一个不规则的，狭窄的关节间隙伴有早期的骨小梁硬化（沿跟骨长轴的轴位扫描或矢状面）

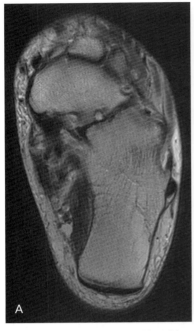
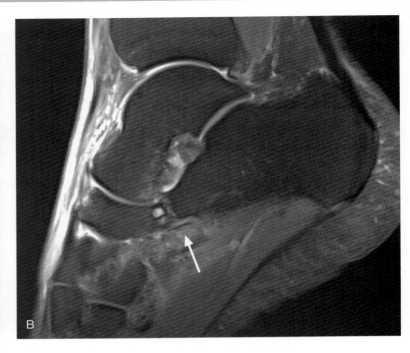

▲ 图 3-73　跟舟骨纤维性联合

一位 41 岁女性有逐渐加重的非特异性后足和中足疼痛，外侧更加严重并且活动后加重；A. 轴位 T_2 加权像（与关节面成角）显示从跟骨前部到舟骨距侧处有一不规则的骨性突起；B. 矢状位质子密度加权脂肪抑制图像显示纤维联合体的典型表现，伴有软骨下小囊肿和不规则的骨轮廓（箭所示）

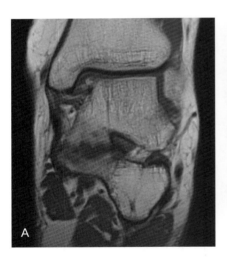
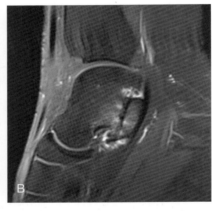

◄ 图 3-74　距下关节内侧面激惹状态的纤维性联合

一位长期后足疼痛的 48 岁女性；A. 冠状位 T_1 加权图像显示距下关节内侧部分宽大且骨轮廓不规则；B. 增强后矢状位 T_1 加权脂肪抑制图像显示联合体呈激惹状态，并伴有骨髓水肿和邻近的滑膜炎

- 标准扫描方案：俯卧位，高分辨率多通道线圈
  - 扫描序列
  ◦ 冠状位和矢状位质子密度加权脂肪抑制序列
  ◦ 冠状位 T_1 加权序列
  ◦ 轴位 T_2 加权序列
- c. 磁共振表现：MRI 能够显示纤维性联合体的激活部分及其相伴随的骨质反应性水肿和邻近软组织水肿，还能够显示相邻的骨性联合关节的过度负荷征象。纤维性联合体有时很难被检查出来，但是关节软骨的缺乏和软骨下的不规则表现则可以提示纤维性联合体的存在。多平面成像通常很容易显示骨性联合体（距骨跟骨联合体：冠状位和矢状位；跟骨舟骨联合体：中足轴位和冠状位）。

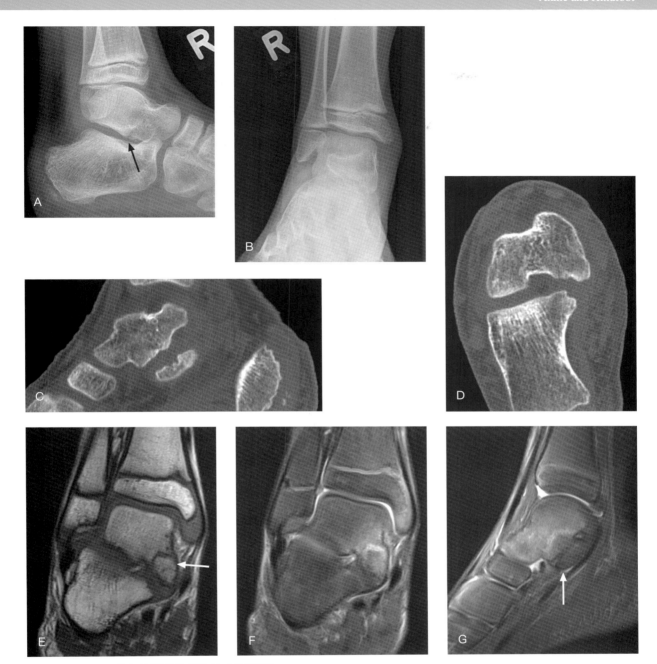

▲ 图 3-75　一位急性踝关节扭伤的 9 岁男孩

这个病人跟骨载距突水平处的距骨体内侧远端有新鲜骨折伴明显骨折水肿；在内侧关节面有一个先前存在的临床上静止的纤维性联合体；创伤引导的弯折力主要作用于距骨内侧缘,而不是作用于内侧的关节面；A. 右侧踝关节侧位 X 线片；骨折本身没有显示，由于拍摄位置不佳，没能清楚地显示联合体；唯一明显的发现是距骨颈部距面的不规则表现（箭所示）；B. 前后右踝关节位 X 线片没有显示明确的距骨骨折征象；C. 矢状位 CT 重建图像显示不规则的骨关节轮廓；D. 斜轴位重建图像；距下关节的外侧关节面光滑；E. 冠状位 T_1 加权 MRI 图像显示骨折线（箭所示）；F. 冠状位质子密度加权脂肪抑制图像；G. 冠状位质子密度加权脂肪抑制图像显示纤维性联合体（箭所示）

相关表现如下。

- 相邻关节的早期退行性变
- 肌腱的超负荷（特别是腓骨肌腱）

- 外生骨疣对腱鞘的骨性刺激

⑤影像学检查方法推荐：选择的方式为 X 线片。MRI 可以被用来进一步观察模棱两可的

表现、评估激惹活跃程度，以及相邻的碎片情况。对于模棱两可的病例并怀疑纤维性联合体时，则应当选用 CT 检查。

（6）鉴别诊断。

- 前突过长
- 骨关节炎
- 关节炎
- 距骨的骨软骨病变 / 剥脱性骨软骨炎
- 撞击

（7）治疗方法。

①保守治疗。

- 支具
- 矫形鞋垫以缓解机械性压力

②手术治疗。

- 手术切除并插入肌肉或脂肪组织；还可以使用胶原隔膜
- 通过跟骨截骨术或跗骨窦垫片对后足轴进行纠正
- 只有当距下关节大部位消失时，才选择关节融合术；如果疼痛持续存在，则于联合体切除后再行关节融合术

（8）预后及并发症。

①预后：骨桥越少，病人越年轻，骨桥切除术后功能恢复越好。

②可能的并发症：巨大骨桥经过治疗后，经常会继发相邻关节的退行性变。其他潜在的后期问题是踝关节与距骨韧带和肌腱的松弛（特别是腓骨肌腱），以及骨的撞击并伴有外生性骨疣和骨突对软组织的压迫性损伤，特别是距骨处。

（五）跟腱疾病

1. 跟腱痛

（1）定义：需要对以下几种不同形式的跟腱痛进行区分。

- 腱鞘炎伴有局限在肌腱旁的炎症（周围组织允许肌腱滑动）
- 腱鞘炎伴跟腱病变
- 跟腱单纯性退行性变的跟腱病变

退行性肌腱疾病可能伴有部分撕裂。

（2）症状。

- 疼痛，特别是运动前后
- 其主诉经常在运动中有所缓解
- 局部压痛
- 肌腱旁可触及结节样增厚
- 纺锤形的肌腱增厚
- 隐性发病
- 正常休息时跟腱紧张

（3）易患因素。

- 跳舞者
- 跑步者（大约 10% 的跑步运动员，男性偏多）
- 不当的训练（过度的偏心性负荷，没有休息期，训练强度增加过快）
- 反复的冲刺（加速）和停止（降速）
- 寒冷环境下训练
- 人类白细胞抗原 B27 型（BLA 细胞抗原）
- 类风湿关节炎
- 后足外翻
- 应用类固醇或喹诺酮类（例如：泰利必妥，左氧氟沙星，西普乐）
- 前足旋后

（4）解剖学和病理学：跟腱有腱周组织，而以此代替了腱鞘。局限性或弥漫性肌腱增厚最常见于中 1/3 处。在距离跟骨纤维 - 骨连接处近端 2 ～ 6cm 处有一个相对乏血供的"分水岭"区；这是一个可能发生钙化和微小创伤后不易愈合的位置。

（5）影像学表现。

① X 线片：X 线片显示 Kager 三角区的脂肪带消失，这是由于软组织增生和钙化引起的跟腱增大所致。X 线片不能作为主要的检查。

②超声。

- 急性跟腱炎：增厚的肌腱伴均匀的低回声；肌腱周围可能会探测到无回声的液体（腱鞘炎）
- 慢性肌腱炎：回声增强，不均匀改变，直径发生改变，由于部分撕裂所致的可能出现的回声中断现象（横向扫描很重要），退行性改

变的囊性成分，钙化

　　超声检查的鉴别诊断包括在跟腱下滑膜囊的高回声肿块（"跟腱下滑囊炎"），在跟腱的跟骨结节附着处的高回声包含物（高跟骨刺），与跟骨背部的骨性凸起（Haglund 外生骨疣）。

　　③磁共振成像。

　　a. 分析要点。

● 准确定位肌腱退变，以跟骨的纤维 - 肌腱连接处为起点来测量其头尾和前后距离

● 描述黏液样退变和肌腱血管形成情况

● 评估肌腱周围的炎症情况

● 对比增强的部位和强度

● 伴发的跟腱下滑囊炎

● 评估 Haglund 外生骨疣

● 纤维 - 骨连接的累及情况

● 纤维 - 骨炎

● 跟骨骨髓水肿

● 一定要描述其他后足结构，包括关节与肌腱

　　b. 检查技术：除了急性断裂之外，通常建议增强扫描来评估急性和慢性炎症与肌腱的血管形成情况，腱鞘炎和纤维-骨炎，并排除坏死区。

● 标准扫描方案：俯卧位，高分辨率多通道线圈

● 扫描序列

○ 矢状位 T_1 和质子密度加权脂肪抑制序列

○ 轴位 T_2 和质子密度加权脂肪抑制序列

○ 增强后矢状位和轴位 T_1 加权脂肪抑制序列

　　c. 磁共振表现（图 3-76）。

● 前后径增大，伴肌腱前缘的凸面消失

● 梭形肌腱增厚

● 黏液样变性区域，在 T_2 和质子密度加权脂肪抑制序列上呈高信号

● 由于退变性血管形成导致肌腱内强化表现

● 伴有腱鞘炎：水肿和肌腱周围强化

● 滑囊炎导致跟腱下滑囊积液和强化表现

● 纤维 - 骨连接处有水肿和强化，并伴有跟骨骨髓水肿，这是由于纤维 - 骨炎所致

● 进展期时可能会有囊肿形成和骨软化区

　　④影像学检查方法推荐。选择的方式：超声；增强后 MRI 用于进一步观察难以治疗的症状，准确评估内部退变或排除部分撕裂。

　　（6）鉴别诊断。

● 脊柱关节病

● 肌腱端病

● 黄瘤病

● 类风湿关节炎

● 结晶性关节病

● 部分撕裂

● Haglund 外生骨疣

● 跟腱下滑囊炎

● 跟腱前滑囊炎

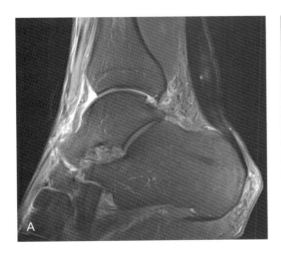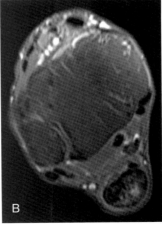

◀ 图 3-76　跟腱中段 1/3 处肌腱疾病所致的慢性跟腱痛
A. 矢状位质子密度加权脂肪抑制图像显示跟腱中段 1/3 与远段 1/3 处的梭形增厚；B. 增强后轴位 T_1 加权脂肪抑制图像显示肌腱内强化表现，这是由于退变肌腱内血管形成所致；疼痛区域的肌腱周围可见半环状增强模式

（7）治疗方法。

①保守治疗。

- 休息
- 离心牵拉练习
- 抗炎治疗
- 支具
- X 线治疗（低能量照射）
- 震荡波治疗
- 注射血小板源生长因子
- 大剂量注射治疗腱周粘连；将大量的局麻药和 0.9% 氯化钠溶液的混合液注射并扩张肌腱与腱周之间的间隙
- 透明质酸

②手术治疗。

- 清创术（开放或内镜）
- 用拇长屈肌腱予以加强（仅在肌腱组织严重损伤的情况下）

（8）预后及并发症：可能的并发症如下。

- 持续疼痛
- 部分撕裂
- 完全撕裂（破裂）
- 纤维 - 骨炎
- 滑囊炎
- 愈合不佳的再发撕裂

2. 跟腱部分撕裂

（1）定义：跟腱部分撕裂指跟腱的部分层厚发生断裂，部分跟腱纤维仍然完整并保留一定程度的张力。

（2）症状。

- 运动时跟腱疼痛
- 病人经常能准确指出损伤位置
- 由于瘢痕形成，肌腱可能会增厚
- 起病明确
- 留有肌腱功能
- Thompson 试验阴性

（3）易患因素。

- 年龄老化（肌腱顺应性消失）
- 先前存在的肌腱退行性变

- HLA-B27
- 类风湿关节炎
- 后足外翻
- 应用类固醇或喹诺酮（泰利必妥，左氧氟沙星，西普乐）
- 跳跃运动

（4）解剖学和病理学：部分撕裂可以发生在肌腱的任何位置并且长期以来可能会导致广泛的瘢痕。反复的部分撕裂可能会导致肌腱的整体性完全丧失。

（5）影像学表现。

①X 线片：X 线片不是其主要的适应证。

②超声：对肌腱横断扫描是很重要的。部分撕裂表现为低回声区伴有血肿，以及部分完整的高回声撕裂缘。当足部做最大背屈和跖屈动作时，可以在显示器上动态观察并评估撕裂边缘的分离和再接近情况。

③磁共振成像：还可以查看跟腱痛的部分。

a. 分析要点。

- 确定部分撕裂的准确水平和程度；如果可能的话，在轴位扫描断层图像上注明肌腱断裂部分相对于总体肌腱的百分率。
- 描述剩余部分的肌腱情况，包括纤维 - 骨连接和腱旁组织。

b. 检查技术：在 T_2 加权序列上（高信号区）和增强后序列上均能够最好地评估部分撕裂。

- 标准扫描方案：俯卧位，高分辨率多通道线圈
- 扫描序列

  ○ 矢状位 T_1 加权和质子密度加权脂肪抑制序列

  ○ 轴位 T_2 加权和质子密度加权脂肪抑制序列

  ○ 增强后矢状位和轴位 T_1 加权脂肪抑制序列

c. 磁共振表现（图 3-77）。

- 部分撕裂在 T_2 加权图像上呈高信号；绝大多数呈纵向并位于边缘。
- 有时可见肌腱内中心部分的部分撕裂。

④影像学检查方法推荐：选择的方式有超声；

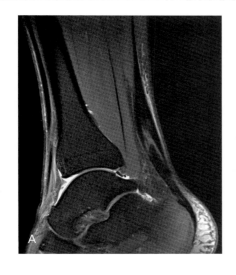
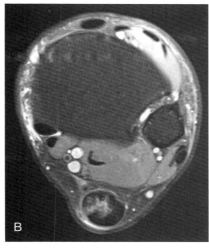

◀ 图 3-77　一位体育活动的 58 岁男性出现急性跟腱痛
A. 矢状位质子密度加权脂肪抑制图像显示晚期跟腱内退行性变和纵向撕裂；B. 轴位质子密度加权脂肪抑制图像显示从肌腱内侧进入到肌腱内的部分撕裂，并伴有腱鞘炎

MRI 增强扫描用于特殊病例。

（6）鉴别诊断。

- 跟腱痛
- 脊柱关节病
- 肌腱端病
- 黄瘤病
- 类风湿关节炎
- 结晶性关节病
- Haglund 外生骨疣
- 跟腱下滑囊炎
- 跟腱前滑囊炎

（7）治疗方法。

①保守治疗。

- 起初选用保守治疗
- 制动
- 休息
- 抗炎药物治疗
- 急性损伤愈合后做离心拉伸运动
- 注射血小板源性生长因子

②手术治疗。

- 手术清创（开放或关节镜）
- 如果需要，则利用跗长肌腱予以加强
- 对于广泛的肌腱病变：利用拇长屈肌腱予以加强
- 如果病人有先前存在的缩短：腓肠肌松解

（8）预后及并发症：可能的并发症如下。

- 持续疼痛和刺激
- 瘢痕所致的慢性跟腱增厚
- 肌腱断裂
- 由于姿势防护而引起的下肢和脊柱的继发性症状

3. 跟腱断裂

（1）定义：跟腱断裂被定义为肌腱全层撕裂伴肌腱张力的完全消失。

（2）症状。

- 可能会有爆裂音或爆裂感觉
- 病人经常能指出准确的损伤位置
- 在肌腱的走行区可触及下陷
- 肌腱功能丧失
- Thompson 试验阳性
- 病人不能抬起足跟

（3）易患因素。

- 年龄和性别（男女比例 6 ∶ 1，高峰发病率年龄段在 30 － 50 岁）
- 先前有跟腱退行性变的较为常见
- 向心性负荷的体育运动（网球、篮球、排球、高山滑雪）

（4）解剖学和病理学：绝大多数的断裂发生在肌腱乏血供的中部 1/3 段。在延误诊断和再断裂的病例中经常形成缺损。

Myerson 表被用于分类跟腱断裂（表 3-11）。

表 3-11　跟腱断裂的 Myerson 分类

级别	描述
I	< 2cm
II	2 ～ 5cm
III	> 5cm

（5）影像学表现。

① X 线片：不是初始检查的适应证。

② 超声：对跟腱的纵向扫描能够显示发生撕裂跟腱的高回声的断端，而高回声的断端则被低回声的血肿包绕。在做足部跖屈和背屈动作时，超声可以实时地评估断裂肌腱断端之间的分离和再接近情况。

③ 磁共振成像：还可以查看跟腱痛的章节。

a. 分析要点。

• 描述准确的位置，从跟骨插入点处开始测量

• 描述撕裂的程度和方向（纵行、横行、斜行）

• 评估肌腱断端的分离情况

• 描述断裂处的质量

• 描述晚期黏液样变性和肌腱断端的磨损情况（对手术方案很重要）

• 如伴有远端撕裂，则描述跟骨插入处的情况

b. 检查技术：MRI 增强扫描对于急性断裂来说并不是绝对必要的，但 MRI 增强扫描有助于评估跟腱痛和慢性肌腱退变病人的肌腱末端情况。

• 标准扫描方案：俯卧位，高分辨率多通道线圈

• 扫描序列

○ 矢状位 T_1 和质子密度加权脂肪抑制序列

○ 轴位 T_2 加权和质子密度加权脂肪抑制序列

○ 增强后矢状位和轴位 T_1 加权脂肪抑制序列（只有当断裂位置不确定时）

c. 磁共振表现（图 3-78 和图 3-79）。

• 纵向或水平撕裂导致肌腱连续性完全断裂

• 先前存在的跟腱炎的病人表现为磨损的、高信号的肌腱断端

• 沿着肌腱走行的肌腱周围和邻近软组织内有明显的积液

• 回缩的、曲折的肌腱断端伴有可见的间隙

• 轴位 T_2 加权序列显示仍然完整的肌腱内有低信号的肌腱物质

• 肌腱断端附近有高信号影

• 仅在肌腱断端之间有积液

④ 影像学检查方法推荐。选择的方式：超声；MRI 增强扫描仅用于特殊病例。

（6）鉴别诊断。

• 跟腱痛

• 跖长肌腱断裂

• 部分撕裂

• 跟腱骨性撕脱

• 脊柱关节病

• 肌腱端病

• 黄瘤病

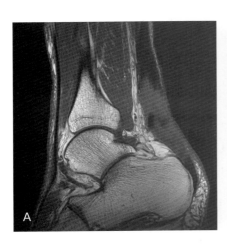
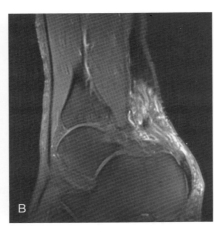

◀ 图 3-78　一位跟腱中部 1/3 段完全断裂伴断端回缩的病人，之前存在肌腱疾病

A. 矢状位 T_1 加权图像显示跟腱断端有黏液样退变（T_1 信号增高）；在断裂处可见单个的肌腱碎片；B. 增强后矢状位 T_1 加权脂肪抑制图像显示沿断裂处的明显强化，伴有肌腱纤维延长

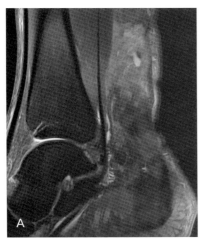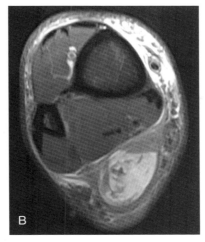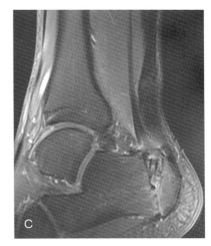

▲ 图 3-79　一位右侧跟腱近段 1/3 处再次断裂的 31 岁男性，之前有过纵向撕裂
A. 矢状位质子密度加权脂肪抑制图像显示沿着跟腱的显著高信号影，矢状位直径明显增大；沿着跟腱的走行方向没有见到连续性纤维；B. 轴位质子密度加权脂肪抑制图像显示充满液体，但肌腱组织缺失；C. 跚长屈肌腱移植术后 9 个月的增强后矢状位 T_1 加权脂肪抑制图像显示已经加固的原有跟腱，以及完整的移植物；病人获得了很好的功能恢复，仅有足球运动后的偶尔足跟疼痛

- 类风湿关节炎
- 结晶性关节病
- Haglund 外生骨疣
- 跟腱下滑囊炎
- 跟腱前滑囊炎

（7）治疗方法。

①保守治疗。

- 如果跖屈时肌腱纤维能够重新接近（由超声诊断来确定）
- 取足底跖屈位支具固定 8 周并逐渐降至正常中立位

②手术治疗。

- 对于有肌腱断端回缩的年轻和体育运动的病人需要修复
- 急性断裂可以采用微创或开放手术进行缝合修复
- 如果治疗被延误，则需要根据缺损的大小来选用合适的重建术
  ◦ Ⅰ级：二次开放性重建术
  ◦ Ⅱ级：采用 VY 成形术或下翻瓣方式进行开放性重建
  ◦ Ⅲ级：通过延长跚长屈肌腱或腓骨短肌腱

来予以加强

（8）预后及并发症：可能的并发症如下。

- 持续疼痛或无力
- 较重的瘢痕
- 腓肠肌 - 比目鱼肌复合体弹性消失
- 20% 的保守治疗后的病人发生再次断裂或没有愈合
- 1% ～ 2% 的手术治疗后的病人再次断裂
- 手术治疗后出现愈合问题
- 手术治疗中出现腓神经损伤

4. 附着点肌腱病，牵拉性骨刺

（1）定义：附着点肌腱病是发生在肌腱与骨连接点处的炎症性疾病。

（2）症状。

- 跟腱附着点疼痛
- 疼痛经常于运动时减轻，休息时又出现
- 局部压痛，有时伴有骨性赘生物
- 隐匿性起病
- 穿鞋袜产生压力使得疼痛加剧

（3）易患因素。

- 不舒适的鞋
- 跑步者

- 不恰当的运动（过量的向心性负重而没有中间休息，训练强度进展过快）
- 反复冲刺（加速）和停止（减速）
- 寒冷环境下训练
- 脊柱关节病

（4）解剖学和病理学：跟腱附着点肌腱病有时伴有牵拉性骨刺和 Haglund 外生骨疣。通常累及跟骨外侧缘。

（5）影像学表现。

① X 线片：拍摄跟骨侧位 X 线片，再拍摄跟骨内旋 30° 片与外旋 30° 片作为补充。通常在 X 线片上无明显异常。可能会发现牵拉性骨刺，此外，当病人患有关节炎或慢性炎症时，可能会有骨囊肿性改变。

② 超声：在跟腱附着点处可以观察牵拉性骨刺的声影，但只是较浅表。有时可以观察到跟腱的低回声增厚和跟腱的部分撕裂。超声不能观察到骨膜的附着点肌腱病。

③ 磁共振成像。

a. 分析要点。

- 准确评估纤维 - 骨连接处的肌腱质量
- 骨髓水肿程度
- 腱旁组织炎症
- 跟腱下滑囊炎
- 部分撕裂
- 黏液样软化带

- 牵拉性骨刺的激活反应

b. 检查技术。

- 标准扫描方案：俯卧位，高分辨率多通道线圈
- 扫描序列
  ○ 矢状位 T_1 和质子密度加权脂肪抑制序列
  ○ 轴位 T_2 加权和质子密度加权脂肪抑制序列
  ○ 增强后矢状位和轴位 T_1 加权脂肪抑制序列

c. 磁共振表现（图 3-80 和图 3-81）。

- 平扫矢状位 T_1 加权序列有助于评估牵拉性骨刺，以及由于慢性刺激导致的骨髓水肿
- 纤维 - 骨连接处肌腱周围强化表现伴跟骨骨髓水肿
- 跟腱下滑膜囊积液和强化
- 肌腱内可见强化的血管成分
- 肌腱在骨的附着处可见小的软骨下囊肿

④ 影像学检查方法推荐：选择的方式有 X 线片和超声；如果需要，在手术前行 MRI 检查。

（6）鉴别诊断。

- 远端跟腱痛
- 脊柱关节病（特别是双侧发病的病人）
- 黄瘤病
- 类风湿关节炎
- 结晶性关节病
- Haglund 外生骨疣
- 跟腱下滑囊炎

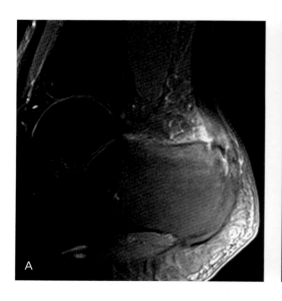

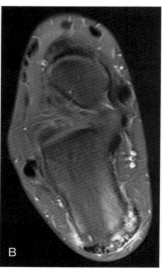

◀ 图 3-80　纤维 - 骨连接处的跟腱附着点肌腱病伴小的部分撕裂

病人因足跟疼痛和穿鞋时疼痛就诊（不能再穿足跟部紧的鞋）；A. 增强后矢状位 T_1 加权脂肪抑制图像显示跟腱附着点肌腱病伴跟腱内强化：在跟骨附着点处和跟腱下滑膜囊；B. 增强后轴位 T_1 加权脂肪抑制图像显示足跟后方周围的腱鞘炎

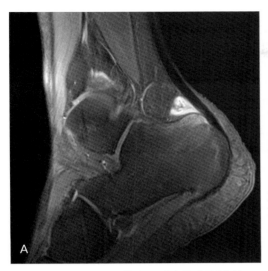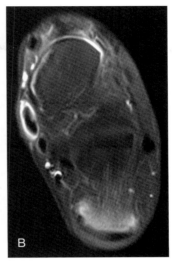

▲ 图 3-81　跟腱附着点肌腱病的鉴别诊断

一位 40 岁女性有反复的足跟部和内侧足部疼痛并且有非特异性多关节疼痛；与图 3-80 的病例相比，本病例的跟腱看起来是完整的，并无肌腱内部退变及部分撕裂，主要表现为纤维 - 骨炎和滑囊炎，伴有胫骨后肌腱鞘炎，最终诊断为血清阴性脊柱关节炎，经过恰当治疗，她的临床症状已经完全消失；A. 增强后矢状位 T_1 加权脂肪抑制图像显示明显的滑囊炎和跟骨骨髓水肿，而跟腱表现正常；B. 增强后轴位 T_1 加权脂肪抑制图像显示跟骨附着点处骨髓水肿，而跟腱表现正常，还可见胫后肌腱腱鞘炎

* 跟腱前滑囊炎

（7）治疗方法。

①保守治疗。

* 初始阶段采用保守治疗
* 制动
* 休息
* 选用能减轻局部压力的矫形鞋
* 抗炎药物
* 急性损伤治愈后的离心性拉伸运动
* 注射血小板源性生长因子
* 冲击波疗法
* 深部 X 射线治疗

②手术治疗。

* 外科清除术切除跟骨骨刺
* 应用锚定的方法将跟腱再连接

（8）预后及并发症：可能的并发症如下。

* 持续的疼痛和刺激
* 附着点处的骨髓水肿
* 跟腱的瘢痕和慢性增厚
* 肌腱断裂

* 由于保护姿势而继发的下肢和脊柱的临床症状

5. Haglund 外生骨疣

（1）定义：Haglund 外生骨疣就是跟骨后上方的骨性凸起。

（2）症状。

* 跟骨上缘的压痛
* 可能会触及跟腱下滑膜囊
* 踝关节背屈时疼痛增加

（3）易患因素。

* 跟骨的骨性结构
* 不恰当的鞋
* 跑步运动

（4）解剖学和病理学：跟骨后上方的骨性凸起（Haglund 外生骨疣）对跟腱的刺激导致了炎症和跟腱下滑膜囊的慢性增大。久而久之，则可能会出现跟腱的部分撕裂。

（5）影像学表现。

① X 线片：足的侧位 X 线片显示跟骨背侧有一明显凸起。

②超声：超声显示跟骨后上缘隆起，可能会轻微推移跟腱。

③磁共振成像。

a. 分析要点。

- Haglund 外生骨疣的活跃程度
- 远端跟腱炎的程度
- 部分撕裂
- 跟腱下滑囊炎

b. 检查技术。

- 标准扫描方案：俯卧位，高分辨率多通道线圈
  - 扫描序列
    ◦ 矢状位 T_1 和质子密度加权脂肪抑制序列
    ◦ 轴位 T_2 加权和质子密度加权脂肪抑制序列
    ◦ 增强后矢状位和轴位 T_1 加权脂肪抑制序列

c. 磁共振表现（图 3-82）：Haglund 外生骨疣导致纤维 - 骨连接处远端前方纤维的慢性损伤，并伴有邻近区域的黏液样变性和可能出现的纤维 - 骨连接处头侧的部分撕裂。MRI 通常显示合并存在的跟腱下滑囊炎，其表现为滑膜囊积液和对比剂强化，有时在 Kager 三角区可见邻近组织的斑片样水肿。

④影像学检查方法推荐：选择的方式有 X 线片与超声；MRI 扫描用于特殊病例。

（6）鉴别诊断。

- 部分撕裂
- 跟腱骨性撕脱
- 跟腱附着点肌腱病
- 跟腱痛
- 后方撞击
- 踇长屈肌腱病
- 三角骨激惹反应

（7）治疗方法。

①保守治疗。

- 后跟楔形衬垫和衬垫鞋
- 跟腱下滑膜囊内注射类固醇激素
- 非甾体消炎药
- 治疗用超声
- 调整运动方式

> **！注 意**
>
> 严格禁忌肌腱内激素注射，由于其有肌腱坏死的风险！

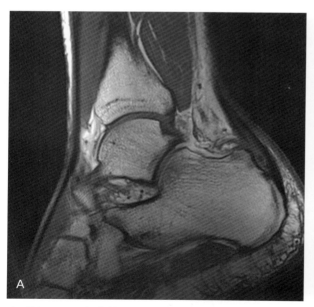
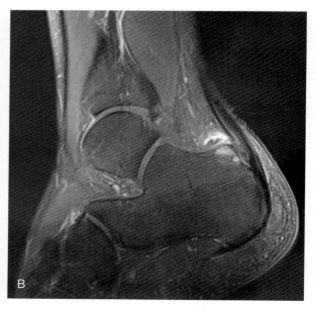

▲ 图 3-82　有激惹反应的 Haglund 外生骨疣

A. 矢状位 T_1 加权图像显示跟骨结节上方的骨性凸起，伴跟骨结节骨髓水肿；B. 增强后矢状位 T_1 加权脂肪抑制图像显示外生骨疣明显强化，伴邻近跟腱下滑膜囊激惹反应和纤维 - 骨连接处跟腱前方纤维黏液样变性

②手术治疗。

● 单纯性 Haglund 外生骨疣可选用内镜切除

● 如果伴有肌腱附着点疾病和部分撕裂：开放切除 Haglund 外生骨疣，切除跟腱下滑膜囊，肌腱附着点清除术

（8）预后及并发症：可能的并发症如下。

● 由于残留骨缘而导致的持续性疼痛

● 骨质过度切除

● 较重的瘢痕

● 纤维 - 骨连接点的持续刺激

6. 网球腿（tennis leg）

（1）定义：网球腿定义为腓肠肌内侧头的肌腱腱膜撕裂，引起内侧头与比目鱼肌筋膜在肌肉肌腱联合处发生分离。

（2）症状：主要症状是急性刺痛，通常位于腓肠肌上中水平的内侧，在负重或拉伸时感觉疼痛。

（3）易患因素。

● 腓肠肌 - 比目鱼肌复合体的弹性丧失

● 腓肠肌内侧肌肉缩短

● 较常见于涉及爆发性加速的运动中，如冲刺、跳跃、高山滑雪和网球

（4）解剖学和病理学：通常会在腓肠肌内侧头腱膜内发现或多或少的部分撕裂。腓肠肌内侧头从比目鱼肌筋膜上被撕脱下来，伴有筋膜层之间与皮下软组织内的血肿形成。

（5）影像学表现。

① X 线片：无实际意义。

②超声：超声不能发现腓肠肌群损伤但是能够在次级肌束范围内显示肌肉撕裂（表 3-12）。

表 3-12　网球腿的超声分类

分级	描　　述
I	腓肠肌内侧头在比目鱼肌上的三角形附着点的高回声纤维脂肪分隔的平行标记消失
II	间质血肿导致回声减低；可见充盈缺损
III	肌肉间的无回声血肿，几天后呈高回声；肌肉收缩时肌肉偏移
IV	腓肠肌筋膜撕裂导致肌肉间血肿，并在腓肠肌与比目鱼肌之间向远端扩展

③磁共振成像。

a. 分析要点。

● 在头尾方向上准确显示病变

● 评估腱膜

● 确定筋膜从腱膜上撕脱下来的大致百分率

● 评估可能的肌肉间血肿和纤维撕裂

> **！注　意**
>
> 病人经常被怀疑急性跟腱撕裂。在某些病例中，因图像视野位置太低而不能显示病人所描述疼痛部位更近端的病变。对跟腱进行最初评估时，在显示完中段腓肠肌之后，再次定位可能会显示出实际的病变。

b. 检查技术。

● 标准扫描方案：俯卧位，高分辨率多通道线圈

● 扫描序列

　◦ 矢状位 T_1 和质子密度加权脂肪抑制序列

　◦ 轴位 T_2 和质子密度加权脂肪抑制序列

　◦ 如果需要，扫描冠状位 STIR 序列

　◦ 不需要对比增强扫描

c. 磁共振表现（图 3-83 和图 3-84）：在轴位质子密度加权脂肪抑制序列上可以显示典型的 MRI 表现。

● 沿着腓肠肌腱膜可见条纹状积液，而腓肠肌腱膜与比目鱼肌筋膜出现分离

● 严重损伤可能会显示腱膜的较长分离，并伴有邻近肌肉间血肿

> **！注　意**
>
> 应当注意一些相对细微的表现（没有发现液体），这些表现几乎总是导致临床症状。

④影像学检查方法推荐：选择的方式为超声。

（6）鉴别诊断。

● 肌肉纤维撕裂

● 跟腱断裂

● 慢性骨筋膜室综合征

（7）治疗方法。

①保守治疗。

● 绝大多数病例可以采取保守治疗

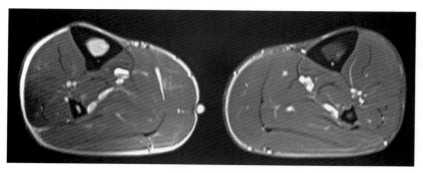

◀ 图 3-83　一位 24 岁男性在运动中突然感到小腿撕裂样疼痛

在疼痛部位做了硝酸甘油胶囊标记；MRI 轴位质子密度加权脂肪抑制序列显示右侧腓肠肌内侧头在肌肉肌腱连接点处与比目鱼肌筋膜发生部分分离，符合"网球腿"的诊断

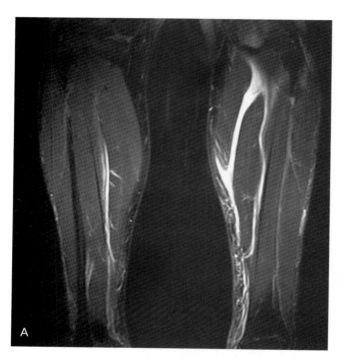

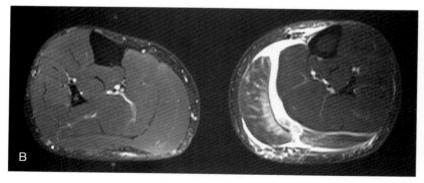

◀ 图 3-84　网球腿损伤：小腿后部急性疼痛伴随"鞭子抽打"的声音和感觉

此损伤发生在较小用力时（装载汽车行李箱时）；A. 冠状位 STIR 序列显示长的，完全性的分离；B. 轴位 STIR 序列显示腓肠肌内侧头与筋膜的广泛分离，伴出血进入肌肉内

- 加压缩小血肿
- 物理治疗伴淋巴引流
- 超声波
- 胶布固定
- 对于广泛撕裂采用小腿支具进行制动

- 较大血肿可以经皮穿刺抽吸

②手术治疗：适用于广泛撕裂，特别是出场频率高的运动员。

（8）预后及并发症：肌肉肌腱连接处较厚的瘢痕可能会导致持续的疼痛。

（六）姆长屈肌腱病变（后方撞击、三角骨综合征、部分撕裂）

1. 定义 姆长屈肌腱病变包括腱鞘炎、部分撕裂及完全断裂。

2. 症状

- 内踝处疼痛性肿胀
- 跖屈时疼痛加重

3. 易患因素

- 病理学证据很少
- 跳舞者常常受累及（反复的跖屈和背屈），这是由于肌腱慢性过度使用，而没有得到充分的恢复
- 跟骨载距突骨折

4. 解剖学和病理学

- 卡压综合征（狭窄性腱鞘炎）：位于足后部距骨后突内外侧结节之间的姆长屈肌腱沟的骨性狭窄，或者位于屈肌支持带下方的纤维 - 骨性通道内的狭窄
- 交叉现象：姆长屈肌腱在通过跟骨载距突下方去往足底时，交叉跨过趾长屈肌腱
- 撞击现象：肌腹低位，附属肌腱（副趾长屈肌腱）；在狭窄性腱鞘炎时，位于屈肌支持带下方或者子骨水平处的纤维 - 骨性通道内的完全性断裂比腱鞘炎要少得多
- 创伤性断裂：位于大脚趾上的远端肌腱附着处
- 罕见的正常变异：位于踝关节背部的"假姆长屈肌腱"，内侧腓骨跟骨肌

姆长屈肌腱转移术经常被用于重建慢性跟腱断裂。

5. 影像学表现

（1）X 线片：常规 X 线片可以显示关节内游离体、三角骨和肌腱内的骨化。

（2）超声：超声很少能发现异常改变。开始时可以显示为一个"晕"状改变，这是由于腱鞘内积液伴高回声膨胀性改变所致，之后其回声逐渐变得不均匀，甚至呈现为部分撕裂。

（3）磁共振成像。

①分析要点。

- 评估肌腱质量
- 肌腱内血管生成
- 部分撕裂
- 完全撕裂
- 肌腱挛缩程度
- 评估肌腱末端情况（晚期的退变）
- 肌腱变化的准确位置
- 腱鞘炎的范围
- 腱鞘炎的原因（卡压综合征，交叉现象，肌腹低位，三角骨，骨或软组织撞击）
- 于重建前评估肌肉质量（脂肪变性，萎缩？）

②检查技术。

- 标准扫描方案：俯卧位，高分辨率多通道线圈
- 扫描序列
  ◦ 冠状位与矢状位质子加权脂肪饱和序列
  ◦ 冠状位 T_1 加权序列
  ◦ 轴位 T_2 加权序列
  ◦ 增强后斜轴位（与肌腱平面成角度）和矢状位 T_1 加权脂肪饱和序列

③磁共振表现（图 3-85）：基本表现类型与肌腱变性或者腱鞘炎的所见相同。

- 肌腱增厚
- 沿腱鞘可见积液和对比剂强化改变
- 肌腱内黏液样变性区
- 部分撕裂
- 退变肌腱内血管生成
- 肌腱完全断裂伴腱鞘内空虚、充满积液与肌腱末端挛缩
- 炎症的边缘处可能发生的骨反应性水肿

！注 意

就其本身而言，姆长屈肌腱腱鞘内出现液体通常没有病理意义。70% 以上的人，其腱鞘和踝关节是相通的。沿腱鞘走行方向出现强化表现和分隔现象则是异常的（鉴别诊断：狭窄性腱鞘炎）。

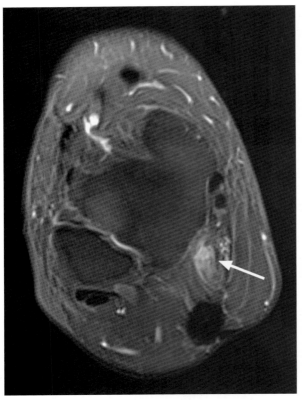

▲ 图 3-85 46 岁女性在儿童时期做过跟腱延长术
病人主诉跟腱长期慢性疼痛，最近急性加重；斜轴位增强 T_1 加权压脂像显示跟腱正常，踇长屈肌腱完全断裂；图像显示踇长屈肌腱缺失，腱鞘内由强化的纤维血管组织占据（箭所示）

（4）影像学检查方法推荐。选择的方式：应用磁共振来评估肌腱退变程度，特别是要确定其原因。

6. 鉴别诊断

- 胫后肌腱异常
- 跟腱痛
- 三角骨综合征

7. 治疗方法

（1）保守治疗。

- 非甾体消炎药
- 制动

（2）手术治疗：肌腱撞击可以通过切开或者内镜下外科切除狭窄的软组织或者骨质增生。

8. 预后及并发症 慢性腱鞘炎和肌腱变性增加了肌腱完全断裂和慢性疼痛综合征的风险。

（七）腓骨肌腱病变

1. 定义 发生在小腿远端与韧带附着处之间的腓骨长肌腱和腓骨短肌腱的病变是按照肌腱疾病的位置来分类的。腓裂综合征和腓骨肌腱半脱位属于特殊的疾病，将会分别在单独的标题下讨论。

2. 症状

- 外踝部慢性疼痛，有时沿外踝部可触及增厚
- 足外翻时可能会出现疼痛性弹响声
- 体格检查时腓骨肌腱压迫试验阳性（将腓骨长肌腱来压迫腓骨短肌腱）
- 在创伤病例中，部分撕裂较常见，完全撕裂较少见
- 完全断裂可能会发生于高弓足畸形的病人中

3. 易患因素

- 过度使用
- 未完全愈合的反复性创伤
- 急性损伤
- 体育运动中的慢性刺激，包括频繁的改变方向（网球，球类运动如足球、手球、篮球）
- 解剖因素（附属肌肉，副骨，与跟骨发生摩擦）
- 后足内翻
- 慢性外侧不稳定

4. 解剖学和病理学 腓骨长肌腱和腓骨短肌腱（外踝稳定装置）在从外踝到中足部的行程中有疼痛性过度负荷损伤的好发部位。因此，准确地了解它们的解剖和功能是十分重要的。

（1）解剖学。

①腓骨长短肌腱的功能：腓骨长短肌腱均参与足的跖屈。腓骨长肌是一条强有力的旋前肌，它积极地稳固着足底穹窿结构，给予横弓特别的支撑作用。腓骨肌肉受腓浅神经支配（L_5 和 S_1）。腓骨肌发生瘫痪将会引起足部旋前减弱，致使屈肌将足拉向旋后的位置（后足内翻），最

初仍为柔性畸形，但逐渐地进展为僵硬性畸形。如果伴随伸肌瘫痪，将导致马蹄内翻足。

②腓骨肌腱解剖（图 3-86）：两条肌腱在外踝后部通过一个骨性槽沟时被腓骨上支持带固定；它们被腓骨下支持带固定于跟骨的外侧面。在这个水平处，这两条肌腱共用一个纤维 - 骨性腱鞘，在腱鞘内它们并不是平行走行的，而是腓骨长肌腱在腓骨短肌腱的上面。这个共用的腱鞘在腓骨结节处被一分为二，分为两个独立的腱鞘。腓骨短肌腱附着在第 5 跖骨基底部。腓骨长肌腱在骰骨下缘处绕行骰骨结节。骰骨结节起到了一个支点的作用，使得腓骨长肌腱改变方向并沿着足弓通过一个纤维 - 骨性通道到达足内侧。最后，腓骨长肌腱分成多条单股附着于内侧楔骨、第 1 跖骨基底部，偶尔还会附着于第 2 跖骨基底部。

（2）病理学。

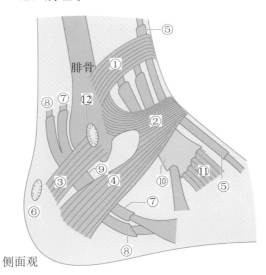

侧面观

▲ 图 3-86　腓骨肌腱的解剖和相互关系

（引自 Dihlmann 与 Stäbler 2010）

① 伸肌上支持带；② 伸肌下支持带；结构①和②是固定伸肌腱的带状结构（胫前肌腱、趾长伸肌腱和踇长伸肌腱）；③ 腓骨肌上支持带；④ 腓骨肌下支持带；结构③和④是固定腓骨长肌腱和腓骨短肌腱的带状结构；⑤ 踇长伸肌腱腱鞘；⑥ 跟骨后滑膜囊；⑦ 腓骨短肌腱腱鞘；⑧ 腓骨长肌腱腱鞘；⑨ 腓骨长肌腱和腓骨短肌腱共同的短滑膜鞘（开始于腓骨肌上支持带的稍近端处并延伸至骰骨）；⑩ 第 3 腓骨肌腱腱鞘；⑪ 趾长伸肌腱腱鞘；⑫ 外踝皮下滑膜囊；胫前肌腱及其腱鞘（图上没有标出）走行在结构⑤的内侧，紧贴胫骨前缘

• 腓骨远端尖部：在腓骨远端处出现方向的改变，可能会引起机械性的刺激，从而可能会导致腓裂综合征。

• 腓骨肌支持带：与陈旧性踝部扭伤有关的损伤可能会导致腓骨肌肌腱的半脱位或者脱位。

• 腓骨肌结节：位于跟骨外侧方突出的腓骨肌结节可能会增大摩擦力，引起机械刺激，从而导致腱鞘炎或者肌腱变性。

• 腓籽骨（腓骨长肌腱籽骨）：它是腓骨长肌腱内的一块籽骨，位于骰骨足底外侧旁。有可能发生的疾病包括骨折、骨坏死，以及肌腱附着处的病变。

• 骰骨通道：腓骨长肌腱在这个纤维 - 骨性通道内转向内侧方向走行。这个通道的狭窄可以引起卡压综合征，伴随肌腱变性和骨性狭窄。纵向撕裂已经描述过了。转换方向并穿过通道便导致了生物力学负担的增加。

• 肌腱附着处的病变

◦ 腓骨长肌腱：附着于内侧楔形骨和第 1 跖骨基底部。这一纤维 - 骨性连接处的刺激性反应，特别是第 1 跖骨的外侧基底部，可能会导致韧带增厚，纤维血管反应，跖骨基底部软骨下囊变，腱鞘囊肿，相应的骨髓水肿，纤维 - 骨炎，退行性肌腱内血管生成和部分撕裂。

◦ 腓骨短肌腱：附着于第 5 跖骨粗隆上。

◦ 另一个正常变异：出现附属肌肉，即第 4 腓骨肌。

• 完全断裂：腓骨短肌腱的急性断裂最常发生在腓骨远端尖部或者腓骨结节水平。腓骨长肌腱撕裂的好发部位是其骰骨通道入口处。两者同时发生断裂很罕见，主要见于严重的后足内翻畸形。

5. 影像学表现

（1）X 线片：X 线片有助于发现引起肌腱退变的骨质结构（突出的腓骨结节，腓籽骨，腓骨远端处的骨化）。拍摄三个平面的足的负重位图像，能够评估足的位置（高足弓内翻足畸形）。Saltzman 位图像可以评估后足的排列情况。拍摄两个平面的踝关节负重位图像能够排除踝上畸形。

（2）超声：通过对胫骨下 1/3 处至第 5 跖骨（腓骨短肌）之间的外踝附近区域的扫描，超声能够显示腓骨肌腱的纵向与横向切面图像。短线阵换能器（探头）能够获得更好的结果（7.5 ～ 15MHz）。耦合不好的情况下应该使用超声衬垫（水囊）。如果怀疑脱位，应该在监视器下实施激发试验，来动态评估踝关节的稳定性。退变性撕裂可以出现"芦笋尖征"。

（3）磁共振成像。

①分析要点。

- 描述肌腱病变的位置和范围
- 评估原因（如腓籽骨，陈旧性支持带损伤）
- 评估肌腱质量（肌腱内黏液样变性，部分撕裂）
- 评估骨质结构（邻近骨的反应）
- 寻找继发性改变（关节超负荷，骨应力性水肿，其他的肌腱病变）

②检查技术。

- 标准的肌腱扫描方案：俯卧位，高分辨率多通道线圈
- 扫描序列
  ○ 冠状位与矢状位质子加权脂肪饱和像
  ○ 冠状位 T_1 加权像
  ○ 轴位 T_2 加权像（与关节平面成角）
  ○ 增强后 T_1 加权脂肪饱和像，斜轴位（与肌腱平面成角）和矢状位

③磁共振表现（图 3-87 ─图 3-93）

- 早期征象：以腱鞘强化为特点的腱鞘炎（在外踝处腓骨短肌较腓骨长肌更常受累）
- 肌腱变性：肌腱增厚，可能会出现肌腱变性血管形成伴肌腱内强化,有时仅局限于一点；肌腱内晚期的黏液样变性出现强化
- 纵向部分撕裂，通常影响外踝处的腓骨短肌腱
- 伴随外踝、跟骨外侧及骰骨刺激性反应的骨髓水肿
- 在第 5 跖骨、内侧楔骨或者第 1 跖骨基

底部的纤维 - 骨性连接处的肌腱附着处的肌腱病变伴明显强化

- 可能会出现腓籽骨的刺激性反应（还描述过二分骨和骨折）
- 完全性断裂：肌腱腱鞘空虚、充满积液，并伴腱鞘强化，肌腱末端磨损，可能会出现肌腱末端的炎性反应

（4）影像学检查方法推荐：选择的方式为磁共振，可以评估病变范围、位置、病因，以及相关改变。

6. 鉴别诊断

- 前外侧撞击
- 踝关节不稳伴滑膜炎
- 累及外侧踝关节或者足部边缘的骨折

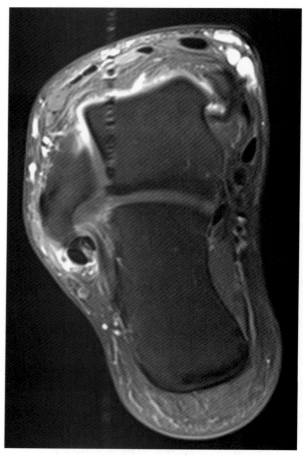

▲ 图 3-87　腓骨远端尖部腓骨肌腱慢性机械刺激引起的腱鞘炎

斜轴位 T_1 加权压脂增强扫描显示腓骨长肌腱和腓骨短肌腱的共同腱鞘明显强化，腓骨远端尖部腓骨短肌腱早期部分撕裂

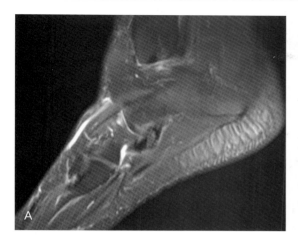

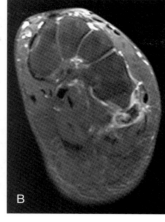

◀ **图 3-88　腓籽骨**

磁共振显示腓骨长肌腱内呈炎性反应的籽骨；A. 斜矢状位质子加权压脂像显示跟骰关节水平腓骨长肌腱呈两个低信号段；肌腱内可见小骨性结构；B. 增强后斜轴位压脂 T_1 加权像；注射造影剂后可见明显的炎性反应

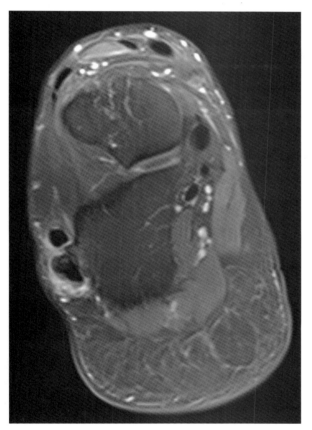

▲ **图 3-89　腓骨肌结节**

跟骨外侧方突出的腓骨肌结节；增强扫描斜轴位压脂 T_1 加权像显示腓骨肌结节处炎性反应性骨性赘生物，伴机械性刺激和腱鞘炎，主要影响腓骨长肌腱

7. 治疗方法

• 腓骨短肌腱断裂：外科手术重建

• 腓骨长肌腱断裂：保守治疗或者采取清创和肌腱固定术

• 两个肌腱都断裂：外科手术重建

• 如果需要的话，则可以将腓骨长肌腱转移至腓骨短肌腱处

8. 预后及并发症　可能的并发症如下。

• 慢性肌腱变性导致完全断裂

• 慢性疼痛综合征

• 腓骨肌腱半脱位或脱位

（1）定义：腓骨肌腱半脱位或者脱位是指一个或者两个腓骨肌腱从它们的解剖位置（外踝后方的踝后骨性槽沟内）发生急性或慢性移位。

（2）症状。

• 外踝后部疼痛

• 背屈或者外翻时出现肌腱弹响声

• 可能发生的疼痛性肿胀

（3）易患因素。

• 急性损伤

• 先天性后踝沟浅

• 陈旧性外踝扭伤引起的腓骨肌腱腱鞘和支持带损伤，导致功能受损和不稳定

• 外侧跟骨骨折引起的腓骨肌上支持带损伤

！注　意

可能伴有跟腓韧带损伤。

（4）解剖学和病理学：在外踝处，肌腱从头尾方向转向前远端的走行过程中，在足背屈和强力外翻时，更容易发生创伤性半脱位。

当上支持带发生损伤时，肌腱从骨性槽沟中滑出并脱位于外踝上方，即发生了慢性腓骨

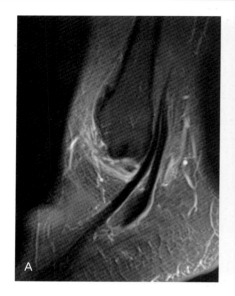

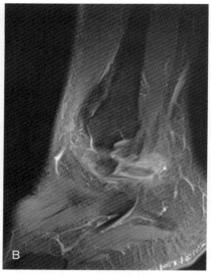

◀ 图 3-90　支持带

一位 47 岁健壮且爱好运动的男性，4 周前多发浅表性损伤，腓骨肌支持带明显强化；病人多年前有腓骨肌腱半脱位病史；目前因外踝疼痛而来检查；A. 增强扫描矢状位 T_1 加权像；图像（A、B）显示腓骨肌支持带和跟腓韧带处软组织强化表现；B. 另一幅增强扫描矢状位 T_1 加权图像

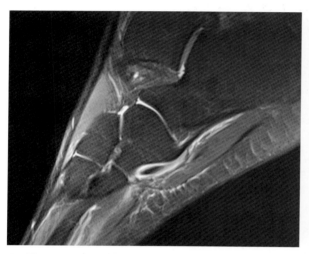

▲ 图 3-91　骰骨管

骰骨管入口处腱鞘炎；增强扫描矢状位 T_1 加权压脂像显示腓骨长肌腱在骰骨处急转进入纤维 - 骨性通道处的明显强化表现

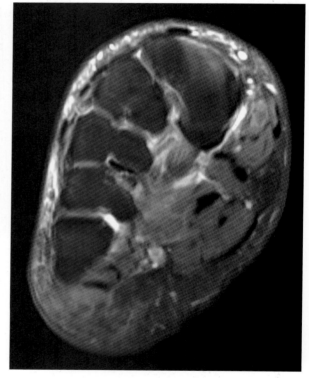

▲ 图 3-92　腓骨长肌腱附着点病变

增强扫描斜轴位 T_1 加权压脂像显示第 1 跖骨外侧底部纤维 - 骨性连接处的腱鞘炎与肌腱纤维的明显强化

肌腱半脱位。当足背屈和旋前时，外踝上方出现疼痛、反复发生的弹响声。浅的腓骨沟可以诱发腓骨肌腱半脱位，伴有近端支持带和骨膜从外踝处剥脱；单独的支持带撕裂很少见。剥脱的骨膜在外踝处形成"假囊袋"，里面的肌腱消失。

　　肌腱内半脱位是一种特殊的形式，踝后骨性槽沟内的支持带完整、解剖走行正常。当腓骨长肌腱滑动到腓骨短肌腱的后方时，即发生了这种形式的半脱位。

　　（5）影像学表现。

　　①X 线片：X 线片不被作为初始检查。当需要时，它可以被用来除外骨质损伤，以及判断骨质结构是否是踝后骨沟异常的原因。它有助于鉴别骨刺与肌腱退化。

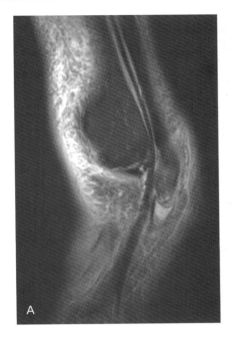

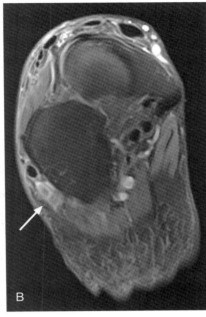

◀ 图 3-93　腓骨肌腱断裂

A. 矢状位压脂质子加权像显示腓骨长肌腱完全断裂，伴肌腱末端收缩与黏液样变性，腓骨短肌腱完整；B. 增强扫描斜轴位 T_1 加权压脂像显示腓骨短肌腱后方正常肌腱结构缺如；腱鞘内充满肉芽组织和残留的纤维组织（箭所示）

②超声：在外踝后方采取横向扫描。动态超声图像可以评估肌腱脱位及肌腱内半脱位。在评判肌腱不稳定性时，超声优于磁共振成像。

③磁共振成像。

a. 分析要点：磁共振可以评估踝后骨沟。

• 踝后骨沟变浅导致慢性半脱位

• 上支持带的质量

• 激惹征象

• 腓骨肌腱的质量

• 腱鞘炎和肌腱变性的程度

• 腓骨边缘的骨髓水肿

• 可能的腱鞘囊肿，骨赘

b. 检查技术。

• 标准的肌腱扫描方案：俯卧位，高分辨率多通道线圈

　• 扫描序列

　◦ 矢状位及冠状位质子加权压脂像

　◦ 冠状位 T_1 加权像

　◦ 轴位 T_2 加权像（与关节平面成角）

　◦ 增强扫描 T_1 加权压脂像，斜轴位（与肌腱平面成角）和矢状位

c. 磁共振表现（图 3-94）。

• 腓骨肌腱没有位于踝后正常的位置，移位到腓骨的上方或前方

• 急性脱位：伴发支持带附近的出血，可能发生的跟腓韧带断裂，可能发生的跟骨外侧边缘骨折

• 慢性脱位或者半脱位：腓骨肌腱周围的纤维血管强化，包括支持带和跟腓韧带

• 可能的骨髓水肿和腓骨远端的骨赘

• 肌腱本身通常完好；长期存在的半脱位才可以导致肌腱变性

> **！注　意**
>
> 　肌腱可以自发地缩小，给磁共振的解释带来了麻烦。在这种情况下，动态超声研究有明确的优势。

④影像学检查方法推荐。选择的方式：超声可用于评估肌腱的稳定性并能够动态检查。磁共振成像的优势是，能够对腓骨肌腱进行细致的观察，并且能够推测脱位的原因。

（6）鉴别诊断。

• 急性外踝扭伤

• 慢性关节不稳定

• 外踝撞击

• 慢性滑膜炎

• 早期骨性关节炎

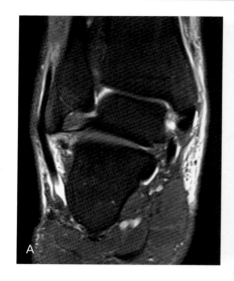
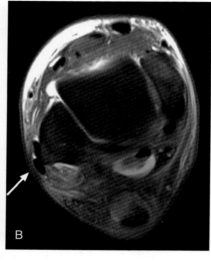

◀ 图 3-94 急性腓骨肌腱创伤性脱位

A. 冠状位质子加权压脂像（冠状层面通过外踝）显示支持带断裂，腓骨长肌腱和短肌腱向前脱位；腓骨长肌腱行至腓骨上方；B. 轴位质子加权压脂像显示腓骨肌腱从踝后沟（箭所示）脱位，伴支持带明显的出血和踝关节软组织内斑片状血肿

（7）治疗方法：只有新鲜的、自发性减轻的损伤才考虑保守治疗并予以 6 周时间的固定。保守治疗的再脱位率高达 50%。可以选择外科治疗方法，包括加深肌腱骨沟和（或）重建支持带。

（8）预后及并发症：外科干预性治疗的预后非常好。慢性脱位有产生肌腱断裂的风险。

腓骨肌腱撕裂综合征

（1）定义：腓骨肌腱撕裂综合征是指踝部腓骨短肌腱纵向撕裂或开裂，伴腓骨长肌腱移入到撕裂处。

（2）症状。

- 慢性外踝疼痛
- 疼痛性肿胀
- 压痛

（3）易患因素。

- 过度使用
- 重复损伤
- 创伤性扭伤引起跟腓韧带损伤
- 踝后沟浅
- 上支持带损伤伴肌腱摩擦力增加
- 第 4 腓骨肌
- 腓骨肌腹低位

（4）解剖学和病理学：在腓骨远端尖部，腓骨长肌腱位于腓骨短肌腱的深部，当增加足的背屈动作时，它能够压迫腓骨短肌腱。这可能会引起腓骨短肌腱的磨损和纵向撕裂，腓骨

短肌腱则将腓骨长肌腱部分包裹在腓骨形结构中。此外，腓骨短肌腱还存在无症状的正常变异，即较短的重复节段。

（5）影像学表现。

①X 线片：X 线检查用来除外相关的骨损伤。踝关节有两个投照方位。当怀疑病人有慢性距小腿关节或距下关节不稳定时，应当拍摄应力位 X 线片。

②超声：超声能够发现腓骨肌腱腱鞘内的积液和滑膜炎。

③磁共振成像。

a. 分析要点。

- 肌腱退变和刺激性炎症的范围
- 评估解剖（踝后骨性槽沟，附属肌肉，骨化）
- 评估邻近结构（上支持带和跟腓韧带）
- 腓骨骨髓水肿
- 邻近关节的继发改变

b. 检查技术。

- 标准的肌腱扫描方案：俯卧位，高分辨率多通道线圈
- 扫描序列
  ○ 矢状位与冠状位质子密度加权脂肪抑制序列
  ○ 冠状位 T_1 加权序列
  ○ 轴位 T_2 加权序列（与关节平面成角）
  ○ 增强扫描 T_1 加权脂肪抑制序列，斜轴位

（与肌腱平面成角）和矢状位

　　c. 磁共振表现（图 3-95）。

　　● 通过增强扫描鉴别二分腓骨短肌腱的正常变异

　　● 慢性炎症伴肌腱变性：肌腱腱鞘强化

　　● 腓骨短肌腱撕裂成两条肌腱（中心是腓骨长肌腱，最好的显示方法是增强扫描斜轴位 T_1 加权压脂像）

　　● 可能的肌腱内退行性改变，甚至在腓骨长肌腱内（信号不均匀，黏液样变性，肌腱内血管生成伴强化表现）

　　● 慢性不稳定：广泛的、不断增加的（包括上支持带在内的）激惹性改变，以及液体聚集，表现为模糊的、边界不清的结构

　　④影像学检查方法推荐：选择的方式为磁共振，可以评估撕裂的程度和可能引起的原因，以及继发性损伤。

　　（6）鉴别诊断。

　　● 类风湿关节炎

　　● 慢性踝关节不稳

　　（7）治疗方法。

　　● 急性损伤：选择保守治疗，即 6 周足部制动固定（可选用助步靴）

　　● 慢性病变：选择外科手术治疗撕裂，即腱内横向缝合修补术

　　（8）预后及并发症：腓骨短肌腱有完全断裂的风险。

（八）胫后肌腱功能障碍

1. 功能不全、肌腱变性、部分撕裂、完全断裂

　　（1）定义：胫后肌腱功能障碍相对比较常见，通常被认为是胫后肌腱内退行性改变，病理情况经常被低估。功能障碍的范围从肌腱周围炎，肌腱变性，附着点肌腱病变到慢性功能不全（伴或不伴有肌腱断裂）。创伤性自发性断裂而不伴随之前的退变是很少见的。

　　（2）症状。

● 内踝疼痛

● 肿胀

● 内侧距骨压痛

● 单腿站立与旋后时力量减弱

● 成年外翻扁平足畸形程度增大

● 从后面看，呈足跟外翻

● 足弓变平和前足外展

　　（3）易患因素。

● 50 — 60 岁女性，以前有外翻扁平足畸形

● 类风湿关节炎

● 血清阴性脊柱关节病

● 肌腱异常附着在副舟骨或角状足舟骨上

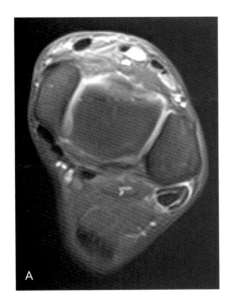
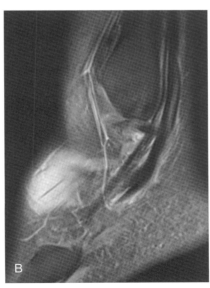

◀ 图 3-95　腓骨肌腱撕裂综合征

A. 增强扫描斜轴位 T_1 加权压脂像显示左侧腓骨短肌腱纵向撕裂和肌腱周围炎；腓骨长肌腱完整；注意撕裂的腓骨短肌腱纤维呈"显形"包裹腓骨长肌腱；B. 增强扫描矢状位 T_1 加权压脂像；矢状位切面显示腓骨短肌腱纵向撕裂形成 3 个亚肌腱

- 糖尿病

- 肥胖

- 胫后肌腱的医源性损伤发生于内踝骨折的内固定术中，但很罕见

（4）解剖学和病理学：胫后肌腱附着于舟骨和楔状骨，以及第2—4跖骨基底部。这些附着点有很多变异，包括附着于副舟骨上。肌腱功能障碍减弱了对足弓的支持，导致扁平足。肌腱退变发生在内踝水平处，为血供较少的区域。完全断裂几乎都发生在内踝肌腱急剧转弯处。

胫后肌腱功能障碍分期见表3-13。

表3-13　胫后肌腱功能障碍的Johnson和Storm分期，Bluman和Myerson修改

分期	描述
I	肌腱退变，在横断面上加重，无外翻扁平足畸形
II	肌腱退变，伴拉长或断裂，屈曲型外翻扁平足畸形
III	肌腱拉长或断裂；固定的外翻扁平足畸形
IV	肌腱断裂；更显著的固定外翻扁平足畸形，伴踝关节距骨外翻倾斜

（5）影像学表现。

①X线片：X线检查可以显示舟骨/楔骨重叠指数的减小，距舟关节的偏离中心伴距骨头向下倾斜角度的增加，距骨与跟骨的分离增加，前足呈旋后或外展位。

②超声：超声可以纵向与横向显示肌腱，扫描范围从胫骨下段1/3内踝处向远至内侧楔状骨。短线阵换能器（探头）能够获得更好的效果（7.5～15MHz）。耦合不好的情况下应该使用超声衬垫（水囊）。退变性撕裂可见"芦笋尖"征象。

- 急性肌腱病

- 增厚的肌腱伴均匀一致的回声减低

- 肌腱腱鞘内可能有无回声的液体（晕轮现象）

- 慢性肌腱炎

- 回声增强，不均匀改变

- 直径出现变化

- 部分撕裂时纤维排列中断（横向扫描很重要）

- 多普勒评估退变肌腱血管生成程度：肌腱内信号

③磁共振成像。

a. 分析要点。

- 评估退变的程度

- 肌腱附着点处纤维骨性连接

- 纤维性骨炎

- 评估肌腱周围炎，部分撕裂，完全断裂和它们的位置

- 晚期的肌腱功能障碍：评估跗骨关节线与足弓的排列情况

- 距骨关节继发性退变

- 完全断裂：评估肌腱末端的回缩情况和质量

b. 检查技术。

- 标准的肌腱扫描方案：俯卧位，高分辨率多通道线圈

- 扫描序列

。矢状位及冠状位质子密度加权脂肪抑制序列

。冠状位 T_1 加权序列

。轴位 T_2 加权序列（与关节平面成角）

。增强扫描 T_1 加权脂肪抑制序列，斜轴位（与肌腱平面成角）和矢状位

c. 磁共振表现（图3-96 —图3-100）。

! 注　意

　凭经验估计，正常胫后肌腱的横断直径应该是趾长屈肌肌腱的2倍。

- 腱鞘炎：水敏感序列显示肌腱腱鞘内高信号，增强扫描有强化。退行性改变的特征是梭形增厚，横断面扩大伴有强化（退变肌腱血管生成）。肌腱内黏液样退变显示为软化灶（T_2 加权高信号）。磁共振可以显示肌腱局灶性部分撕裂及部分纵向撕裂，导致肌腱横断面直径的减小。

- 附着点处肌腱病：舟骨上的纤维—骨性

连接处水肿和强化，伴或不伴有骨髓水肿。

- 完全断裂：肌腱全层连续性破坏伴有裂隙，肌腱腱鞘空虚充满液体，肌腱末端可见回缩。

- 其他发现：舟骨内侧突出的结节，距舟骨排列异常，副舟骨，扁平足弓，内踝的骨刺与局部激惹反应，增厚的屈肌支持带。

- 慢性功能不全：弹簧韧带拉长，肌腱炎和肌腱周围炎，跟舟韧带复合体激惹反应，弹簧韧带与跗骨窦激惹反应，距舟关节畸形，纵向距骨轴向下倾斜，异常弹簧韧带损伤；肌腱附着处的骨髓水肿。

- 少见表现：由于屈肌支持带断裂而导致的肌腱半脱位。

④影像学检查方法推荐。选择的方式：选择超声来评价形态学并确定肌腱厚度；增强 MRI 评价炎症性反应，发现小的部分撕裂，尤其是为了发现继发性跖骨退行性改变。

> **！注 意**
>
> 　　应当注意可能存在的副舟骨，以及足底跟舟韧带或跗骨窦韧带的可能病变。通常会出现伴发损伤。绝大多数的急性断裂发生于内踝水平。

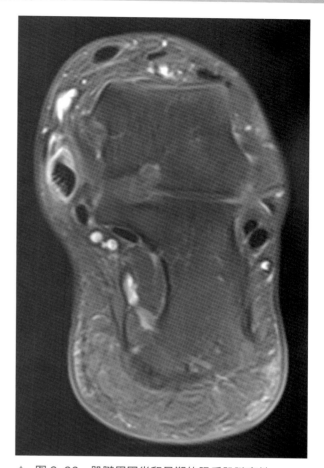

▲ 图 3-96　肌腱周围炎和早期的胫后肌腱变性
增强扫描斜轴位 T_1 加权压脂像显示胫后肌腱周围强化表现，伴肌腱内侧部分早期退变的血管生成

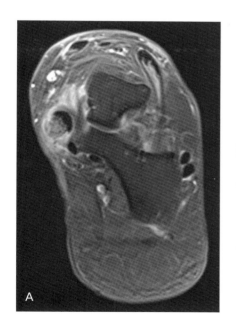
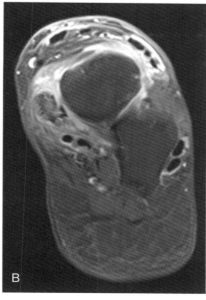

◀ 图 3-97　76 岁女性，不断加重的后足和足弓弥漫性疼痛
临床提示晚期胫后肌腱功能不全；A. 增强扫描斜轴位 T_1 加权压脂像显示左侧明确的胫后肌腱功能不全影像学特征，远端胫后肌腱变性和肌腱周围的纤维血管强化；B. 增强扫描斜轴位 T_1 加权压脂像同时显示外翻扁平足畸形激惹征象，伴距下关节不稳，特别是距舟关节不稳

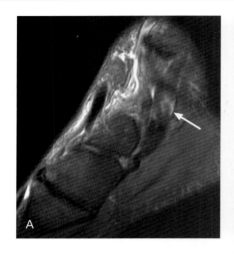

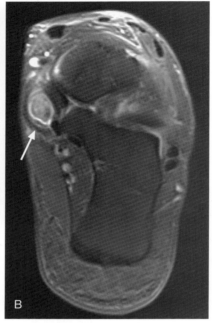

▲ 图 3-98 慢性负重相关性疼痛，内踝显著

60 岁，女性，临床提示无急性疼痛病史，临床表现为外翻扁平足与胫后肌腱断裂；A. 增强扫描矢状位 T_1 加权压脂像显示左侧胫后肌腱于内踝转向处完全断裂（箭所示）；胫后肌腱远端显示为显著的肌腱变性，伴血管生成与走行扭曲；肌腱近端回缩；B. 增强扫描斜轴位 T_1 加权压脂像显示这一水平的胫后肌腱缺如与回缩（箭所示）

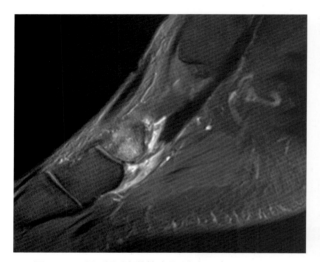

▲ 图 3-99 胫后肌腱附着点肌腱病

增强扫描矢状位 T_1 加权压脂像显示胫后肌腱舟骨附着点处明显的肌腱变性，肌腱周围炎和附着点肌腱病，伴有骨髓水肿和肌腱本身的部分撕裂

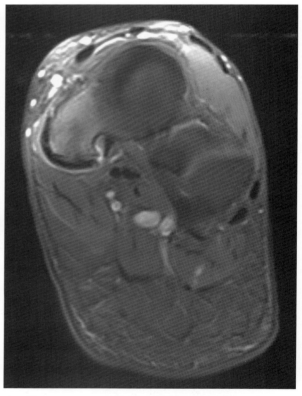

▲ 图 3-100 39 岁女性，逐渐加重的穿鞋不适，胫后肌腱舟骨附着点处肌腱病

增强扫描斜轴位 T_1 加权压脂像显示舟骨呈明显的钩子形，并伴骨髓水肿，邻近软组织有炎症反应，胫后肌腱纤维骨性连接处有肌腱周围炎

（6）鉴别诊断。

• 外翻扁平畸形的鉴别诊断（特发性的，夏科关节病，炎症性病因）

• 距下关节内侧面的活动性骨性关节炎

• 跗骨管综合征

• 外胫骨激惹反应

（7）治疗方法。

• Ⅰ期：通常采用保守方法进行治疗，其中

包括:后足楔形矫形鞋垫,休息,非甾体消炎药,以及物理疗法。滑膜切除术适用于广泛腱鞘炎。伴发的后足畸形可以通过内侧移动性跟骨截骨术来进行矫正。

• II期:通过趾长屈肌腱转移来增强胫后肌腱。后足外翻可以通过内侧移动性跟骨截骨术来进行矫正,如果存在前足外展的话,还可以加做跟骨延长术(Evans osteotomy 伊万斯截骨)。如果肌肉已经出现短缩的话,合适的方法为腓肠肌延长术。如果存在前足旋后的话,少数病例可能会需要行第1跖骨或者楔骨的跖屈截骨术。

• III期:可以尝试采用踝关节和足部矫正性或矫形性鞋来进行保守性治疗。手术治疗包括距下关节的矫正性关节融合术。

• IV期:保守治疗,使用关节融合靴来稳定踝关节和距下关节。手术治疗,踝关节和距下关节的矫正性关节融合术。

(8)预后及并发症:I期和II期病例经过保守治疗和手术治疗能够获得好的功能恢复,但需要6~12个月的功能康复期。III期或IV期病例将残留屈曲功能缺陷。长期存在的畸形可能会导致中足部和跗横关节的继发性退行性改变。

2. 副舟骨

(1)定义:副舟骨是足内侧的一个附属骨,它起源于一个分离的骨化中心,没有与舟骨融合。同义词有第二舟骨和外胫骨。

(2)症状。

• 舟骨水平的内侧跖骨疼痛

• 大的骨性突起(角状舟骨),其特点是局部疼痛和鞋袜激惹

• 青年骨化之后出现症状;更常见于女孩

(3)易患因素:副舟骨的存在是先天性的,而症状常常开始于创伤或局部压迫。舟骨与副舟骨之间的纤维连接的松弛可能会导致症状的出现。也可能会出现副舟骨的骨折。

(4)解剖学和病理学:副舟骨是由一个分离的骨化中心先天发育形成的,它没有与舟骨融合,但是它却通过纤维组织附着于内侧面。

继腓籽骨之后,副舟骨是第二位最常见的足部附属骨,存在于将近20%的人群中。通常副舟骨在9岁或10岁前尚未骨化。

在表格3-14中,描述了3种类型的副舟骨。II型和III型一共占病例中的70%。

表3-14 按型分类的副舟骨

分型	描 述
I	此型为包埋于胫后肌腱内的小籽骨,无症状
II	绝大多数胫后肌腱附着于副舟骨,对软骨结合的慢性牵拉引发软组织或骨的应力性反应,并且有可能因创伤而导致症状的出现
III	此型为副舟骨由部分骨性结合而与舟骨融合;骨性突起延伸到内侧舟骨结节处的距骨头部,导致部分的肌腱牵拉力分布于根源舟骨;骨性突起为软组织激惹的潜在源泉

(5)影像学表现。

①X线片:在足部背跖方向(DP位)X线片上可以清楚地看到副舟骨。

②超声:仅仅被用来缩小鉴别诊断的范围。

③磁共振成像。

a. 分析要点。

• 对副舟骨进行分型

• 确定激惹程度:骨髓水肿,邻近软组织激惹反应,胫后肌腱的状态,继发性改变

b. 检查技术。

• 标准的肌腱扫描方案:俯卧位,高分辨率多通道线圈

• 扫描序列

∘ 矢状位及冠状位质子加权脂肪抑制序列

∘ 冠状位 T_1 加权序列

∘ 轴位 T_2 加权(与关节平面成角)序列

∘ 增强后 T_1 加权压脂抑制序列,斜轴位(与肌腱平面成角)和矢状位

c. 磁共振表现(图3-101和图3-102):通过低信号肌腱内明显的脂肪性骨髓信号(高 T_1 加权信号)提示胫后肌腱内的小骨块,约位于舟骨近端5mm处。在遭受过创伤的病人中,应当考虑到骨折或碎骨片的可能性。

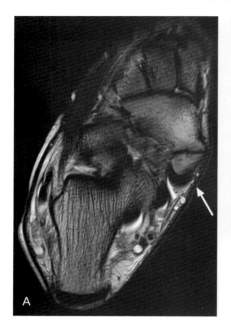

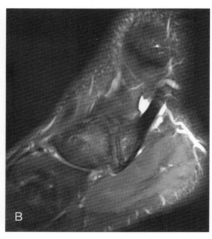

◀ 图 3-101　Ⅱ型副舟骨

A. 轴斜位 T_1 加权图像显示分离的骨化中心，伴有纤维性连接附着于舟骨的内侧面（箭所示）；B. 增强后矢状位 T_1 加权脂肪抑制图像显示绝大部分的胫后肌腱附着于副舟骨上，遂将增加了的牵拉力施加于韧带联合上

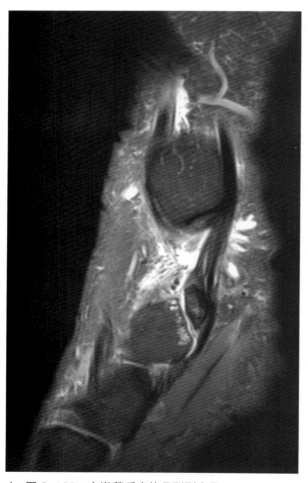

▲ 图 3-102　有激惹反应的Ⅱ型副舟骨

增强后矢状位 T_1 加权脂肪抑制图像显示副骨化中心纤维 - 骨联合处的激惹反应，表现为沿胫后肌腱鞘、软骨结合内和舟骨内的强化

> **！注　意**
>
> 　　对于从事体育活动的青年来说，尤其应当考虑到创伤因素，即使特定的创伤史不能被回忆起来。

　　坏死区域在 T_1 加权序列上不能显示出脂肪性骨髓信号或强化表现。MRI 显示出以腱鞘炎为表现形式的肌腱退行性改变，即沿腱鞘走行方向的强化表现。更进一步的退行性改变为显著的肌腱内黏液样信号，部分撕裂，邻近软组织激惹反应，以及液体聚集。

　　④影像学检查方法推荐。选择的方式：应用 MRI 来评估骨的激惹反应和肌腱质量。

　　（6）鉴别诊断。

- 跖骨骨性关节炎
- 胫后肌腱变性
- 跖骨骨折
- 关节炎

　　（7）治疗方法。

- 矫正
- 特殊鞋内衬垫
- 矫形鞋类
- Kidner 手术（切除副舟骨并重新连接胫后肌腱）
- 将其与舟骨融合

（8）预后及并发症：慢性激惹反应可能会扩散至肌腱，导致功能不全和断裂。还可能会引起扁平外翻足畸形。

（九）胫前肌腱病变

1. 肌腱变性，附着处肌腱病变

（1）定义：胫前肌腱附着处肌腱病变为累及肌腱远端在内侧楔骨和第1跖骨基底部附着处的疾病。

（2）症状。

- 在胫前肌腱附着处或走行区的中足疼痛
- 体育活动时疼痛加重
- 疼痛可能会放射至前下腿部
- 在肌腱的远端部分表面可能会出现触及的肿胀

（3）易患因素。

- 超重
- 老年女性更易受累
- 更常见于跑步运动员

（4）解剖学和病理学：胫前肌腱附着于内侧楔状骨的内侧面和第1跖骨的内侧缘。该肌腱向远端横穿足背部约7cm长的腱鞘并被伸肌下支持带缚住。其主要作用为踝关节背屈。有两个引起肌腱变性的因素：①在支持带下方足背侧的血流减少；②伸肌支持带在背屈时压迫并纠结肌腱，引起生物力学应力负重增加。附着处肌腱病变是肌腱疾病的相对少见形式。

（5）影像学表现。

①X线片：X线片通常无异常发现。在少数病例中，当患有慢性附着处肌腱疾病时，在其内侧楔骨和第1跖骨内侧缘可见软组织钙化。

②超声。

- 急性肌腱疾病：增厚的肌腱伴均匀一致的回声减低，肌腱腱鞘内可能有无回声的液体（晕轮现象）
- 慢性肌腱变性：回声增强，不均匀改变，直径出现变化

③磁共振成像。

a. 分析要点。

- 肌腱腱鞘炎的程度
- 评估附着处的肌腱病变，肌腱与骨的质量，骨赘，部分撕裂

b. 检查技术。

- 标准的肌腱扫描方案：俯卧位，高分辨率多通道线圈
- 扫描序列
  ◦ 矢状位及冠状位质子加权脂肪抑制序列
  ◦ 冠状位 T_1 加权序列
  ◦ 轴位 T_2 加权（与关节平面成角）序列
  ◦ 增强 T_1 加权脂肪抑制序列，斜轴位（与肌腱平面成角）和矢状位

> **！注　意**
>
> 对肌腱成像时应当显示其全程，包括跗骨和跖骨水平。如果有必要的话，可以扫描矢状位 T_1 加权序列来评估附着处纤维 - 骨连接处的骨赘情况。

c. 磁共振表现（图 3-103 和图 3-104）。

- 中足部表面沿腱鞘方向至肌腱附着处的强化表现
- 横径增大
- 附着处退变引起的肌腱内高信号
- 退变肌腱的血管增生伴增强扫描图像的强化表现
- 局限性的纵向撕裂
- 骨髓水肿和第1跖骨和内侧楔骨附着处的强化表现，伴有可能出现的起止点骨刺

④影像学检查方法推荐：选择的方式为MRI。

（6）鉴别诊断。

- 跗骨跖骨的骨性关节炎
- 骨的过度负荷（疲劳性骨折）

（7）治疗方法。

①保守治疗。

- 非甾体消炎药
- 物理治疗（摩擦按摩，超声波，偏心拉伸）
- 带有足跟垫和纵弓支撑的矫形鞋

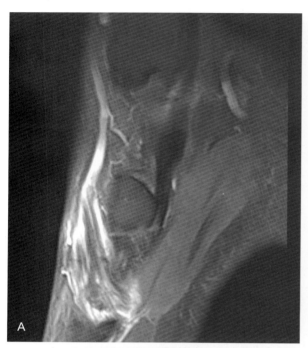

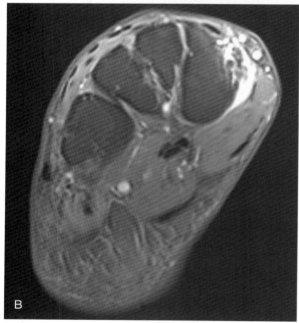

▲ 图 3-103　胫前肌腱附着处肌腱疾病

一位 58 岁患慢性内侧中足部疼痛的女性；A. 增强后矢状位 T_1 加权脂肪抑制图像显示显著强化，符合较明显的远端肌腱变性和胫前肌腱附着处肌腱疾病的表现；B. 增强后轴斜位 T_1 加权脂肪抑制图像显示：胫前肌腱在内侧楔骨和第 1 跖骨内侧缘的纤维 - 骨结合部的轻度软组织水肿和明显强化表现

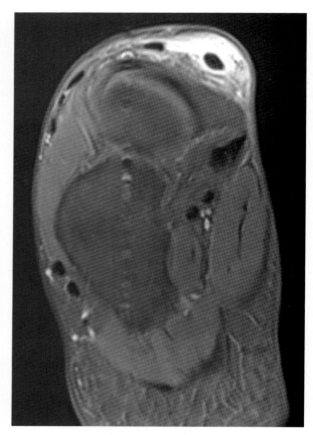

▲ 图 3-104　超急性胫前肌腱炎

一位 41 岁男性在体育活动后出现急性发作的软组织肿胀和内侧中足部压痛；增强后轴斜位 T_1 加权脂肪抑制图像显示显著的右侧胫前肌腱腱鞘炎，从踝关节延伸至肌腱附着处。肌腱的内部结构表现完整

- 震波治疗
- 深部 X 线治疗
- 血小板衍生生长因子
②手术治疗。
- 肌腱附着处的清创术
- 腱鞘切除术和用骨锚的肌腱再接术

（8）预后及并发症：可能出现的并发症为完全断裂和慢性肌腱变性。

2. 断裂

（1）定义：胫前肌腱的全层撕裂。

（2）症状。

- 踝关节疼痛与背屈功能丧失
- 病人常常感觉不到存在这样的断裂
- 可能出现持续几个月的慢性肌腱疾病并伴有逐渐的张力丧失
- 在肌腱的行程中出现局限性缺损与急性肿胀
- 蹞趾出现代偿性过度伸展

（3）易患因素：完全性自发性断裂极为罕见（小于所有肌肉和肌腱损伤的 1%）。潜在的肌腱退变，其最常见于 50 岁以上的病人，导致了跑步运动时胫前肌腱断裂的风险性增加，这是由于在跑步时是由跖屈位置变为用力背屈位置（急性偏心性的肌腱负荷）的缘故，特别是在有慢性炎症情况下，以及已经接受过肾上腺皮质激素注射的病人。自发性断裂可能会发生于糖尿病、痛风或类风湿关节炎的病人中。胫骨骨折伴筋膜室综合征之后几年可发生近端胫前肌腱的断裂。

（4）解剖学和病理学：胫前肌腱的作用是让踝关节背屈并让足在距下关节水平反转。绝大多数的断裂发生在伸肌支持带（交叉小腿韧带）与内侧楔骨和第 1 跖骨基底部肌腱实际附着处略微上方点之间。

（5）影像学表现。

① X 线片：总体上 X 线片无异常发现。在少数情况下，当病人患有长时期的肌腱变性病变时，其 X 线片可能会显示软组织钙化。

②超声：急性肌腱断裂或部分撕裂在超声上表现为低回声区域（血肿）伴高回声撕裂的边缘。肌腱周围和腱鞘可能会部分保留。应用动态超声技术，检查者可以通过监视器在视觉上评估最大背屈和跖屈时肌腱断端的再回缩现象。横向扫描对评价部分撕裂非常重要。退行性变撕裂可以产生"芦笋尖"征。

③磁共振成像。

a. 分析要点。

- 对肌腱裂隙或开裂处的定位
- 评估肌腱断端的质量

- 明确退变和黏液水肿的程度
- 明确肌腱床内炎症的程度
- 评估肌腱在内侧楔骨和第 1 跖骨附着处的情况
- 为了有可能实施的蹞伸肌腱转移手术来对肌腱质量进行评估

b. 检查技术。

- 标准的肌腱扫描方案：俯卧位，高分辨率多通道线圈
- 扫描序列
  ◦ 矢状位及冠状位质子加权脂肪抑制序列
  ◦ 冠状位 T_1 加权序列
  ◦ 轴位 T_2 加权（与关节平面成角）序列
  ◦ 增强后 T_1 加权脂肪抑制序列，斜轴位（与肌腱平面成角）和矢状位

c. 磁共振表现（图 3-105）：显示胫前肌腱断裂影像学表现的最佳位置是轴斜位质子加权脂肪抑制序列或增强后 T_1 加权脂肪抑制序列。

- 腱鞘空虚伴有能够辨识出来的近端和远端的肌腱断端
- 在空虚的腱鞘内可见液体和强化

④影像学检查方法推荐：选择的方式有超声和 MRI。

（6）鉴别诊断。

- 部分撕裂
- 腱鞘炎
- 前部踝关节滑膜炎

（7）治疗方法。

①保守治疗：对于小的撕裂和纵向撕裂和年老、久坐病人来说，采用夹板固定和休息的方法进行治疗。

②手术治疗。

- 应用经骨牵拉缝合或骨锚定方法对肌腱进行再接
- 对局灶性撕裂进行端 - 端吻合。对于较大的纵向撕裂或明显退变或肌腱断端回缩的病人来说，适合的方法为蹞伸肌腱转移来变更原动力

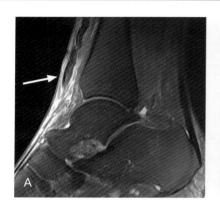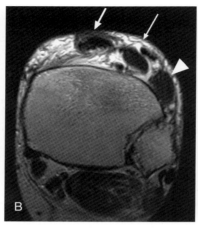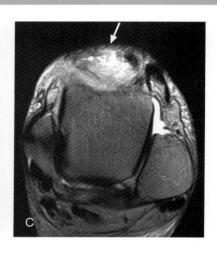

▲ **图 3-105 胫前肌腱完全断裂**

一位急性足背部创伤和疼痛的 72 岁男性；A. 矢状位质子加权脂肪抑制图像显示胫前肌腱远端完全断裂，伴有踝关节水平处的肌腱断端回缩；B. 断裂处近端的轴位 T_2 加权图像显示胫前肌腱（粗短箭所示），踇长伸肌腱（细长箭所示），和趾伸肌腱（箭头所示）；C. 断裂处轴位 T_2 加权图像显示胫前肌腱缺失（箭所示）

（8）预后及并发症：足弓可能会发生逐渐变扁的情况，对于儿童还可能会伴有跟腱变短的现象。

（十）距下关节：跗骨窦综合征

1. **定义** 跗骨窦综合征不是一个疾病诊断，而是潜在致病机制的进一步鉴别诊断。这一疼痛性综合征常常发展成为距下关节不稳定、跗骨窦内结构损伤、严重瘢痕或撞击的结果。

2. **症状**

• 慢性后足部疼痛，在外侧面更加显著

• 有距下关节不稳定的感觉

• 急性期的肿胀

• 体育活动时加剧的疼痛

• 局部麻醉浸润可以缓解的疼痛

3. **易患因素**

• 痛风

• 类风湿关节炎

• 更常见于跑步运动员

4. **解剖学和病理学** 跗骨窦包含颈韧带（限制后足的反转；有可能被反转性创伤所损伤）和骨间距跟韧带（限制足的外翻；有可能被外翻性创伤所损伤）。跗骨窦为一个指向外侧方向、漏斗形状的开口，其后界为距下关节，其前界为距舟关节。它向内延续为附骨管。它包含脂肪组织、韧带（骨间韧带＝距跟韧带、颈韧带、伸肌下支持带）、血管和神经。

最重要的韧带为骨间韧带，它位于颈韧带的前方，与膝关节的交叉韧带相一致。跗骨窦韧带稳定了踝关节和后足的外侧面。从功能上讲，它们就是外侧稳定者。

5. **影像学表现**

（1）X 线片：X 线片通常无异常发现。X 线片主要是被用来排除骨性关节炎的。

（2）超声：非适应证。

（3）磁共振成像。

①分析要点。

• 跗骨窦韧带的完整性

• 对比增强

• 纤维化的程度

• 不稳定的征象

• 评估距下关节

• 评估胫后肌腱

> **！注 意**
>
> 对于旋后性创伤的病人，总是要评估其骨间韧带。

②检查技术。

- 标准的肌腱扫描方案：俯卧位，高分辨率多通道线圈
- 扫描序列
  。矢状位及冠状位质子加权脂肪抑制序列
  。冠状位 T_1 加权序列
  。轴位 T_2 加权（与关节平面成角）序列
  。增强后 T_1 加权脂肪抑制序列，斜轴位（与肌腱平面成角）和矢状位
  。如果需要的话，可以加扫通过踝关节的真性冠状位层面
  ③磁共振表现（图 3-106）。
- 脂肪组织消失（伴有纤维化的慢性期）
- 在急性期，脂肪抑制和水敏感序列能够显示水肿和强化表现
- 肉芽组织
- 伴有滑膜增生的纤维化
- 对比增强表现
- 液体聚集
- 骨间韧带增厚和轮廓模糊
  ④影像学检查方法推荐：选择的方式为对比增强 MRI 扫描。

6. 鉴别诊断
- 距下关节骨性关节炎

- 各种联合（韧带或软骨或骨性）
- 腱鞘囊肿
- 其他神经压迫综合征
- 距骨外侧突或跟骨前突骨折后的不结合
- 继发性骨性关节炎

7. 治疗方法
（1）保守治疗。
- 非甾体消炎药
- 物理治疗
- 泼尼松注射
- 休息
（2）手术治疗。
- 关节镜下清创术
- 滑膜切除术
- 只有当距下关节出现严重破坏时，才提示采用距下关节融合术

8. 预后及并发症　如果治疗方法能够针对潜在致病因素的话，其预后较好。如果没有确定形态的基板的话，则会有较高的复发率。

（十一）慢性后足疼痛的鉴别诊断

表 3-15 总结了后足不同部位慢性疼痛的鉴别诊断。

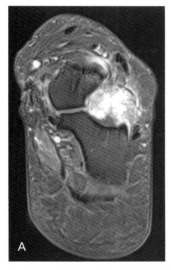 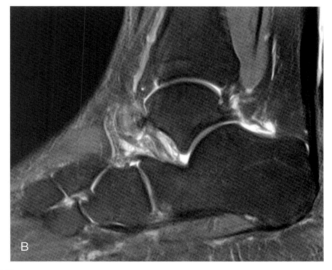

▲ 图 3-106　慢性非特异性疼痛

一位 57 岁患有跗骨窦综合征的女性；A. 增强后轴位 T_1 加权脂肪抑制图像显示跗骨窦的显著强化，伴有延长的骨间韧带和颈韧带，以及较大范围的纤维血管反应；B. 增强后矢状位 T_1 加权脂肪抑制图像显示距下关节不稳定的征象，伴有距下关节后室的滑膜炎

表 3-15　慢性后足疼痛的鉴别诊断

内侧慢性后足疼痛	足底慢性后足疼痛	外侧慢性后足疼痛	后方慢性后足疼痛	弥漫性慢性后足疼痛
• 屈肌和踇长屈肌腱的肌腱变性和腱鞘炎（胫骨后肌腱疾病：功能不全，肌腱炎，部分撕裂，附着处变异，副舟骨） • 跗管综合征 • 距下关节内侧面融合 • 足底静脉血栓 • 三角骨伴跗管激惹反应	• 足底腱膜疾病（足底肌腱筋膜炎到部分撕裂，有可能伴有滑囊病变，被跟骨骨刺刺激，Lederhose 病） • 足底交叉综合征（踇长屈肌腱和趾长屈肌肌腱的交叉反应） • 巴克斯特神经卡压 • 内侧足底神经压迫综合征（Jogger 神经）	• 腓侧肌腱疾病（腓侧肌腱撕裂综合征，肌腱变性，腱鞘炎，慢性半脱位，按位置进一步分为：腓骨尖，腓籽骨，腓骨结节、支持带，骰骨管，附着处） • 跗骨窦综合征 • 后足联合 • 慢性下胫腓联合损伤，前胫腓联合功能不全 • 外侧不稳定（踝关节，距下关节） • 跟骨前突骨不连 • 距骨外侧突骨不连 • 距下关节骨性关节炎 • 扁平外翻足伴腓骨下撞击 • 三角骨	• 三角骨 • 跟骨骨骺炎 • 跟腱疾病（肌腱变性，坏死，黄瘤症，Haglund 外生骨疣） • 跟腱下滑囊炎 • 骨应力反应，微小骨折 • 跟腱附着处牵拉性骨刺 • 强直性脊柱炎引起的起止点病	• 距下关节骨性关节炎，踝关节不稳 • 联合（纤维性，骨性） • 骨髓水肿综合征，痛性营养不良 • 儿童骨髓水肿（虎斑）过度使用性水肿，应力性骨折 • 腱鞘囊肿 • 跗管综合征 • 关节炎 • 神经压迫综合征

参考文献

关节囊与韧带

外侧韧带

［1］Campbell SE, Warner M. MR imaging of ankle inversion injuries. Magn Reson Imaging Clin N Am 2008; 16: 1-18, v

［2］Langner I, Frank M, Kuehn JP et al. Acute inversion injury of the ankle without radiological abnormalities: assessment with high-field MR imaging and correlation of findings with clinical outcome. Skeletal Radiol 2011; 40: 423-430

［3］Saxena A, Luhadiya A, Ewen B, Goumas C. Magnetic resonance imaging and incidental findings of lateral ankle pathologic features with asymptomatic ankles. J Foot Ankle Surg 2011; 50: 413-415

内侧韧带

［4］Chhabra A, Subhawong TK, Carrino JA. MR imaging of deltoid ligament pathologic findings and associated impingement syndromes. Radiographics 2010; 30: 751-761

［5］Langner I, Frank M, Kuehn JP et al. Acute inversion injury of the ankle without radiological abnormalities: assessment with high-field MR imaging and correlation of findings with clinical outcome. Skeletal Radiol 2011; 40: 423-430

韧带联合

［6］Bassett FH, Gates HS, Billys JB, Morris HB, Nikolaou PK. Talar impingement by the anteroinferior tibiofibular ligament. A cause of chronic pain in the ankle after inversion sprain. J Bone Joint Surg Am 1990; 72: 55-59

［7］Cheung Y, Perrich KD, Gui J, Koval KJ, Goodwin DW. MRI of isolated distal fibular fractures with widened medial clear space on stressed radiographs: which ligaments are interrupted? AJR Am J Roentgenol 2009; 192: W7-12

［8］Fischer W. MR-Skript. Skizzenbuch zur MRT des

Bewegungsapparates. 4th ed. Self published; 2007

[9] Hermans JJ, Beumer A, de Jong TA, Kleinrensink GJ. Anatomy of the distal tibiofibular syndesmosis in adults: a pictorial essay with a multimodality approach. J Anat 2010; 217: 633-645

[10] Hermans JJ, Beumer A, Hop WC, Moonen AF, Ginai AZ. Tibiofibular syndesmosis in acute ankle fractures: additional value of an oblique MR image plane. Skeletal Radiol 2012; 41: 193-202

[11] Langner I, Frank M, Kuehn JP et al. Acute inversion injury of the ankle without radiological abnormalities: assessment with high-field MR imaging and correlation of findings with clinical outcome. Skeletal Radiol 2011; 40: 423-430

弹簧韧带

[12] Desai KR, Beltran LS, Bencardino JT, Rosenberg ZS, Petchprapa C, Steiner G. The spring ligament recess of the talocalcaneonavicular joint: depiction on MR images with cadaveric and histologic correlation. AJR Am J Roentgenol 2011; 196: 1145-1150

[13] Harish S, Kumbhare D, O'Neill J, Popowich T. Comparison of sonography and magnetic resonance imaging for spring ligament abnormalities: preliminary study. J Ultrasound Med 2008; 27: 1145-1152

[14] Kavanagh EC, Koulouris G, Gopez A, Zoga A, Raikin S, Morrison WB. MRI of ruptureof the spring ligament complex with talo-cuboid impaction. Skeletal Radiol 2007;36: 555-558

[15] Mansour R, Teh J, Sharp RJ, Ostlere S. Ultrasound assessment of the spring ligament complex. Eur Radiol 2008; 18: 2670-2675

[16] Mansour R, Jibri Z, Kamath S, Mukherjee K, Ostlere S. Persistent ankle pain following a sprain: a review of imaging. Emerg Radiol 2011; 18: 211-225

[17] Melao L, Canella C, Weber M, Negrao P, Trudell D, Resnick D. Ligaments of the transverse tarsal joint complex: MRI-anatomic correlation in cadavers. AJR Am J Roentgenol 2009; 193: 662-671

[18] Mengiardi B, Zanetti M, Schoettle PB et al. Spring ligament complex: MR imaging-anatomic correlation and findings in asymptomatic subjects. Radiology 2005; 237:242-249

[19] Toye LR, Helms CA, Hoffman BD, Easley M, Nunley JA. MRI of spring ligament tears.AJR Am J Roentgenol 2005; 184: 1475-1480

[20] Williams BR, Ellis SJ, Deyer TW, Pavlov H, Deland JT. Reconstruction of the spring ligament using a peroneus longus autograft tendon transfer. Foot Ankle Int 2010;31: 567-577

分歧韧带

[21] Melão L, Canella C, Weber M, Negrão P, Trudell D, Resnick D. Ligaments of the transverse tarsal joint complex: MRI-anatomic correlation in cadavers. AJR Am J Roentgenol 2009; 193: 662-671

跟骰韧带损伤

[22] Agnholt J, Nielsen S, Christensen H. Lesion of the ligamentum bifurcatum in ankle sprain. Arch Orthop Trauma Surg 1988; 107: 326-328

[23] Andermahr J, Helling HJ, Maintz D, Möenig S, Koebke J, Rehm KE. The injury of the calcaneocuboid ligaments. Foot Ankle Int 2000; 21: 379-384

[24] Dorn-Lange NV, Nauck T, Lohrer H, Arentz S, Konerding MA. Morphology of the dorsal and lateral calcaneocuboid ligaments. Foot Ankle Int 2008; 29: 942-949

[25] Leland RH, Marymont JV, Trevino SG, Varner KE, Noble PC. Calcaneocuboid stability:a clinical and anatomic study. Foot Ankle Int 2001; 22: 880-884

[26] Lohrer H, Arentz S. Calcaneocuboid joint instability: a novel operative technique for anatomic reconstruction. Foot Ankle Int 2004; 25: 349-356

[27] Lohrer H, Nauck T, Arentz S, Vogl TJ. Dorsal calcaneocuboid ligament versus latera lnkle ligament repair: a case-control study. Br J Sports Med 2006; 40: 839-843

[28] Lohrer H, Nauck T, Dorn-Lange NV, Arentz S, Konerding MA. Periosteal repair of the dorsal calcaneocuboid ligament: a comparative biomechanical study. Foot Ankle I nt 2007; 28: 202-207

[29] Patil V, Ebraheim N, Wagner R, Owens C. Morphometric dimensions of the dorsal calcaneocuboid ligament. Foot Ankle Int 2008; 29: 508-512

[30] Valderrabano V, Engelhardt M, Küster H-H. Fuss und Sprunggelenk und Sport. Cologne:Deutscher

Ärzteverlag; 2009

[31] van Dorp KB, de Vries MR, van der Elst M, Schepers T. Chopart joint injury: a studyof outcome and morbidity. J Foot Ankle Surg 2010; 49: 541-545

[32] Ward KA, Soames RW. Morphology of the plantar calcaneocuboid ligaments. Foot Ankle Int 1997; 18: 649-653

骨折

踝关节骨折

[33] Barbosa P, Bonnaire F, Kojima K. Malleoli. AO Foundation. Website: http://www.aofoundation.org; status: 26 Oct 2011

[34] Cobb N. Oblique radiography in the diagnosis of ankle injuries. Proc R Soc Med 1965; 58: 334-336

[35] Lauge N. Fractures of the ankle; analytic historic survey as the basis of new experimental,roentgenologic and clinical investigations. Arch Surg 1948; 56: 259-317

[36] Lauge-Hansen N. Ligamentous ankle fractures; diagnosis and treatment. Acta Chir Scand 1949; 97: 544-550

[37] Lauge-Hansen N. Fractures of the ankle. III. Genetic roentgenologic diagnosis of fracturesof the ankle. Am J Roentgenol Radium Ther Nucl Med 1954; 71: 456-471

[38] Vécsei V. Hajdu P. Operative Behandlung der Knöechelfrakturen des Erwachsenen.Vienna: österreichische Gesellschaft für Unfallchirurgie. Website: http://www.unfallchirurgen.at/download/agenda/28_vecsei2.pdf; status: 26 Oct 2011

[39] Weber BG. Die Verletzungen des oberen Sprunggelenks. Bern: Huber; 1966

胫骨 Pilon 骨折

[40] Feldman DS, Shin SS, Madan S, Koval KJ. Correction of tibial malunion and nonunion with six-axis analysis deformity correction using the Taylor Spatial Frame. J Orthop Trauma 2003; 17: 549-554

[41] Griffiths GP, Thordarson DB. Tibial plafond fractures: limited internal fixation and a hybrid external fixator. Foot Ankle Int 1996; 17: 444-448

[42] Hessmann M, Nork S, Sommer C, et al. Distal tibia. AO Foundation. Website: http://www.aofoundation. org; status: 26 Oct 2011

[43] Kim HS, Jahng JS, Kim SS, Chun CH, Han HJ. Treatment of tibial pilon fractures usingring fixators and arthroscopy. Clin Orthop Relat Res 1997; 334: 244-250

[44] Sanders R, Gorman RR, Ritter CA, et al. Replacement versus arthrodesis for posttraumatic ankle arthritis. Paper presented at the Annual Meeting of the Orthopedic Trauma Association; 2004

[45] Thordarson DB. Complications after treatment of tibial pilon fractures: prevention and management strategies. J Am Acad Orthop Surg 2000; 8: 253-265

[46] Topliss CJ, Jackson M, Atkins RM. Anatomy of pilon fractures of the distal tibia. J Bone Joint Surg Br 2005; 87: 692-697

胫骨后缘骨折

[47] Bartoníček J. Avulsed posterior edge of the tibia. Earle's or Volkmann's triangle? J Bone Joint Surg Br 2004; 86: 746-750

[48] Earle H. Practical Observations in Surgery. London: Underwood; 1823

[49] Magid D, Michelson JD, Ney DR, Fishman EK. Adult ankle fractures: comparison of plain films and interactive two- and three-dimensional CT scans. AJR Am J Roentgenol 1990; 154: 1017-1023

[50] Mingo-Robinet J, López-Durán L, Galeote JE, Martinez-Cervell C. Ankle fractures with posterior malleolar fragment: management and results. J Foot Ankle Surg 2011;50: 141-145

[51] Niethard FU, Plaue R. The intra-articular fracture of the distal end of the tibia as aprognostic criterion [author's transl.]. Arch Orthop Unfallchir 1977; 87: 213-221

[52] Volkmann R. Beiträge zur Chirurgie anschliessend an einen Bericht üeber die Thätigkeit der chirurgischen: Universitätsklinik zu Halle im Jahre 1873. Leipzig: Breitkopf and Härtel; 1875: 104-109

[53] Volkmann R. Die Behandlung der complicierten Fracturen. In: Volkmann R, ed.Sammlung klinischer Vorträge in Verbindung mit deutschen Klinikern. Leipzig:Breitkopf und Härtel; 1875: 922-976

Maisonneuve 骨折

[54] Imade S, Takao M, Miyamoto W, Nishi H, Uchio Y. Leg anterior compartment syndrome following ankle

arthroscopy after Maisonneuve fracture. Arthroscopy 2009;25: 215-218

[55] Kalyani BS, Roberts CS, Giannoudis PV. The Maisonneuve injury: a comprehensive review. Orthopedics 2010; 33: 196-197

[56] Millen JC, Lindberg D. Maisonneuve fracture. J Emerg Med 2011; 41: 77-78

[57] Stufkens SA, van den Bekerom MP, Doornberg JN, van Dijk CN, Kloen P. Evidencebased treatment of maisonneuve fractures. J Foot Ankle Surg 2011; 50: 62-67

Tilleaux 骨折

[58] Cone RO, Nguyen V, Flournoy JG, Guerra J. Triplane fracture of the distal tibial epiphysis:radiographic and CT studies. Radiology 1984; 153: 763-767

[59] Cooperman DR, Spiegel PG, Laros GS. Tibial fractures involving the ankle in children.The so-called triplane epiphyseal fracture. J Bone Joint Surg Am 1978; 60: 1040-1046

[60] Dailiana ZH, Malizos KN, Zacharis K, Mavrodontidis AN, Shiamishis GA, Soucacos PN.Distal tibial epiphyseal fractures in adolescents. Am J Orthop 1999; 28: 309-312

[61] Dias LS, Giegerich CR. Fractures of the distal tibial epiphysis in adolescence. J Bone Joint Surg Am 1983; 65: 438-444

[62] El-Karef E, Sadek HI, Nairn DS, Aldam CH, Allen PW. Triplane fracture of the distaltibia. Injury 2000; 31: 729-736

[63] Feldman F, Singson RD, Rosenberg ZS, Berdon WE, Amodio J, Abramson SJ. Distal tibia ltriplane fractures: diagnosis with CT. Radiology 1987; 164: 429-435

[64] Gourineni P, Gupta A. Medial joint space widening of the ankle in displaced Tillaux and Triplane fractures in children. J Orthop Trauma 2011; 25: 608-611

[65] Kim JR, Song KH, Song KJ, Lee HS. Treatment outcomes of triplane and Tillaux fracturesof the ankle in adolescence. Clin Orthop Surg 2010; 2: 34-38

[66] Kleiger B, Mankin HJ. Fracture of the lateral portion of the distal tibial epiphysis. J Bone Joint Surg Am 1964; 46: 25-32

[67] Lemburg SP, Lilienthal E, Heyer CM. Growth plate fractures of the distal tibia: is C Timaging necessary? Arch Orthop Trauma Surg 2010; 130: 1411-1417

[68] Lynn MD. The triplane distal tibial epiphyseal fracture. Clin Orthop Relat Res 1972;86: 187-190

[69] Marmor L. An unusual fracture of the tibial epiphysis. Clin Orthop Relat Res 1970;73: 132-135

[70] Ogden JA, McCarthy SM. Radiology of postnatal skeletal development. VIII. Distal tibia and fibula. Skeletal Radiol 1983; 10: 209-220

[71] Peiro A, Aracil J, Martos F, Mut T. Triplane distal tibial epiphyseal fracture. Clin Orthop Relat Res 1981: 196-200

[72] von Laer L. Classification, diagnosis, and treatment of transitional fractures of the distal part of the tibia. J Bone Joint Surg Am 1985; 67: 687-698

距骨骨软骨病变

[73] Barnes CJ, Ferkel RD. Arthroscopic debridement and drilling of osteochondral lesions of the talus. Foot Ankle Clin 2003; 8: 243-257

[74] Becher C, Thermann H. Results of microfracture in the treatment of articular cartilage defects of the talus. Foot Ankle Int 2005; 26: 583-589

[75] Berndt AL, Harty M. Transchondral fractures (osteochondritis dissecans) of the talus.J Bone Joint Surg Am 1959; 41-A: 988-1020

[76] Bosien WR, Staples OS, Russell SW. Residual disability following acute ankle sprains.J Bone Joint Surg Am 1955; 37-A: 1237-1243

[77] Dipaola JD, Nelson DW, Colville MR. Characterizing osteochondral lesions by magnetic resonance imaging. Arthroscopy 1991; 7: 101-104

[78] Elias I, Jung JW, Raikin SM, Schweitzer MW, Carrino JA, Morrison WB. Osteochondral lesions of the talus: change in MRI findings over time in talar lesions without operative intervention and implications for staging systems. Foot Ankle Int 2006;27: 157-166

[79] Giannini S, Buda R, Vannini F, Di Caprio F, Grigolo B. Arthroscopic autologous chondrocyte implantation in osteochondral lesions of the talus: surgical technique and results. Am J Sports Med 2008; 36: 873-880

[80] Hangody L, Kish G, Módis L et al. Mosaicplasty for

the treatment of osteochondritis dissecans of the talus: two to seven year results in 36 patients. Foot Ankle Int 2001; 22: 552-558

[81] Hepple S, Winson IG, Glew D. Osteochondral lesions of the talus: a revised classification.Foot Ankle Int 1999; 20: 789-793

[82] Loomer R, Fisher C, Lloyd-Smith R, Sisler J, Cooney T. Osteochondral lesions of the talus. Am J Sports Med 1993; 21: 13-19

[83] Pritsch M, Horoshovski H, Farine I. Arthroscopic treatment of osteochondral lesions of the talus. J Bone Joint Surg Am 1986; 68: 862-865

[84] Schenck RC, Goodnight JM. Osteochondritis dissecans. J Bone Joint Surg Am 1996;78: 439-456

[85] Schimmer RC, Dick W, Hintermann B. The role of ankle arthroscopy in the treatment strategies of osteochondritis dissecans lesions of the talus. Foot Ankle Int 2001;22: 895-900

[86] Taranow WS, Bisignani GA, Towers JD, Conti SF. Retrograde drilling of osteochondral lesions of the medial talar dome. Foot Ankle Int 1999; 20: 474-480

[87] Verhagen RA, Maas M, Dijkgraaf MG, Tol JL, Krips R, van Dijk CN. Prospective study on diagnostic strategies in osteochondral lesions of the talus. Is MRI superior tohelical CT? J Bone Joint Surg Br 2005; 87: 41-46

距骨骨折

[88] Brunner U, Schweiberer L. Injuries of the talus and calcaneus. [Article in German]Unfallchirurg 1996; 99: 136-151

[89] Donnelly EF. The Hawkins sign. Radiology 1999; 210: 195-196

[90] Early JS. Talus fracture management. Foot Ankle Clin 2008; 13: 635-657

[91] Hawkins LG. Fractures of the neck of the talus. J Bone Joint Surg Am 1970; 52: 991-1002

[92] Lutz M, Golser K, Sperner G, Gabl M, Wambacher M, Sailer R. Post-traumatic ischemia of the talus. Is talus necrosis unavoidable? [Article in German] Unfallchirurg 1998; 101: 461-467

[93] Marti R. Talus- und Calcaneusfrakturen. In: Weber BG, Brunner C, Freuler F, eds. Die Frakturenbehandlung bei Kindern und Jugendlichen. Berlin: Springer; 1978

[94] Metzger MJ, Levin JS, Clancy JT. Talar neck fractures and rates of avascular necrosis. J Foot Ankle Surg 1999; 38: 154-162

[95] Prasarn ML, Miller AN, Dyke JP, Helfet DL, Lorich DG. Arterial anatomy of the talus: a cadaver and gadolinium-enhanced MRI study. Foot Ankle Int 2010; 31: 987-993

[96] Schwarz N. Talusfraktur. öesterreichische Gesellschaft für Unfallchirurgie 1-16.Website: http://www. unfallchirurgen.at/download/agenda/28_schwarz.pdf; status:26 Oct 2011

[97] Schwarz N, Eschberger J, Kramer J, Posch E. Radiologic and histologic observations in central talus fractures. [Article in German] Unfallchirurg 1997; 100: 449-456

[98] Swanson TV, Bray TJ, Holmes GB. Fractures of the talar neck. A mechanical study of fixation. J Bone Joint Surg Am 1992; 74: 544-551

跟骨骨折

[99] Badillo K, Pacheco JA, Padua SO, Gomez AA, Colon E, Vidal JA. Multidetector CT evaluation of calcaneal fractures. Radiographics 2011; 31: 81-92

[100] Brunner U, Kenn RW, Slawik J, Schweiberer L. Intra-articular calcaneus fracture.Classification in CT as a prerequisite for therapeutic decision and quantitative comparison. [Article in German] Unfallchirurg 1992; 95: 358-366

[101] Buch BD, Myerson MS, Miller SD. Primary subtaler arthrodesis for the treatment of comminuted calcaneal fractures. Foot Ankle Int 1996; 17: 61-70

[102] Daftary A, Haims AH, Baumgaertner MR. Fractures of the calcaneus: a review with emphasis on CT. Radiographics 2005; 25: 1215-1226

[103] Eastwood DM, Gregg PJ, Atkins RM. Intra-articular fractures of the calcaneum. PartI: Pathological anatomy and classification. J Bone Joint Surg Br 1993; 75: 183-188

[104] Essex-Lopresti P. The mechanism, reduction technique, and results in fractures of the os calcis. Br J Surg 1952; 39: 395-419

[105] Howard JL, Buckley R, McCormack R et al. Complications following management of displaced

intra-articular calcaneal fractures: a prospective randomized trial comparing open reduction internal fixation with nonoperative management. J OrthopTrauma 2003; 17: 241-249

[106] Mutschler W. Fracture of the calcaneus—detailed diagnosis, classification and consequences for therapy. [Article in German] Unfallchirurg 1988; 91: 486-492

[107] Myerson M, Manoli A. Compartment syndromes of the foot after calcaneal fractures.Clin Orthop Relat Res 1993: 142-150

[108] Rammelt S, Gavlik JM, Zwipp H. Historical and current treatment of calcaneal fractures.J Bone Joint Surg Am 2001; 83-A: 1438-1440, author reply 1439-1440

[109] Rammelt S, Amlang M, Barthel S, Zwipp H. Minimally-invasive treatment of calcaneal fractures. Injury 2004; 35 Suppl 2: SB55-SB63

[110] Rubino R, Valderrabano V, Sutter PM, Regazzoni P. Prognostic value of four classifica tions of calcaneal fractures. Foot Ankle Int 2009; 30: 229-238

[111] Sanders R. Intra-articular fractures of the calcaneus: present state of the art. J Orthop Trauma 1992; 6: 252-265

[112] Thordarson DB, Krieger LE. Operative vs. nonoperative treatment of intra-articular fractures of the calcaneus: a prospective randomized trial. Foot Ankle Int 1996;17: 2-9

[113] Zwipp H, Tscherne H, Wülker N, Grote R. Intra-articular fracture of the calcaneus.Classification, assessment and surgical procedures. [Article in German] Unfallchirurg 1989; 92: 117-129

小儿骨折

[114] Petit P, Panuel M, Faure F et al. Acute fracture of the distal tibial physis: role of gradient-echo MR imaging versus plain film examination. AJR Am J Roentgenol 1996; 166: 1203-1206

[115] Seifert J, Laun R, Paris S, Mutze S, Ekkernkamp A, Ostermann PA. Value of magnetic resonance tomography (MRI) in diagnosis of triplane fractures of the distal tibia.[Article in German] Unfallchirurg 2001; 104: 524-529

[116] Vanhoenacker FM, Bernaerts A, Gielen J, Schepens E, De Schepper AM. Trauma of the pediatric ankle and foot. JBR-BTR 2002; 85: 212-218

距骨周围脱位

[117] Buckingham WW, LeFlore I. Subtalar dislocation of the foot. J Trauma 1973; 13:753-765

[118] Forrester DM, Kerr R. Trauma to the foot. Radiol Clin North Am 1990; 28: 423-433

[119] Heck BE, Ebraheim NA, JacksonWT. Anatomical considerations of irreducible medialsubtalar dislocation. Foot Ankle Int 1996; 17: 103-106

[120] Merianos P, Papagiannakos K, Hatzis A, Tsafantakis E. Peritalar dislocation: a followup report of 21 cases. Injury 1988; 19: 439-442

[121] Milenkovic S, Radenkovic M, Mitkovic M. Open subtalar dislocation treated by distractional external fixation. J Orthop Trauma 2004; 18: 638-640

[122] Perugia D, Basile A, Massoni C, Gumina S, Rossi F, Ferretti A. Conservative treatment of subtalar dislocations. Int Orthop 2002; 26: 56-60

[123] Zimmer TJ, Johnson KA. Subtalar dislocations. Clin Orthop Relat Res 1989: 190-194

跗骨间关节损伤

[124] Jones FW. Structure and Function as Seen in the Foot. London: Balliere, Tindall &Cox; 1944: 246

[125] Kenwright J, Taylor RG. Major injuries of the talus. J Bone Joint Surg Br 1970; 52:36-48

[126] Main BJ, Jowett RL. Injuries of the midtarsal joint. J Bone Joint Surg Br 1975; 57:89-97

[127] Richter M, Thermann H, Huefner T, Schmidt U, Goesling T, Krettek C. Chopart joint fracture-dislocation: initial open reduction provides better outcome than closed reduction. Foot Ankle Int 2004; 25: 340-348

[128] Sangeorzan BJ, Hansen ST. Early and late posttraumatic foot reconstruction. Clin Orthop Relat Res 1989: 86-91

[129] van Dorp KB, de Vries MR, van der Elst M, Schepers T. Chopart joint injury: a studyof outcome and morbidity. J Foot Ankle Surg 2010; 49: 541-545

后足轴向畸形

踝关节骨性关节炎伴内翻或外翻畸形

[130] Paley D. Principles of Deformity Correction. Berlin:

Springer; 2003

外翻扁平足

［131］Herzenberg JE, Goldner JL, Martinez S, Silverman PM. Computerized tomography of talocalcaneal tarsal coalition: a clinical and anatomic study. Foot Ankle 1986; 6:273-288

［132］Kulik SA, Clanton TO. Tarsal coalition. Foot Ankle Int 1996; 17: 286-296

［133］Luhmann SJ, Schoenecker PL. Symptomatic talocalcaneal coalition resection: indications and results. J Pediatr Orthop 1998; 18: 748-754

［134］Newman JS, Newberg AH. Congenital tarsal coalition: multimodality evaluation with emphasis on CT and MR imaging. Radiographics 2000; 20: 321-332, quiz 526-527, 532

［135］Premkumar A, Perry MB, Dwyer AJ et al. Sonography and MR imaging of posterior tibial tendinopathy. AJR Am J Roentgenol 2002; 178: 223-232

［136］Schweitzer ME, Karasick D. MR imaging of disorders of the posterior tibialis tendon.AJR Am J Roentgenol 2000; 175: 627-635

［137］Staser J, Karmazyn B, Lubicky J. Radiographic diagnosis of posterior facet talocalcaneal coalition. Pediatr Radiol 2007; 37: 79-81

高弓足

［138］Aminian A, Sangeorzan BJ. The anatomy of cavus foot deformity. Foot Ankle Clin 2008; 13: 191-198, v

［139］Charles YP, Louahem D, Dimeglio A. Cavovarus foot deformity with multiple tarsal coalitions: functional and three-dimensional preoperative assessment. J Foot Ankle Surg 2006; 45: 118-126

［140］Döderlein L,Wenz W, Schneider U. Der Hohlfuβ. Berlin: Springer; 2000

［141］Ippolito E, Fraracci L, Farsetti P, Di Mario M, Caterini R. The influence of treatment on the pathology of club foot. CT study at maturity. J Bone Joint Surg Br 2004; 86:574-580

［142］Niethard FU. Kinderorthopädie. 2nd ed. Chapter8. Stuttgart: Thieme; 2009: 160

撞击（卡压）

前外侧撞击

［143］Arnold H. Posttraumatic impingement syndrome of the ankle-indication and results of arthroscopic therapy. Foot Ankle Surg 2011; 17: 85-88

［144］Cochet H, Pelé E, Amoretti N, Brunot S, Lafenetre O, Hauger O. Anterolateral ankle impingement: diagnostic performance of MDCT arthrography and sonography.AJR Am J Roentgenol 2010; 194: 1575-1580

［145］Donovan A, Rosenberg ZS. MRI of ankle and lateral hindfoot impingement syndromes.AJR Am J Roentgenol 2010; 195: 595-604

［146］Edmonds EW, Chambers R, Kaufman E, Chambers HG. Anterolateral ankle impingement in adolescents: outcomes of nonoperative and operative treatment. J Pediatr Orthop 2010; 30: 186-191

［147］Ferkel RD, Tyorkin M, Applegate GR, Heinen GT. MRI evaluation of anterolateral soft tissue impingement of the ankle. Foot Ankle Int 2010; 31: 655-661

［148］Linklater J. MR imaging of ankle impingement lesions. Magn Reson Imaging Clin N Am 2009; 17: 775-800, vii-viii

［149］Moustafa El-Sayed AM. Arthroscopic treatment of anterolateral impingement of theankle. J Foot Ankle Surg 2010; 49: 219-223

前内侧和前方撞击

［150］Bauer T, Breda R, Hardy P. Anterior ankle bony impingement with joint motion loss:the arthroscopic resection option. Orthop Traumatol Surg Res 2010; 96: 462-468

［151］Chhabra A, Subhawong TK, Carrino JA. MR imaging of deltoid ligament pathologic findings and associated impingement syndromes. Radiographics 2010; 30: 751-761

［152］Donovan A, Rosenberg ZS. MRI of ankle and lateral hindfoot impingement syndromes.AJR Am J Roentgenol 2010; 195: 595-604

［153］Hayeri MR, Trudell DJ, Resnick D. Anterior ankle impingement and talar bony outgrowths:osteophyte or enthesophyte? Paleopathologic and cadaveric study with imaging correlation. AJR Am J Roentgenol 2009; 193: W334-W338

［154］Linklater J. MR imaging of ankle impingement

lesions. Magn Reson Imaging Clin N Am 2009; 17: 775-800, vii-viii

[155] Moon JS, Lee K, Lee HS, Lee WC. Cartilage lesions in anterior bony impingement of the ankle. Arthroscopy 2010; 26: 984-989

[156] Murawski CD, Kennedy JG. Anteromedial impingement in the ankle joint: outcomes following arthroscopy. Am J Sports Med 2010; 38: 2017-2024

[157] Scranton PE, McDermott JE, Rogers JV. The relationship between chronic ankle instability and variations in mortise anatomy and impingement spurs. Foot Ankle Int 2000; 21: 657-664

[158] Tol JL, van Dijk CN. Etiology of the anterior ankle impingement syndrome: a descriptive anatomical study. Foot Ankle Int 2004; 25: 382-386

后方撞击

[159] Donovan A, Rosenberg ZS. MRI of ankle and lateral hindfoot impingement syndromes.AJR Am J Roentgenol 2010; 195: 595-604

[160] Lee JC, Calder JD, Healy JC. Posterior impingement syndromes of the ankle. Semin Musculoskelet Radiol 2008; 12: 154-169

[161] Linklater J. MR imaging of ankle impingement lesions. Magn Reson Imaging Clin NAm 2009; 17: 775-800, vii-viii

[162] Peace KA, Hillier JC, Hulme A, Healy JC. MRI features of posterior ankle impingement syndrome in ballet dancers: a review of 25 cases. Clin Radiol 2004; 59: 1025-1033

[163] Russell JA, Kruse DW, Koutedakis Y, McEwan IM, Wyon MA. Pathoanatomy of posterior ankle impingement in ballet dancers. Clin Anat 2010; 23: 613-621

三角骨综合征

[164] Abramowitz Y, Wollstein R, Barzilay Y et al. Outcome of resection of a symptomaticos trigonum. J Bone Joint Surg Am 2003; 85-A: 1051-1057

[165] Mendez-Castillo A, Burd TA, Kenter K et al. Radiologic case study. Os trigonum syndrome. Orthopedics 1999; 22 (12): 1208, 1201-1202

[166] Mouhsine E, Crevoisier X, Leyvraz PF, Akiki A, Dutoit M, Garofalo R. Post-traumaticoverload or

acute syndrome of the os trigonum: a possible cause of posterior ankle impingement. Knee Surg Sports Traumatol Arthrosc 2004; 12: 250-253

[167] Russell JA, Kruse DW, Koutedakis Y, McEwan IM, Wyon MA. Pathoanatomy of posterior ankle impingement in ballet dancers. Clin Anat 2010; 23: 613-621

[168] Zeichen J, Schratt E, Bosch U, Thermann H. Os trigonum syndrome. [Article in German] Unfallchirurg 1999; 102: 320-323

不稳

胫腓韧带联合

[169] Grass R, Herzmann K, Biewener A, Zwipp H. Injuries of the inferior tibiofibular syndesmosis. [Article in German] Unfallchirurg 2000; 103: 520-532

[170] Han SH, Lee JW, Kim S, Suh JS, Choi YR. Chronic tibiofibular syndesmosis injury: the diagnostic efficiency of magnetic resonance imaging and comparative analysis of operative treatment. Foot Ankle Int 2007; 28: 336-342

[171] Hermans JJ, Beumer A, de Jong TA, Kleinrensink GJ. Anatomy of the distal tibiofibular syndesmosis in adults: a pictorial essay with a multimodality approach. J Anat 2010; 217: 633-645

[172] Lin CF, Gross ML, Weinhold P. Ankle syndesmosis injuries: anatomy, biomechanics,mechanism of injury, and clinical guidelines for diagnosis and intervention. J Orthop Sports Phys Ther 2006; 36: 372-384

[173] Miller AN, Paul O, Boraiah S, Parker RJ, Helfet DL, Lorich DG. Functional outcomes after syndesmotic screw fixation and removal. J Orthop Trauma 2010; 24: 12-16

[174] Rammelt S, Zwipp H, Grass R. Injuries to the distal tibiofibular syndesmosis: an evidence-based approach to acute and chronic lesions. Foot Ankle Clin 2008; 13:611-633, vii-viii

[175] Schuberth JM, Jennings MM, Lau AC. Arthroscopy-assisted repair of latent syndesmotic instability of the ankle. Arthroscopy 2008; 24: 868-874

[176] Stark E, Tornetta P, Creevy WR. Syndesmotic

instability in Weber B ankle fractures: a clinical evaluation. J Orthop Trauma 2007; 21: 643-646

[177] van den Bekerom MP, de Leeuw PA, van Dijk CN. Delayed operative treatment of syndesmotic instability. Current concepts review. Injury 2009; 40: 1137-1142

[178] Zalavras C, Thordarson D. Ankle syndesmotic injury. J Am Acad Orthop Surg 2007;15: 330-339

[179] Zamzami MM, Zamzam MM. Chronic isolated distal tibiofibular syndesmotic disruption:diagnosis and management. Foot Ankle Surg 2009; 15: 14-19

踝关节

[180] Bonnel F, Toullec E, Mabit C, Tourne Y; Sofcot. Chronic ankle instability: biomechanics and pathomechanics of ligaments injury and associated lesions. Orthop Traumatol Surg Res 2010; 96: 424-432

[181] Hubbard TJ, Cordova M. Effect of ankle taping on mechanical laxity in chronic ankle instability. Foot Ankle Int 2010; 31: 499-504

[182] Joshy S, Abdulkadir U, Chaganti S, Sullivan B, Hariharan K. Accuracy of MRI scan in the diagnosis of ligamentous and chondral pathology in the ankle. Foot Ankle Surg 2010; 16: 78-80

[183] Mabit C, Tourné Y, Besse JL et alSofcot (French Society of Orthopedic and Traumatologic Surgery). Chronic lateral ankle instability surgical repairs: the long termprospective. Orthop Traumatol Surg Res 2010; 96: 417-423

[184] Martin B. Ankle sprain complications: MRI evaluation. Clin Podiatr Med Surg 2008;25: 203-247, vi

[185] Rein S, Fabian T, Zwipp H, Mittag-Bonsch M, Weindel S. Influence of age, body mass index and leg dominance on functional ankle stability. Foot Ankle Int 2010; 31:423-432

[186] Tourné Y, Besse JL, Mabit C; Sofcot. Chronic ankle instability. Which tests to assessthe lesions? Which therapeutic options? Orthop Traumatol Surg Res 2010; 96:433-446

距下关节

[187] Bonnel F, Toullec E, Mabit C, Tourné Y; Sofcot.

Chronic ankle instability: biomechanics and pathomechanics of ligaments injury and associated lesions. Orthop Traumatol Surg Res 2010; 96: 424-432

[188] Budny A. Subtalar joint instability: current clinical concepts. Clin Podiatr Med Surg 2004; 21: 449-460, viii

[189] Kamiya T, Kura H, Suzuki D, Uchiyama E, Fujimiya M, Yamashita T. Mechanical stability of the subtalar joint after lateral ligament sectioning and ankle brace application:a biomechanical experimental study. Am J Sports Med 2009; 37: 2451-2458

[190] Langer P, Nickisch F, Spenciner D, Fleming B, DiGiovanni CW. In vitro evaluation of the effect lateral process talar excision on ankle and subtalar joint stability. Foot Ankle Int 2007; 28: 78-83

[191] Lui TH. Arthroscopic-assisted lateral ligamentous reconstruction in combined ankle and subtalar instability. Arthroscopy 2007;23(5):554.e1-5

[192] Mabit C, Tourné Y, Besse JL et alSofcot (French Society of Orthopedic and Traumatologic Surgery). Chronic lateral ankle instability surgical repairs: the long term prospective. Orthop Traumatol Surg Res 2010; 96: 417-423

[193] Michelson J, Hamel A, Buczek F, Sharkey N. The effect of ankle injury on subtalar motion.Foot Ankle Int 2004; 25: 639-646

[194] Pisani G, Pisani PC, Parino E. Sinus tarsi syndrome and subtalar joint instability. Clin Podiatr Med Surg 2005; 22: 63-77, vii

[195] Ringleb SI, Udupa JK, Siegler S et al. The effect of ankle ligament damage and surgical reconstructions on the mechanics of the ankle and subtalar joints revealed by three-dimensional stress MRI. J Orthop Res 2005; 23: 743-749

[196] Tochigi Y, Amendola A, Rudert MJ et al. The role of the interosseous talocalcaneal ligament in subtalar joint stability. Foot Ankle Int 2004; 25: 588-596

[197] Tourné Y, Besse JL, Mabit C; Sofcot. Chronic ankle instability. Which tests to assessthe lesions? Which therapeutic options? Orthop Traumatol Surg Res 2010; 96:433-446

［198］Weindel S, Schmidt R, Rammelt S, Claes L, v Campe A, Rein S. Subtalar instability: a biomechanical cadaver study. Arch Orthop Trauma Surg 2010; 130: 313-319

软骨和骨的慢性病变

踝关节和距下关节的骨性关节炎

［199］AlOmran AS. Osteoarthritis of knee: correlation between radiographic and arthroscopic findings. Int Surg 2009; 94: 269-272

［200］Bai LB, Lee KB, Song EK, Yoon TR, Seon JK. Total ankle arthroplasty outcome comparison for post-traumatic and primary osteoarthritis. Foot Ankle Int 2010; 31:1048-1056

［201］Dihlmann W, Staebler A. Gelenke des Fuβes einschliesslich des oberen Sprunggelenks.In: Dihlmann W, Stäbler A, eds. Gelenke Wirbelverbindungen. 4th ed. Stuttgart:Thieme; 2010: 692ff

［202］Halstead J, Bergin D, Keenan AM, Madden J, McGonagle D. Ligament and bone pathologic abnormalities more frequent in neuropathic joint disease in comparison with degenerative arthritis of the foot and ankle: implications for understandingrapidly progressive joint degeneration. Arthritis Rheum 2010; 62: 2353-2358

［203］Hayashi K, Tanaka Y, Kumai T, Sugimoto K, Takakura Y. Correlation of compensatory alignment of the subtalar joint to the progression of primary osteoarthritis of theankle. Foot Ankle Int 2008; 29: 400-406

［204］Kozanek M, Rubash HE, Li G, de Asla RJ. Effect of post-traumatic tibiotalar osteoarthritis on kinematics of the ankle joint complex. Foot Ankle Int 2009; 30: 734-740

［205］Rodíguez-Merchán EC, Gómez-Cardero P. The outerbridge classification predicts the need for patellar resurfacing in TKA. Clin Orthop Relat Res 2010; 468: 1254-1257

［206］von Knoch F, Reckord U, von Knoch M, Sommer C. Fracture of the lateral process of the talus in snowboarders. J Bone Joint Surg Br 2007; 89: 772-777

［207］Witteveen AG, Sierevelt IN, Blankevoort L, Kerkhoffs GM, van Dijk CN. Intra-articular sodium hyaluronate injections in the osteoarthritic ankle joint: effects, safety and dose dependency. Foot Ankle Surg 2010; 16: 159-163

软骨瘤病，多发关节内游离体

［208］Breitenseher M. MR-Trainer obere Extremität. Stuttgart: Thieme; 2005

［209］Dihlmann W, Staebler A. Gelenke-Wirbelverbindungen. Chapter 14: Hueftgelenk;Chapter16: Gelenke des Fusses einschliesslich des oberen Sprunggelenks. 4th ed.Stuttgart: Thieme; 2010: 593, 754

［210］Galat DD, Ackerman DB, Spoon D, Turner NS, Shives TC. Synovial chondromatosis of the foot and ankle. Foot Ankle Int 2008; 29: 312-317

［211］Gaulrapp H, Szeimies U. Diagnostik der Gelenke und Weichteile. Munich: Elsevier;2008: 62

［212］Kerimoglu S, Aynaci O, Saracglu M, Cobanoglu U. Synovial chondromatosis of the subtalar joint: a case report and review of the literature. J Am Podiatr Med Assoc 2008; 98: 318-321

［213］Lee DK, Louk L, Bell BL. Synovial osteochondromatosis involvement in post-traumatic ankle injury. J Am Podiatr Med Assoc 2008; 98: 70-74

［214］McKenzie G, Raby N, Ritchie D. A pictorial review of primary synovial osteochondromatosis.Eur Radiol 2008; 18: 2662-2669

［215］Murphey MD, Vidal JA, Fanburg-Smith JC, Gajewski DA. Imaging of synovial chondromatosis with radiologic-pathologic correlation. Radiographics 2007; 27:1465-1488

［216］Oakley J, Yewlett A, Makwana N. Tenosynovial osteochondromatosis of the flexor hallucis longus tendon. Foot Ankle Surg 2010; 16: 148-150

［217］Scholl DM, Taddie KL. Asymptomatic synovial chondromatosis of the ankle: an incidental finding. J Foot Ankle Surg 2010; 49: e13-e17

［218］Sperling BL, Angel S, Stoneham G, Chow V, McFadden A, Chibbar R. Synovial chondromatosis and chondrosarcoma: a diagnostic dilemma. Sarcoma 2003; 7: 69-73

［219］Testaverde L, Perrone A, Caporali L et al. CT and MR findings in synovial chondromatosis of the temporo-mandibular joint: our experience and review of literature.Eur J Radiol 2011; 78: 414-418

距骨骨软骨病变

[220] Arcq M. Fixation of osteochondrosis dissecans by bone-pins (author's transl). [Articlein German] Arch Orthop Unfallchir 1974; 79: 297-312

[221] Berndt AL, Harty M. Transchondral fractures (osteochondritis dissecans) of the talus.J Bone Joint Surg Am 1959; 41-A: 988-1020

[222] Bohndorf K, Imhof H, Schibany N. Diagnostic imaging of acute and chronic osteochondral lesions of the talus. [Article in German] Orthopade 2001; 30: 12-19

[223] Breitenseher M. MR-Trainer obere Extremität. Stuttgart: Thieme; 2005: 88

[224] Cheng JC, Ferkel RD. The role of arthroscopy in ankle and subtalar degenerative joint disease. Clin Orthop Relat Res 1998: 65-72

[225] Clinical Munchenwiler Evaluation Group. ICRS Cartilage Injury Evaluation Package.Edited April 2000.Website: http://www.cartilage.org; status: 26 Oct 2011

[226] Dihlmann W, Staebler A. Gelenke-Wirbelverbindungen. 4th ed. Stuttgart: Thieme; 2010: 735, 644

[227] Elias I, Jung JW, Raikin SM, Schweitzer MW, Carrino JA, Morrison WB. Osteochondral lesions of the talus: change in MRI findings over time in talar lesions without operative intervention and implications for staging systems. Foot Ankle Int 2006;27: 157-166

[228] Ettl V, Kenn W, Radke S, Kirschner S, Goerttler-Krauspe I, Vispo-Seara JL. The role of MRI in therapy and follow-up after surgical treatment of osteochondrosis dissecans of the talus. [Article in German] Z Orthop Ihre Grenzgeb 2001; 139: 157-162

[229] Furlong J, Morrison WB, Carrino JA. Imaging of the talus. Foot Ankle Clin 2004; 9:685-701, v

[230] Giannini S, Battaglia M, Buda R, Cavallo M, Ruffilli A, Vannini F. Surgical treatment of osteochondral lesions of the talus by open-field autologous chondrocyte implantation:a 10-year follow-up clinical and magnetic resonance imaging T2-mapping

evaluation. Am J Sports Med 2009; 37 Suppl 1: 112S-118S

[231] Han SH, Lee JW, Lee DY, Kang ES. Radiographic changes and clinical results of osteochondral defects of the talus with and without subchondral cysts. Foot Ankle Int 2006; 27: 1109-1114

[232] Heywood CS, Benke MT, Brindle K, Fine KM. Correlation of magnetic resonance imaging to arthroscopic findings of stability in juvenile osteochondritis dissecans.Arthroscopy 2011; 27: 194-199

[233] Kokkinakis M, Kafchitsas K, Rajeev A, Mortier J. Is MRI useful in the early follow-upafter autologous osteochondral transplantation? Acta Orthop Belg 2008; 74:636-642

[234] Letts M, Davidson D, Ahmer A. Osteochondritis dissecans of the talus in children. J Pediatr Orthop 2003; 23: 617-625

[235] Nelson DW, DiPaola J, Colville M, Schmidgall J. Osteochondritis dissecans of the talusand knee: prospective comparison of MR and arthroscopic classifications. J Comput Assist Tomogr 1990; 14: 804-808

[236] O'Loughlin PF, Heyworth BE, Kennedy JG. Current concepts in the diagnosis andtreatment of osteochondral lesions of the ankle. Am J Sports Med 2010; 38: 392-404

[237] Outerbridge RE. The etiology of chondromalacia patellae. J Bone Joint Surg Br 1961;43-B: 752-757

[238] Schuman L, Struijs PA, van Dijk CN. Traumatic osteochondral lesions of the talardome [Article in German] Orthopade 2001; 30: 66-72

[239] Steinhagen J, Niggemeyer O, Bruns J. Etiology and pathogenesis of osteochondrosis dissecans tali. [Article in German] Orthopade 2001; 30: 20-27

[240] Stroud CC, Marks RM. Imaging of osteochondral lesions of the talus. Foot Ankle Clin 2000; 5: 119-133

[241] van Bergen CJ, de Leeuw PA, van Dijk CN. Treatment of osteochondral defects of thetalus. Rev Chir Orthop Repar Appar Mot 2008; 94 Suppl: 398-408

[242] Winalski CS, Alparslan L. Imaging of articular

cartilage injuries of the lower extremity.Semin Musculoskelet Radiol 2008; 12: 283-301

［243］Wirth S, Wieser A, Witt SN, Mutschler W, Reiser M. Visualization of radiographically occult osteochondrosis dissecans of the talus using MRI [Article in German] Unfallchirurg 2003; 106: 238-240

距骨缺血性坏死

［244］Adelaar RS, Madrian JR. Avascular necrosis of the talus. Orthop Clin North Am 2004;35: 383-395, xi

［245］Babu N, Schuberth JM. Partial avascular necrosis after talar neck fracture. Foot AnkleInt 2010; 31: 777-780

［246］Breitenseher M. MR-Trainer Untere Extremitaet. Stuttgart: Thieme; 2002: 94

［247］Chiodo CP, Herbst SA. Osteonecrosis of the talus. Foot Ankle Clin 2004; 9: 745-755,vi

［248］DiGiovanni CW, Patel A, Calfee R, Nickisch F. Osteonecrosis in the foot. J Am Acad Orthop Surg 2007; 15: 208-217

［249］Dihlmann W, Staebler A. Gelenke-Wirbelverbindungen. Chapter16: Gelenke des Fusses einschlie β lich des oberen Sprunggelenks. 4th ed. Stuttgart: Thieme; 2010:777

［250］Hawkins LG. Fractures of the neck of the talus. J Bone Joint Surg Am 1970; 52: 991-1002

［251］Horst F, Gilbert BJ, Nunley JA. Avascular necrosis of the talus: current treatment options.Foot Ankle Clin 2004; 9: 757-773

［252］Léduc S, Clare MP, Laflamme GY,Walling AK. Posttraumatic avascular necrosis of the talus. Foot Ankle Clin 2008; 13: 753-765

［253］Pearce DH, Mongiardi CN, Fornasier VL, Daniels TR. Avascular necrosis of the talus: apictorial essay. Radiographics 2005; 25: 399-410

［254］Prasarn ML, Miller AN, Dyke JP, Helfet DL, Lorich DG. Arterial anatomy of the talus: a cadaver and gadolinium-enhanced MRI study. Foot Ankle Int 2010; 31: 987-993

［255］Stoller DW, Tirman PFJ, Bredella MA. Diagnostic Imaging: Orthopaedics. Philadelphia:Elsevier; 2004: 6-90

［256］Tehranzadeh J, Stuffman E, Ross SD. Partial Hawkins sign in fractures of the talus: a report of three cases. AJR Am J Roentgenol 2003; 181: 1559-1563

舟骨缺血性坏死

［257］DiGiovanni CW. Fractures of the navicular. Foot Ankle Clin 2004; 9: 25-63

［258］DiGiovanni CW, Patel A, Calfee R, Nickisch F. Osteonecrosis in the foot. J Am Acad Orthop Surg 2007; 15: 208-217

［259］Dihlmann W, Staebler A. Gelenke Wirbelverbindungen. Chapter16: Gelenke des Fusses einschlieβlich des oberen Sprunggelenks. 4th ed. Stuttgart: Thieme; 2010:732

［260］Golano P, Farinas O, Sánz I. The anatomy of the navicular and periarticular structures.Foot Ankle Clin 2004; 9: 1-23

［261］Sizensky JA, Marks RM. Imaging of the navicular. Foot Ankle Clin 2004; 9: 181-209

跟骨骨突炎

［262］Gaulrapp H, Szeimies U. Diagnostik der Gelenke und Weichteile. Chapter 9: Ferse.Munich: Elsevier; 2008: 207

［263］James AM, Williams CM, Haines TP. Heel raises versus prefabricated orthoses in the treatment of posterior heel pain associated with calcaneal apophysitis (Sever's Disease): a randomised control trial. J Foot Ankle Res 2010; 3: 3

［264］Kose O. Do we really need radiographic assessment for the diagnosis of non-specificheel pain (calcaneal apophysitis) in children? Skeletal Radiol 2010; 39: 359-361

［265］Kose O, Celiktas M, Yigit S, Kisin B. Can we make a diagnosis with radiographic examination alone in calcaneal apophysitis (Sever's Disease? J Pediatr Orthop B 2010; 19: 396-398

［266］Stein CJ, Micheli LJ. Overuse injuries in youth sports. Phys Sportsmed 2010; 38: 102-108

［267］Volpon JB, de Carvalho Filho G. Calcaneal apophysitis: a quantitative radiographic evaluation of the secondary ossification center. Arch Orthop Trauma Surg 2002;122: 338-341

联合

［268］Bixby SD, Jarrett DY, Matheney T, Johnston P, Kasser J, Kleinman PK. Unilateral subtalar coalition:contralateral sustentaculum tali morphology. Radiology 2010;257: 830-835

［269］Bonasia DE, Phisitkul P, Saltzman CL, Barg A, Amendola A. Arthroscopic resection of talocalcaneal coalitions. Arthroscopy 2011; 27: 430-435

［270］Cass AD, Camasta CA. A review of tarsal coalition and pes planovalgus: clinical examination,diagnostic imaging, and surgical planning. J Foot Ankle Surg 2010; 49:274-293

［271］Crim J. Imaging of tarsal coalition. Radiol Clin North Am 2008; 46: 1017-1026, vi

［272］Dihlmann W, Staebler A. Gelenke-Wirbelverbindungen. Chapter16: Gelenke des Fusses einschlieβlich des oberen Sprunggelenks. 4th ed. Stuttgart: Thieme; 2010

［273］Guignand D, Journeau P, Mainard-Simard L, Popkov D, Haumont T, Lascombes P.Child calcaneonavicular coalitions: MRI diagnostic value in a 19-case series. Orthop Traumatol Surg Res 2011; 97: 67-72

［274］Kernbach KJ. Tarsal coalitions: etiology, diagnosis, imaging, and stigmata. Clin Podiatr Med Surg 2010; 27: 105-117

［275］Mubarak SJ, Patel PN, Upasani VV, Moor MA, Wenger DR. Calcaneonavicular coalition:treatment by excision and fat graft. J Pediatr Orthop 2009; 29: 418-426

［276］Patel CV. The foot and ankle: MR imaging of uniquely pediatric disorders. Magn Reson Imaging Clin N Am 2009; 17: 539-547, vii

［277］Philbin TM, Homan B, Hill K, Berlet G. Results of resection for middle facet tarsal coalitions in adults. Foot Ankle Spec 2008; 1: 344-349

［278］Pouliquen JC, Duranthon LD, Glorion C, Kassis B, Langlais J. The too-long anterio rprocess calcaneus: a report of 39 cases in 25 children and adolescents. J Pediatr Orthop 1998; 18: 333-336

［279］Stoller DW, Tirman PFJ, Bredella MA. Diagnostic Imaging: Orthopaedics. Philadelphia:Elsevier; 2004: 6-102

［280］Upasani VV, Chambers RC, Mubarak SJ. Analysis of calcaneonavicular coalitions using multi-planar three-dimensional computed tomography. J Child Orthop 2008; 2:301-307

［281］Zaw H, Calder JD. Tarsal coalitions. Foot Ankle Clin 2010; 15: 349-364

跟腱病变

跟腱痛

［282］Calleja M, Connell DA. The Achilles tendon. Semin Musculoskelet Radiol 2010; 14:307-322

［283］Gaweda K, Tarczynska M, Krzyzanowski W. Treatment of Achilles tendinopathy with platelet-rich plasma. Int J Sports Med 2010; 31: 577-583

［284］Hodgson RJ, Grainger AJ, O'Connor PJ et al. Imaging of the Achilles tendon in spondyloarthritis:a comparison of ultrasound and conventional, short and ultrashort echo time MRI with and without intravenous contrast. Eur Radiol 2011; 21:1144-1152

［285］Humphrey J, Chan O, Crisp T et al. The short-term effects of high volume image guided injections in resistant non-insertional Achilles tendinopathy. J Sci Med Sport 2010; 13: 295-298

［286］Maffulli N, Testa V, Capasso G, Bifulco G, Binfield PM. Results of percutaneous longitudinal tenotomy for Achilles tendinopathy in middle- and long-distance runners.Am J Sports Med 1997; 25: 835-840

［287］Maffulli N, Longo UG, Hüfner T, Denaro V. Surgical treatment for pain syndromes of the Achilles tendon [Article in German] Unfallchirurg 2010; 113: 721-725

［288］Myerson MS, McGarvey W. Disorders of the Achilles tendon insertion and Achilles tendinitis. Instr Course Lect 1999; 48: 211-218

［289］Peduto AJ, Read JW. Imaging of ankle tendinopathy and tears. Top Magn Reson Imaging 2010; 21: 25-36

［290］Pierre-Jerome C, Moncayo V, Terk MR. MRI of the Achilles tendon: a comprehensive review of the anatomy, biomechanics, and imaging of overuse tendinopathies. Acta Radiol 2010; 51: 438-454

［291］Porter DA, Schon LC. The Foot and Ankle in Sports. Philadelphia: Mosby; 2007

［292］Reddy SS, Pedowitz DI, Parekh SG, Omar IM,

Wapner KL. Surgical treatment for chronic disease and disorders of the achilles tendon. J Am Acad Orthop Surg 2009; 17: 3-14

［293］Weber C, Wedegaertner U, Maas LC, Buchert R, Adam G, Maas R. MR imaging of the Achilles tendon: evaluation of criteria for the differentiation of asymptomatic and symptomatic tendons [Article in German] Rofo 2011; 183: 631-640

［294］Wijesekera NT, Calder JD, Lee JC. Imaging in the assessment and management of Achilles tendinopathy and paratendinitis. Semin Musculoskelet Radiol 2011; 15:89-100

部分撕裂

［295］Irwin TA. Current concepts review: insertional achilles tendinopathy. Foot Ankle Int 2010; 31: 933-939

［296］Maffulli N, Testa V, Capasso G, Bifulco G, Binfield PM. Results of percutaneous longitudinal tenotomy for Achilles tendinopathy in middle- and long-distance runners.Am J Sports Med 1997; 25: 835-840

［297］Steenstra F, van Dijk CN. Achilles tendoscopy. Foot Ankle Clin 2006; 11: 429-438,VIII

断裂（破裂）

［298］Amlang MH, Maffuli N, Longo UG, Stübig T, Imrecke J, Hüfner T. Surgical treatment of Achilles tendon rupture. [Article in German] Unfallchirurg 2010; 113: 712-720

［299］Cottom JM, Hyer CF, Berlet GC, Lee TH. Flexor hallucis tendon transfer with an interference screw for chronic Achilles tendinosis: a report of 62 cases. Foot Ankle Spec 2008; 1: 280-287

［300］Maffulli N, Tallon C, Wong J, Lim KP, Bleakney R. Early weightbearing and ankle mobilization after open repair of acute midsubstance tears of the achilles tendon.Am J Sports Med 2003; 31: 692-700

［301］McGarvey WC, Singh D, Trevino SG. Partial Achilles tendon ruptures associated with fluoroquinolone antibiotics: a case report and literature review. Foot Ankle Int 1996; 17: 496-498

［302］Myerson MS. Achilles tendon ruptures. Instr Course Lect 1999; 48: 219-230

肌腱附着点病变，牵拉性骨刺

［303］Den Hartog BD. Insertional Achilles tendinosis: pathogenesis and treatment. Foot Ankle Clin 2009; 14: 639-650

［304］DeOrio MJ, Easley ME. Surgical strategies: insertional achilles tendinopathy. Foot Ankle Int 2008; 29: 542-550

［305］Gaweda K, Tarczynska M, Krzyzanowski W. Treatment of Achilles tendinopathy with platelet-rich plasma. Int J Sports Med 2010; 31: 577-583

［306］Kearney R, Costa ML. Insertional achilles tendinopathy management: a systematic review. Foot Ankle Int 2010; 31: 689-694

［307］Rompe JD, Furia J, Maffulli N. Eccentric loading compared with shock wave treatment for chronic insertional achilles tendinopathy. A randomized, controlled trial.J Bone Joint Surg Am 2008; 90: 52-61

［308］van Dijk CN, van Sterkenburg MN, Wiegerinck JI, Karlsson J, Maffulli N. Terminology for Achilles tendon related disorders. Knee Surg Sports Traumatol Arthrosc 2011;19: 835-841

外生性骨疣（哈格隆德外生性骨疣）

［309］Irwin TA. Current concepts review: insertional achilles tendinopathy. Foot Ankle Int 2010; 31: 933-939

［310］Jerosch J, Nasef NM. Endoscopic calcaneoplasty—rationale, surgical technique, and early results: a preliminary report. Knee Surg Sports Traumatol Arthrosc 2003;11: 190-195

［311］Lohrer H, Arentz S. Impingement lesion of the distal anterior Achilles tendon in sub-Achilles bursitis and Haglund-pseudoexostosis-a therapeutic challenge [Article in German] Sportverletz Sportschaden 2003; 17: 181-188

［312］Lu CC, Cheng YM, Fu YC, Tien YC, Chen SK, Huang PJ. Angle analysis of Haglund syndrome and its relationship with osseous variations and Achilles tendon calcification.Foot Ankle Int 2007; 28: 181-185

［313］Ortmann FW, McBryde AM. Endoscopic bony and soft-tissue decompression of the retrocalcaneal space for the treatment of Haglund deformity and retrocalcaneal bursitis. Foot Ankle Int 2007; 28: 149-153

[314] Pavlov H, Heneghan MA, Hersh A, Goldman AB, Vigorita V. The Haglund syndrome:initial and differential diagnosis. Radiology 1982; 144: 83-88

网球腿

[315] Kwak HS, Lee KB, Han YM. Ruptures of the medial head of the gastrocnemius("tennisleg"): clinical outcome and compression effect. Clin Imaging 2006; 30: 48-53

[316] Kwak HS, Han YM, Lee SY, Kim KN, Chung GH. Diagnosis and follow-up US evaluation of ruptures of the medial head of the gastrocnemius ("tennis leg"). Korean J Radiol 2006; 7: 193-198

跚长屈肌腱异常（后方撞击，三角骨综合征，部分撕裂）

[317] Ogut T, Ayhan E. Hindfoot endoscopy for accessory flexor digitorum longus and flexor hallucis longus tenosynovitis. Foot Ankle Surg 2011; 17: e7-e9

[318] Phisitkul P, Amendola A. False FHL: a normal variant posing risks in posterior hindfoot endoscopy. Arthroscopy 2010; 26: 714-718

[319] Rodriguez D, Devos Bevernage B, Maldague P, Deleu PA, Leemrijse T. Tarsal tunnel syndrome and flexor hallucis longus tendon hypertrophy. Orthop Traumatol Surg Res 2010; 96: 829-831

[320] Stoller DW, Tirman PFJ, Bredella MA. Diagnostic Imaging: Orthopaedics. Philadelphia:Elsevier; 2004: 6-14

腓骨肌腱病变

[321] Blitz NM, Nemes KK. Bilateral peroneus longus tendon rupture through a bipartiteos peroneum. J Foot Ankle Surg 2007; 46: 270-277

[322] Boya H, Pinar H. Stenosing tenosynovitis of the peroneus brevis tendon associated with hypertrophy of the peroneal tubercle. J Foot Ankle Surg 2010; 49: 188-190

[323] Cerrato RA, Myerson MS. Peroneal tendon tears, surgical management and its complications.Foot Ankle Clin 2009; 14: 299-312

[324] Chadwick C, Highland AM, Hughes DE, Davies MB. The importance of magnetic resonance imaging in a symptomatic "bipartite" os peroneum: a case report. J Foot Ankle Surg 2011; 50: 82-86

[325] Cooper ME, Selesnick FH, Murphy BJ. Partial peroneus

longus tendon rupture in professional basketball players: a report of 2 cases. Am J Orthop 2002; 31: 691-694

[326] Dihlmann W, Staebler A. Gelenke-Wirbelverbindungen. Chapter16: Gelenke des Fusses einschliesslich des oberen Sprunggelenks. 4th ed. Stuttgart: Thieme; 2010

[327] Lanz J, Wachsmuth W. Praktische Anatomie. 2nd ed. Heidelberg: Springer; 2004:314

[328] Leonhardt H, Tillmann B, Toedury G, Zilles K, eds. Rauber/Kopsch: Lehrbuch und Atlasder Anatomie des Menschen in 4 Baeden. Band I: Bewegungsapparat. Stuttgart:Thieme; 1987: 583

[329] Park HJ, Cha SD, Kim HS et al. Reliability of MRI findings of peroneal tendinopathy inpatients with lateral chronic ankle instability. Clin Orthop Surg 2010; 2: 237-243

[330] Patil V, Frisch NC, Ebraheim NA. Anatomical variations in the insertion of the peroneus(fibularis) longus tendon. Foot Ankle Int 2007; 28: 1179-1182

[331] Rademaker J, Rosenberg ZS, Delfaut EM, Cheung YY, Schweitzer ME. Tear of the peroneus longus tendon: MR imaging features in nine patients. Radiology 2000;214: 700-704

[332] Rademaker J, Teichgräber UK, Schröder RJ, Oestmann JW, Felix R. MRI diagnosis of injuries and diseases of peroneal tendons [Article in German] Rontgenpraxis 2001; 53: 235-240

[333] Saupe N, Mengiardi B, Pfirrmann CW, Vienne P, Seifert B, Zanetti M. Anatomic variants associated with peroneal tendon disorders: MR imaging findings in volunteers with asymptomatic ankles. Radiology 2007; 242: 509-517

[334] Slater HK. Acute peroneal tendon tears. Foot Ankle Clin 2007; 12: 659-674, vii

[335] Stäbler A, Freyschmidt J, eds. Handbuch diagnostische Radiologie, muskuloskelettales System 3. Chapter9.4: Reaktive und Stress bedingte Knochenerkrankungen,Belastung bedingte Erkrankungen der Sehnen und Sehnenansátze. Heidelberg:Springer; 2005: 62

[336] Stoller DW, Tirman PFJ, Bredella MA. Diagnostic Imaging: orthopaedics. Philadelphia:Elsevier; 2004: 6–14

［337］Taki K, Yamazaki S, Majima T, Ohura H, Minami A. Bilateral stenosing tenosynovitis of the peroneus longus tendon associated with hypertrophied peroneal tuberclein a junior soccer player: a case report. Foot Ankle Int 2007; 28: 129-132

腓骨肌腱半脱位与脱位

［338］Dihlmann W, Staebler A. Gelenke-Wirbelverbindungen. Chapter16: Gelenke des Fusses einschliesslich des oberen Sprunggelenks. 4th ed. Stuttgart: Thieme;2010: 692

［339］Jäger M, Wirth CJ, eds. Praxis der Orthopädie. 2nd ed. Stuttgart: Thieme; 1992

［340］Neustadter J, Raikin SM, Nazarian LN. Dynamic sonographic evaluation of peroneal tendon subluxation. AJR Am J Roentgenol 2004; 183: 985-988

［341］Raikin SM, Elias I, Nazarian LN. Intrasheath subluxation of the peroneal tendons. J Bone Joint Surg Am 2008; 90: 992-999

［342］Saxena A, Ewen B. Peroneal subluxation: surgical results in 31 athletic patients. J Foot Ankle Surg 2010; 49: 238-241

［343］Walther M, Morrison R, Mayer B. Retromalleolar groove impaction for the treatment of unstable peroneal tendons. Am J Sports Med 2009; 37: 191-194

腓裂综合征

［344］Dihlmann W, Staebler A. Gelenke-Wirbelverbindungen. Chapter16: Gelenke des Fusses einschliesslich des oberen Sprunggelenks. 4th ed. Stuttgart: Thieme;2010: 692

［345］Freccero DM, Berkowitz MJ. The relationship between tears of the peroneus brevis tendon and the distal extent of its muscle belly: an MRI study. Foot Ankle Int 2006; 27: 236-239

［346］Lamm BM, Myers DT, Dombek M, Mendicino RW, Catanzariti AR, Saltrick K. Magnetic resonance imaging and surgical correlation of peroneus brevis tears. J Foot Ankle Surg 2004; 43: 30-36

［347］Stoller DW, Tirman PFJ, Bredella MA. Diagnostic Imaging: Orthopaedics. Philadelphia:Elsevier; 2004: 6-14

［348］Zammit J, Singh D. The peroneus quartus muscle. Anatomy and clinical relevance. J Bone Joint Surg Br 2003; 85: 1134-1137

胫后肌腱病变，功能不全，肌腱炎，部分撕裂，完全断裂（破裂）

［349］Bluman EM, Title CI, Myerson MS. Posterior tibial tendon rupture: a refined classification system. Foot Ankle Clin 2007; 12: 233-249, v

［350］Gluck GS, Heckman DS, Parekh SG. Tendon disorders of the foot and ankle, part 3:the posterior tibial tendon. Am J Sports Med 2010; 38: 2133-2144

［351］Hintermann B, Knupp M. Injuries and dysfunction of the posterior tibial tendon [Article in German] Orthopade 2010; 39: 1148-1157

［352］Kohls-Gatzoulis J, Angel JC, Singh D, Haddad F, Livingstone J, Berry G. Tibialis posterior dysfunction: a common and treatable cause of adult acquired flatfoot. BMJ 2004; 329: 1328-1333

［353］Kong A, Van Der Vliet A. Imaging of tibialis posterior dysfunction. Br J Radiol 2008;81: 826-836

［354］Perry MB, Premkumar A, Venzon DJ, Shawker TH, Gerber LH. Ultrasound, magnetic resonance imaging, and posterior tibialis dysfunction. Clin Orthop Relat Res 2003; 408: 225-231

［355］Pufe T, Petersen WJ, Mentlein R, Tillmann BN. The role of vasculature and angiogenesis for the pathogenesis of degenerative tendons disease. Scand J Med Sci Sports 2005; 15: 211-222

［356］Trnka HJ. Dysfunction of the tendon of tibialis posterior. J Bone Joint Surg Br 2004;86: 939-946

副舟骨

［357］Choi YS, Lee KT, Kang HS, Kim EK. MR imaging findings of painful type II accessory navicular bone: correlation with surgical and pathologic studies. Korean J Radiol 2004; 5: 274-279

［358］Dihlmann W, Staebler A. Gelenke-Wirbelverbindungen. Chapter16: Gelenke des Fusses einschliesslich des oberen Sprunggelenks. 4th ed. Stuttgart: Thieme;2010: 692

［359］Leonard ZC, Fortin PT. Adolescent accessory navicular. Foot Ankle Clin 2010; 15:337-347

［360］Pastore D, Dirim B, Wangwinyuvirat M et al.

Complex distal insertions of the tibialis posterior tendon: detailed anatomic and MR imaging investigation in cadavers.Skeletal Radiol 2008; 37: 849-855

[361] Perdikakis E, Grigoraki E, Karantanas A. Os naviculare: the multi-ossicle configuration of a normal variant. Skeletal Radiol 2011; 40: 85-88

[362] Pisani G. About the pathogenesis of the so-called adult acquired pes planus. Foot Ankle Surg 2010; 16: 1-2

[363] Scott AT, Sabesan VJ, Saluta JR, Wilson MA, Easley ME. Fusion versus excision of the symptomatic Type II accessory navicular: a prospective study. Foot Ankle Int 2009; 30: 10-15

[364] Stoller DW, Tirman PFJ, Bredella MA. Diagnostic Imaging: Orthopaedics. Philadelphia:Elsevier; 2004: 6-14

胫前肌腱病变，肌腱炎，肌腱附着点病变

[365] Beischer AD, Beamond BM, Jowett AJ, O'Sullivan R. Distal tendinosis of the tibialis anterior tendon. Foot Ankle Int 2009; 30: 1053-1059

[366] Grundy JR, O'Sullivan RM, Beischer AD. Operative management of distal tibialis anterior tendinopathy. Foot Ankle Int 2010; 31: 212-219

[367] Schneppendahl J, Gehrmann SV, Stosberg U, Regenbrecht B, Windolf J, Wild M. The operative treatment of the degenerative rupture of the anterior tibialis tendon[Article in German] Z Orthop Unfall 2010; 148: 343-347

断裂（破裂）

[368] Ellington JK, McCormick J, Marion C et al. Surgical outcome following tibialis anterior tendon repair. Foot Ankle Int 2010; 31: 412-417

[369] ElMaraghy A, Devereaux MW. Bone tunnel fixation for repair of tibialis anterior tendon rupture. Foot Ankle Surg 2010; 16: e47-e50

[370] George AT, Babu A, Davis J. Traumatic rupture of the tibialis anterior tendon associated with chronic tibialis posterior dysfunction. Foot Ankle Surg 2009; 15: 46-52

[371] Imhoff AB, Zollinger-Kies H. Fuβ chirurgie. Stuttgart: Thieme; 2004: 199

[372] Khoury NJ, el-Khoury GY, Saltzman CL, Brandser EA. Rupture of the anterior tibial tendon: diagnosis by MR imaging. AJR Am J Roentgenol 1996; 167: 351-354

[373] Rajagopalan S, Sangar A, Upadhyay V, Lloyd J, Taylor H. Bilateral atraumatic sequential rupture of tibialis anterior tendons. Foot Ankle Spec 2010; 3: 352-355

[374] Sammarco VJ, Sammarco GJ, Henning C, Chaim S. Surgical repair of acute and chronic tibialis anterior tendon ruptures. J Bone Joint Surg Am 2009; 91: 325-332

[375] Schneppendahl J, Gehrmann SV, Stosberg U, Regenbrecht B, Windolf J, Wild M. The operative treatment of the degenerative rupture of the anterior tibialis tendon[Article in German] Z Orthop Unfall 2010; 148: 343-347

[376] Waizy H, Goede F, Plaass C, Stukenborg-Colsman C. Tendinopathy of the tibialis anterior tendon : surgical management [Article in German] Orthopade 2011; 40:630-632, 634

距下关节：跗骨窦综合征

[377] Choudhary S, McNally E. Review of common and unusual causes of lateral ankle pain. Skeletal Radiol 2011; 40: 1399-1413

[378] Helgeson K. Examination and intervention for sinus tarsi syndrome. N Am J Sports Phys Ther 2009; 4: 29-37

[379] Herrmann M, Pieper KS. Sinus tarsi syndrome: what hurts? [Article in German] Unfallchirurg 2008; 111: 132-136

[380] Lee KB, Bai LB, Park JG, Song EK, Lee JJ. Efficacy of MRI versus arthroscopy for evaluation of sinus tarsi syndrome. Foot Ankle Int 2008; 29: 1111-1116

[381] Lee KB, Bai LB, Song EK, Jung ST, Kong IK. Subtalar arthroscopy for sinus Tarsi syndrome:arthroscopic findings and clinical outcomes of 33 consecutive cases. Arthroscopy 2008; 24: 1130-1134

Chapter 4
中足部

Midfoot

原著　R. Degwert　U. Szeimies

翻译　张　旭　孔晓华　麻增林

一、创伤　　　　　　　　　　148

二、慢性、创伤后和退

　　行性改变　　　　　　　163

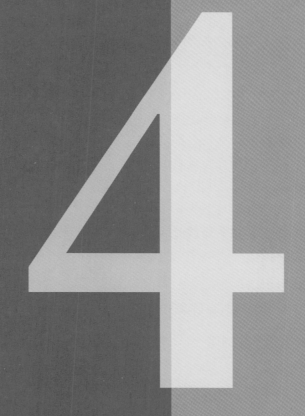

一、创伤

正如损伤整体分类（Integral Classification of Injuries，ICI）中所述，中足部由舟骨、骰骨组成的近排骨骼与内侧楔骨、中间楔骨、外侧楔骨组成的远排骨骼构成。在 AO/ASIF（Arbeitsgemeinschaft für Osteosynthese/Association for the Study of Internal Fixation：内固定研究协会）分类体系中，Chopart 关节（跗骨间关节或跗横关节）定义了中足和后足的分界线，该关节的损伤被归类为中足损伤。Lisfranc 关节（跗跖关节）是中足远端的边界，该关节的损伤被归类为前足损伤。

（一）跗跖关节线骨折（Lisfranc 骨折）

1. 定义　跗跖关节骨折是指骨折累及跗跖关节线，有或无关节脱位。该关节是以 Jacques Lisfranc 的名字命名的，他建立了距跗关节线为足部截肢水平。

> **！注　意**
> Lisfranc 骨折在最常见的严重足损伤漏诊范围内。它们可能会改变足部的生物力学，导致继发性退行性改变和慢性疼痛。

并不少见的情况是，当足部被检查时，脱位已经自发地复位，而病人则表现为严重的囊韧带断裂。在多发性创伤的病人中，来自其他损伤的重叠或者未被察觉的症状和体征较为常见。对于中足疼痛和肿胀的病人，如果 X 线检查无异常发现，则总是应该及时地进一步检查。

2. 症状
- 疼痛和肿胀，主要影响内侧柱
- 脚趾无法受力
- 运动受限
- 足弓扁平
- 足缩短
- 可能出现骨筋膜室综合征

3. 易患因素　目前尚无已知的特定易感因素。原则上讲，任何囊和韧带的松弛都可能会增加跗跖关节损伤的易感性。

4. 解剖学和病理学

（1）解剖学。

①关节：跗跖关节线的关键性解剖标志是在楔骨、骰骨、距骨基底部之间的跗跖关节和在第 2 — 4 跖骨梯形基底部之间的跖骨间关节。在解剖学上，这些关节是微动关节，允许小角度的有弹性的活动。第 2 跖骨基底部，向近端延伸至楔骨，作为"基石"帮助稳定中足。

②韧带：足底跖骨韧带相互连接第 2 — 4 跖骨；而第 1 和第 2 跖骨之间没有类似的连接。坚韧的跗跖关节韧带连接第 1 足趾与第 2 足趾。这条韧带约 1.5cm 厚，由两束组成：一条纵行束和一条斜行束，排列成 Y 形。跗跖关节韧带从内侧楔骨延伸至第 1 跖骨基底部，再延伸至第 2 跖骨基底部的韧带。

③足弓：足的纵弓是由韧带（跟舟足底韧带、足底韧带、足底腱膜）和屈肌支持的。横弓的韧带支持来自跟舟足底韧带和跖深横韧带。它的绝大多数的肌肉支持来自胫骨后肌腱和腓骨长肌（"马镫"功能），以及固有肌（内在肌）和足底筋膜，所有这些结构相互动态作用以维持足底拱顶的完整性。

④血管和神经：足背动脉的穿支和腓深神经走行于第 1 与第 2 跖骨间至足弓，非常容易受到损伤。

（2）病理学：跗跖关节骨折较少见（占所有骨折的 0.2%）。它们主要是由高冲击创伤造成的，例如机动车辆事故，但也可能是由于绊倒或跌倒的低能量创伤导致的（前足固定的轴向压迫性创伤）。常见的相关损伤包括楔骨的病变与跟骰关节、舟骨和跖骨头的骨折。

①损伤机制。

- 外展损伤：该损伤机制为后足被固定而前足强有力的外展，导致距骨向外侧面移位伴随贯穿第 2 跖骨基底部的骨折（例如从马背跌落而足部固定在马镫上）。

• 跖屈损伤：这种机制为踝关节跖屈并且后足在马蹄足的位置时，前足突然、用力地过度跖屈，导致近端跖骨的背侧脱位。这可能是由于，例如跳芭蕾舞时脚趾尖着地而前足固定并向后跌倒，或者在纵行方向上的突然高速压迫（最常见的形式）而造成的。

• 脱位损伤：全部五个跖骨同侧向背外侧脱位。

②分类：Quenu 与 Kuss 系统被最为广泛地应用于跗跖关节骨折 - 脱位的分类中（表 4-1；

图 4-1 和图 4-2）。

表 4-1 跗跖关节（Lisfranc）骨折 – 脱位的 Quenu 与 Kuss 分类

分类	描述
A	多发跖趾骨向外侧脱位
B	部分脱位伴不全同侧移位
• B1	第 1 跖趾骨单独内侧移位
• B2	第 2 － 5 跖骨向外侧移位
C	跗跖关节线的分离性脱位伴第 1 跖骨内侧移位和其他跖骨的外侧移位

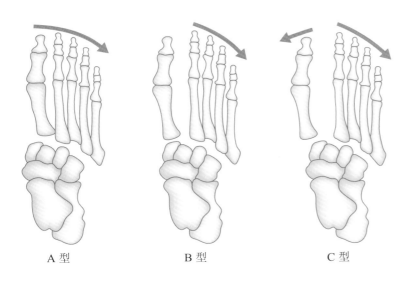

A 型　　　　　　B 型　　　　　　C 型

◀ 图 4–1 Lisfranc 骨折 – 脱位的 Quenu 与 Kuss 分类

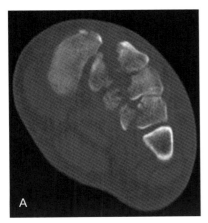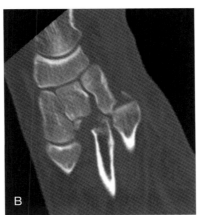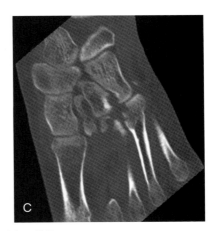

▲ 图 4–2　36 岁女性的 CT 图像显示 Quenu 与 Kuss 分类 B 型的跗跖关节骨折 – 脱位

A. 0.5mm 层厚，0.3mm 层间距的轴位多平面重建（MPR）图像显示通过第 2 和第 3 跖骨基底部的骨折，伴外侧移位；B. 冠状重建图像显示第 2 跖骨基底部完全背外侧脱位，伴第 3 跖骨基底部的部分背外侧脱位；C. 冠状重建图像显示第 4 跖骨基底部骨折与骰骨的骨性关节囊撕脱伴外侧移位；第 1 趾骨是完整的，没有显示骨折的征象

5. 影像学表现（图 4-3 和图 4-4）

（1）超声：超声扫描可能会显示足底血肿、脱位或者表面不连续，提示有骨折存在。只有作为其他检查方式的辅助时，超声才是有用的。

（2）X 线片。

• 足的足背 - 足底位（DP），管球与垂直方向成角 20°

• 足仰卧侧位

• 特殊体位：中足斜位，45° 外侧 - 内侧位和 45° 内侧 - 外侧位

• 如果有必要的话，检查可以包括静态或动态加压 X 线片，可以予以麻醉来评价前足外展情况，与稳定的后足和中足或者对侧足进行对比

> **！注 意**
>
> 由于结构叠加的缘故，X 线片经常难以显示异常。在前后位和斜位片上，大约 20% 的所有损伤被漏诊。

重要征象

• 内侧楔骨和第 2 跖骨之间的距离＞2.5mm：跗跖关节韧带损伤

• 在足背 - 足底（DP）位 X 线片上，沿第 2 跖骨与中间楔骨内侧缘的正常直线中断

（3）CT：准确的评估需要中足部高分辨率 CT 扫描与各向同性体素（约 0.5mm 层厚）及多平面重建（MPR）成像。三维（3D）容积成像有助于显示复杂性骨折 - 脱位，还可以利用骨分离技术提高对骨折关节线的显示，并帮助制订

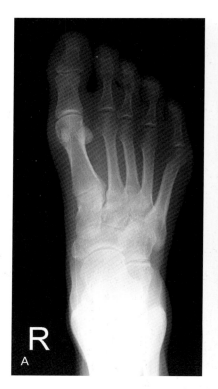
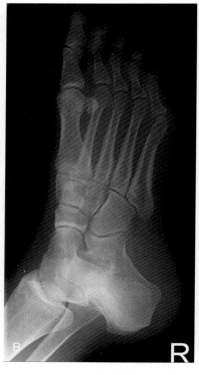
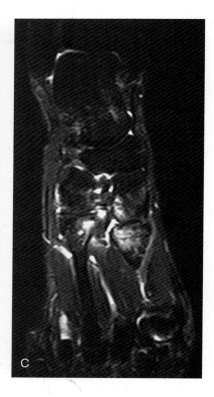
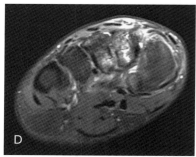

▲ 图 4-3 跗跖关节骨折

这名女病人 4 周前脚踝扭伤后中足反复疼痛，以第 1 和第 2 跖骨基底部之间最为显著，其他地方拍摄的 X 线片诊断无异常；A. 管球与垂直方向成角 20° 的足背 - 足底位 X 线片；跗骨间关节线显示可能不规则，但难以做出评估；B. 足的仰卧斜位显示第 2 跖骨基底部骨折，建议进一步 MRI 检查；C. MRI：冠状位 STIR 序列显示从第 1 — 3 跖骨沿跗跖关节关节线的骨折水肿；D. 轴位质子密度加权脂肪抑制图像显示右侧第 2 跖骨基底部骨折，沿第 2 跖骨干的水肿，第 1 和第 3 跖骨基底部明显挫伤性骨水肿

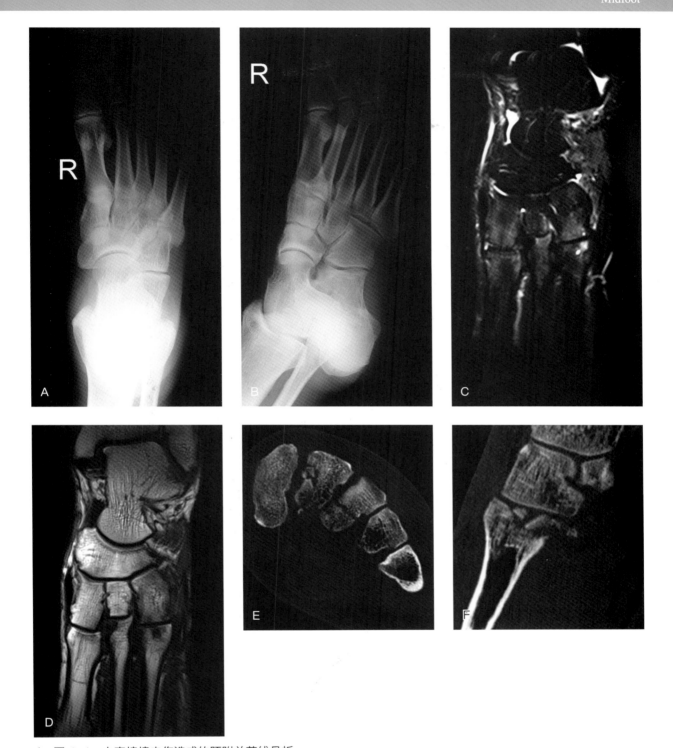

▲ 图 4-4　由直接撞击伤造成的跖跗关节线骨折

当时拍摄的 X 线片诊断为阴性，但病人仍有疼痛；只有断层成像能够确定损伤程度并指导手术计划；A. 足背 - 足底（DP）位 X 线片显示第 1 和第 2 跖骨间不清晰，而内侧楔骨与第 2 跖骨基底部之间距离正常；B. 仰卧斜位片显示第 2 跖骨基底部可疑骨折；C. MRI：冠状位 STIR 序列显示从第 1 － 3 跖骨沿跖跗关节线的挫伤性水肿；D. 冠状位 T₁ 加权图像显示在第 2 跖骨基底部的骨撕脱伴出血和跖跗关节韧带撕裂，伴随第 3 跖骨水平跗跖关节的囊内出血；E. 轴位 CT 显示第 2 跖骨基底部的多发骨折伴跗跖关节韧带的骨撕脱伤，第 3 跖骨基底部无移位的骨折；F. 矢状位 CT 显示第 2 跖骨的跗跖关节面的粉碎性骨折

术前规划（理想的状况为放射科医生和足外科医生共同在 CT 工作站上商讨病例）。

（4）磁共振成像：MRI 能够非常好地显示跗跖关节韧带的创伤性损伤。

①分析要点。

- 评价跗跖关节线的排列情况
- 评估关节面塌陷和崩解程度
- 描述轴向对线不良
- 准确描述囊韧带的结构，即使缺乏总体上的不协调
- 尤其要明确跗跖关节韧带的完整性
- 核查相关的损伤

> **! 注 意**
>
> 临床和影像学表现有可能提示即将发生的骨筋膜室综合征。有时，这可能会很难识别。在 MRI 上，提示性征象为明显的软组织肿胀和可能出现的失神经支配的肌肉水肿。

②检查技术。

- 标准扫描方案：俯卧位，高分辨率多通道线圈
- 扫描序列
  ◦ 冠状双斜位 STIR 序列（短时间反转恢复序列）和 T_1 加权序列
  ◦ 矢状位质子密度加权脂肪抑制序列（按照跗骨的走行方向调整定位线能够最大地显示临床异常；第 1 和第 5 跖骨使用不同的矢状位平面）
  ◦ 轴位 T_2 加权序列
  ◦ 不需要增强扫描
  ◦ 脂肪抑制水敏感序列（STIR 序列显示骨折最佳，而质子密度加权脂肪抑制序列则能提供更好的解剖细节）
  ◦ 总能在三个方位上对跗跖关节线进行成像
③磁共振表现。

- 中足软组织内的出血和水肿区域
- 由跖骨基底部、楔骨和骰骨的骨折和挫伤或松质骨骨折引起的明显骨髓水肿

> **! 注 意**
>
> 应该在所有方位上仔细地观察关节，以确认关节正常。

（5）影像学检查方法推荐。选择的方式：对于临床可疑病例，特别是对于 X 线检查异常的病例，应该马上进行断层成像检查。从中足的高分辨率 MRI 开始，关注可能的韧带和骨损伤。多发碎片的骨折 - 脱位在解剖上更复杂，应该用 CT 的多平面重建（MPR）和 3D 容积成像进一步评估。

6. 鉴别诊断

- 楔骨脱位
- 外侧扭伤（如分歧韧带、距腓前韧带、跟腓韧带）
- 第 5 跖骨基底部的 Jones 骨折
- 舟骨骨折
- 距下关节扭伤

7. 治疗方法

（1）保守治疗。

- 适应证很少
- 适用于跗跖关节韧带损伤的 I 级
- 对于跗跖关节脱位且没有明显再脱位的倾向：小腿非负重石膏固定 4～6 周，随后进展到全负重助步靴
- 进一步康复可能包括感觉运动训练（例如 "Janda 程序"），训练疗法，量身定制的步态和协调练习和矫正护理
- 可以通过注射或渗透疗法，捏脊疗法，整骨疗法，中电压（深部 X 线治疗）疗法来支持活动
- 病人 4～6 个月内不应该参加体育运动

（2）手术治疗：大于 2mm 的移位和不稳定损伤的病人应该进行手术治疗。

- 完全脱位：非禁食病人可以进行紧急复位手术（也可能会采用封闭技术），然后采用克氏针、螺钉关节融合或外固定装置进行手术固定。复位应以第 2 跖骨为中心（"关键片段"），其次是第 1 跖骨的复位和稳定，然后是第 3 — 5 跖骨
- 骨折合并半脱位：手术计划以 CT 扫描为基础，如果必要的话，再把 MRI 也作为基础。复位手术从第 2 跖趾关节开始，然后再进行

到第 1 跖趾和外侧跖趾关节。跖跗关节可以用螺丝钉或背侧钢板进行固定。严重软组织损伤应该用克氏针固定。原发性关节融合术的唯一适应证是第 1 － 3 跖跗关节的完全破坏。对于 Ⅱ、Ⅲ 级的跗跖关节韧带损伤应该沿韧带进行固定。

●　术后护理：使用非负重助步靴 6 ～ 8 周。状况稳定的足可以在不承重的情况下进行锻炼。当 X 线片证实骨折愈合和固定螺丝钉已被移除时，可以开始进展到完全负重。于 6 ～ 8 周时取出穿过关节表面的螺钉。

8. 预后及并发症　可能的并发症如下。

●　筋膜室综合征：需要紧急手术切开四个足底筋膜室和一个足背筋膜室。如果可能的话，应该测量筋膜室的压力，此外还应该做减压切口，尽管对它的作用尚存怀疑

●　损伤足背动脉

●　持续或慢性不稳定，变形，移位，创伤后骨关节炎，慢性疼痛，足部力学丧失

●　罕见：楔骨缺血性坏死，复杂区域疼痛综合征（CRPS）

（二）跗跖关节韧带损伤

1. 定义　跗跖关节（Lisfranc）韧带损伤是连接内侧楔骨和第 2 跖骨的韧带的损伤。

2. 症状　其临床表现变化很大，可以从非特异性的局部压痛甚至到第 1 和第 2 跖趾骨之间的负重性畸形伴分离。

●　第 1 跖跗关节疼痛

●　中足区域肿胀

●　患足无法负重

●　沿跖跗关节的触痛和对于内旋或外展应力的疼痛

●　足底血肿的出现往往需要几天的时间

●　用脚趾无法站立（总是两侧比较）

3. 易患因素　没有。

4. 解剖学和病理学　参见本章跖跗关节线骨折。

（1）解剖学：由于跗跖关节韧带的主要功能非常重要，故而单独地讨论跗跖关节韧带的损伤。跗跖关节线包含的六个关节的薄弱点是第 1 和第 2 跖骨基底部之间缺乏直接跖骨间连接。第 1 跖趾与第 2 跖趾之间仅靠楔跗韧带相连（Lisfranc 韧带，图 4-5）。四个外侧跖骨基底部之间由牢固的韧带束相互连接，而第 1 和第 2 跖骨基底部之间不存在横向韧带。Lisfranc 韧带复合体内最强的韧带是骨间韧带；其足底部和足背部的成分较弱。这些解剖因素导致了 Lisfranc 韧带容易受到损伤。

（2）病理学。

①损伤机制：Lisfranc 韧带断裂导致严重的不稳定。在首诊检查时这一损伤常常被漏诊或误诊，从而导致显著而持久的临床症状。大多数损伤发生在中足扭曲而前足固定在地面上时（例如，由防滑鞋引起的损伤）。这种力量使第 2 跖骨基底部向背侧移位，合并第 1 和第 2 跖骨基底部的分离。

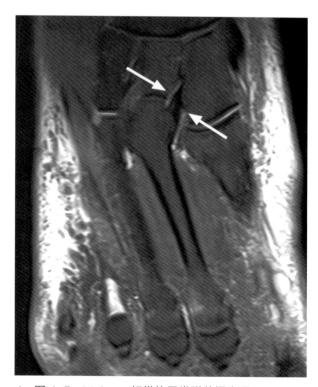

▲　图 4-5　Lisfranc 韧带的正常磁共振表现
冠状位质子密度加权脂肪抑制图像显示一条低信号的骨间韧带起自内侧楔骨斜行抵达第 2 跖骨基底部（箭所示）

②分类。

- 由分离的宽度分类（可提供大致指导）

  ◦ Ⅰ 期：＜ 2mm 的分离

  ◦ Ⅱ 期：＞ 2mm 的分离

- Nunley 和 Vertullo 分类（更精确的分类，表 4-2）

表 4-2　Lisfranc 韧带损伤的 Nunley 和 Vertullo 分类

级别	描　述
Ⅰ	Lisfranc 韧带扭伤；负重 X 线片显示无异常；MRI 可能会显示 Lisfranc 韧带复合体内信号改变，但并不显示不连续性改变
Ⅱ	负重 X 线片上 2 ～ 5mm 分离；侧位 X 线片显示患足与正常足之间没有差别；MRI 可能会显示韧带部分撕裂
Ⅲ	Lisfranc 韧带的足背和足底成分较大范围断裂，伴第 1 跖趾明显不稳定；第 1 和第 2 跖骨之间分离；在负重 X 线片上内侧足弓的高度减低（第 1 跖骨的足底骨皮质低于第 5 跖骨的足底骨皮质）

5. 影像学表现

（1）超声：超声在对这些损伤进行常规检查时仅发挥较小的作用。在负重位 X 线片上，内侧楔骨和第 2 跖骨基底部之间的距离增加或分离增加到 2.5mm 以上时，则间接提示 Lisfranc 韧带断裂。在近期损伤中，可能会显示足底血肿。

（2）X 线片。

- 拍摄足部三个体位的 X 线片。注意：非负重 X 线片经常显示无异常！

- 拍摄足背 - 足底（DP）位和侧位负重 X 线片，并与对侧比较。以下是 Lisfranc 韧带断裂的间接征象。

  ◦ 足背 - 足底（DP）位：第 1 和第 2 楔骨基底部之间距离的差别大于 2.5mm

  ◦ 侧位：第 1 跖骨比第 5 跖骨的位置低（在基底部水平处测量第 1 跖骨足底骨皮质与第 5 跖骨足底骨皮质）

- 其他的应力位 X 线片：在透视下，根据损伤机制可以给予外展性和内收性应力（可能需要麻醉）。应力位 X 线片可以比负重位 X 线片产生更多的定性方面的信息。

（3）CT：当 MRI 结果模棱两可和有治疗意义时才使用 CT 检查来排除骨折。

（4）磁共振成像。

①分析要点。

- Lisfranc 韧带的连续性

- 撕裂的位置

- 骨撕脱伤

- 韧带各个部分的完全纤维断裂

- 评价排列情况

- 第 1 与第 2 Lisfranc 关节和其余跗跖关节的排列情况和一致性

- 排除合并性损伤

②检查技术。

- 标准扫描方案：俯卧位，高分辨率多通道线圈；不需要增强扫描

- 扫描序列

  ◦ 中足的双斜冠状位质子密度加权脂肪抑制和 T_1 加权图像

  ◦ 矢状位质子密度加权脂肪抑制序列（对齐第 4 或第 2 跖骨）

  ◦ 轴位质子密度加权脂肪抑制序列

  ◦ 轴位 T_2 加权序列

  ◦ 可以增加冠状位 STIR 序列以检查任何相关的骨挫伤或骨折

③磁共振表现（图 4-6 和图 4-7）：Lisfranc 韧带经常是起自附着点的不完全性撕裂，脂肪抑制图像显示在韧带内和沿着韧带的高信号出血，伴有个别纤维结构的轮廓模糊不清。这些发现提示 Lisfranc 韧带扭伤，这也可能会造成严重的不稳定。可能会伴有相关的出血进入关节囊和软组织内，以及局灶性骨挫伤性水肿或第 1 和第 2 跖骨的排列不齐。

（5）影像学检查方法推荐：最佳的选择是MRI 检查。在临床可疑但普通 X 线片无异常发现的病例中，近年来 MRI 检查已经取代了负重位和应力位 X 线片。即使病人足部疼痛，也能忍受 MRI 检查，并足够敏感地显示韧带的损伤。

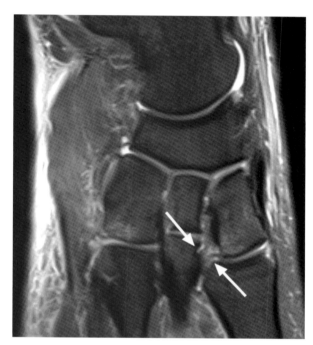

▲ 图 4-6 19 岁女性跌倒后出现持续性中足疼痛，Lisfranc 韧带发生断裂
在冠状位质子密度加权脂肪抑制图像中，韧带（箭所示）呈低信号；骨间纤维被拉长，水肿，并显示连续性中断；在内侧楔骨远端的韧带附着处可见一处轻微局灶性骨挫伤区；还可见第 3 跖趾关节的囊和韧带损伤

它还能够检测出 X 线片漏诊的其他损伤。

6. 鉴别诊断

- 跟骰关节损伤
- 近端跖骨骨折
- 楔骨骨折

7. 治疗方法

（1）保守治疗。

- Nunley 和 Vertullo 分类中的 I 级损伤且小于 2mm 的分离可以用助步靴或非负重短腿石膏固定 4 ～ 6 周
- 通过矫形鞋垫支持并逐步进展到负重状态
- 有可能会在 4 ～ 6 个月恢复参与体育运动
- 伴有慢性不稳定时，考虑采用关节融合术进行二次手术治疗

（2）手术治疗。

- II 级或更高级别的新鲜损伤（＞ 2mm 的分离）：闭合复位，螺钉内固定断裂的韧带。如果还存在其他不稳定的话，则可以在第 1 和第 2 跖骨之间放置额外的固定螺钉并通过第 1 跖跗关节。在 8 周时除去螺钉，然后在矫形器的帮助下进展到完全负重。
- 完整关节的慢性不稳定：用跖长肌腱进行韧带重建是一种选择。与新鲜损伤一样，将固定螺丝放置 8 周。
- 慢性不稳定伴第 1 跖跗关节明显退行性

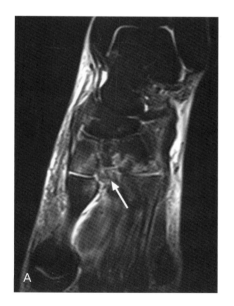

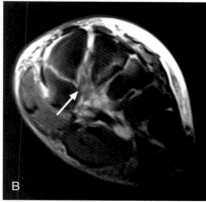

◀ 图 4-7 严重的 Lisfranc 关节损伤伴 Lisfranc 韧带大范围断裂
A. 冠状位 STIR 序列显示沿着 Lisfranc 关节线的骨挫伤及骨折水肿，伴 Lisfranc 韧带远端的撕脱伤和出血（箭所示）；B. 轴位质子密度加权脂肪抑制图像显示内侧楔骨和第 2 跖骨基底部的骨折，伴 Lisfranc 韧带明显创伤性断裂（箭所示）；还可见第 3、第 4 跖骨基底部的骨折

改变或伴已经成形的继发性固定畸形：第1跗跖关节融合术合并畸形矫正。

8. 预后及并发症

（1）预后。

> **！注　意**
>
> 一个好的结果需要适合于受伤阶段的及时治疗。

大多数的病人经过适当的治疗可以恢复到原来的功能水平。如果治疗被耽搁的话，预后将会很差。

（2）可能的并发症。

- Lisfranc 骨折常合并韧带损伤
- 低估或遗漏损伤(有时是由于自发性复位)
- 骨筋膜室综合征
- 慢性关节不稳伴慢性疼痛，疼痛性创伤后骨关节炎（中足）

（三）舟骨骨折

1. 定义　舟骨骨折是位于距骨和楔骨之间"舟状骨"的骨折。

2. 症状

- 疼痛
- 血肿
- 排列异常或畸形
- 前足活动能力和负重能力下降
- 前足排列不齐（由于距骨头脱位导致的前足内侧成角）
- 应力性骨折：与负载相关的症状

3. 易患因素

- 跗骨骨融合
- 后足关节融合术
- 血管供血不足易导致应力性骨折

4. 解剖学和病理学

（1）解剖学：舟骨是足的内侧纵弓或内侧柱的关键。它是一个厚骨片，表面与距骨头形成关节（球型关节运动），还与内侧、中间、外侧楔骨形成关节。距舟关节是足部所有复合型运动的中心关节。由于舟骨中心 1/3 处的血供相

对较差，故而舟骨有创伤后骨坏死的风险。

舟骨由三段构成。

- 近段：距骨面
- 中段：体部，结节和骶骨面
- 远段：远端骨面和邻近骨面

（2）病理学。

①损伤机制：舟骨骨折占所有足部骨折的37%。相关的损伤是比较常见的。舟骨的复杂运动导致了舟骨骨折的各种潜在机制：用力跖屈和内翻，用力外翻和直接或间接创伤。应力性骨折是足过度旋前的结果，例如，这可能会发生在跑步运动员中。舟骨骨折的几种形态学类型的不同之处如下。

- 撕脱性骨折（背侧关节囊的撕脱骨折）：这些骨折是由于用力跖屈和内翻足以撕脱距舟韧带的插入部而引起的。
- 舟骨粗隆（结节）骨折（胫后肌腱，前三角韧带和跟舟足底韧带的插入部）：舟骨粗隆（结节）的撕脱性骨折是由于足过度外翻导致内侧稳定结构的骨撕脱而引起的（胫后肌腱，前三角韧带和跟舟足底韧带的插入部）。
- 舟骨体骨折：舟骨体骨折是由于跌倒和跖屈或距骨关节的跖屈和外展引起的直接或间接创伤而造成的。
- 应力性骨折：应力性骨折是由于过度内旋引起的，例如，它可能会发生在跑步运动员中。肖帕尔（Chopart）骨折 - 脱位占所有距骨损伤的 15% 和所有脱位的 1%。约 80% 的病人有一连串的患肢损伤。舟骨的"胡桃夹子"骨折是由于强制内收引起的，这通常是与轴向压力相结合而造成的（还伴有分歧韧带撕裂）。

> **！注　意**
>
> 由于高冲击性创伤较为常见，其损伤的模式也往往较为复杂。因此，对整个肖帕尔（Chopart，中间跗骨）关节的评估是非常重要的。由于强壮韧带的限制，需要相当大的力量才能引起关节脱位，所以无骨损伤的脱位是非常罕见的。脱位通常是足部复合型损伤的一个组成部分。

②分类。

- AO/ASIF 和 OTA（骨科创伤协会）分类
体系

　◦ 83A：单纯性

　◦ 83B：粉碎性

- Sangeorzan 等的分类体系（表 4-3）

- 特殊类型骨折

　◦ 撕脱骨折：背侧距舟韧带插入部的背侧
骨皮质撕脱

　◦ 舟骨粗隆（结节）骨折：胫骨后肌腱插
入部的骨撕脱

　◦ 应力性骨折：最常累及舟骨的中央 1/3 段
（乏血供）

表 4-3　舟骨骨折 Sangeorzan 分类

类型	描　述
Ⅰ	横行骨折伴胫前肌腱骨撕脱
Ⅱ	横行骨折伴无移位的外侧碎骨片和有移位的内侧碎骨片（最常见类型）
Ⅲ	粉碎性骨折伴中央或外侧碎骨片（粉碎）合并跟骰关节损伤和后足内翻畸形

5. 影像学表现

（1）X 线片：首选的影像学检查是四个方
位的普通 X 线片。如果没有发现骨折，则需要
拍摄前足外展或内收的应力位 X 线片，以及前
后位或后前位片（即足背 - 足底或足底 - 足背位）
和负重侧位片。如果有必要的话，还可以拍摄
对侧足的 X 线片进行比较。

X 线片上最好的参考标志是 Cyma 线，它是
由距舟关节和跟骰关节在侧位 X 线片上形成的
S 形线。在这条 S 形曲线上的任何中断或不一致
都提示骨折。

只有 33% 的首次 X 线片能够被检测出舟
骨的应力性骨折。骨折部位出现骨质吸收需要
3 ～ 10 天。如果怀疑有应力性骨折时，应当立
即行 MRI 检查。

（2）超声：超声可以显示（足底）血肿、
移位、塌陷或骨折。它只是被作为 X 线片和 CT

的辅助手段。

（3）CT（图 4-8 和图 4-9）：CT 被用于骨折
分型和术前计划。

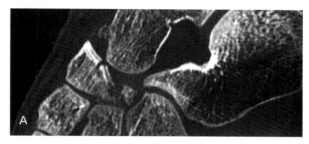
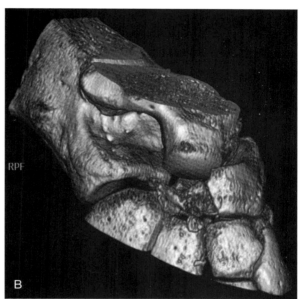

▲ 图 4-8　为制订外侧粉碎性舟骨骨折手术前计划而
行的 CT 检查

A. 舟骨骨折的矢状位重建图像（0.5mm 层厚、0.3mm 层
间距、120kV、80mA 的数据采集）显示距舟关节关节
面的撞击损伤；B. 3D 仿真容积成像提供了更加详细的
关节面影像

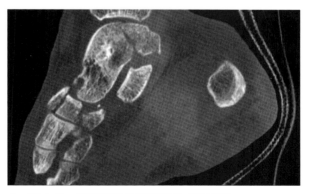

▲ 图 4-9　严重压迫性损伤后的 CT 检查

复杂性后足和中足骨折的矢状位 CT 重建图像显示多发
舟骨碎骨片，伴距骨后顶部的分离

● 舟骨的高分辨率（各向同性体素）成像

● 应用亚毫米多平面重建（MPR）技术完全显示相邻关节骨和关节线，并应用三维容积成像（分段法）技术来评估复杂的碎骨片和骨折的关节面

（4）磁共振成像：单纯性舟骨骨折不是MRI检查的适应证。它被用于进一步评估脱位损伤中的关节囊韧带结构。当可疑应力性骨折或疑似创伤后骨坏死时，MRI检查是其适应证。

①分析要点。

● 应力性骨折

○ 参见第3章跟骨骨折部分和第4章舟骨骨折

○ 确定应力性骨折的程度或骨髓水肿的范围

○ 评价骨超负荷反应或骨折

○ 评估软骨下关节面，表面的撞击情况和形态异常

○ 缩小鉴别诊断的范围（短暂性骨髓水肿综合征，活动性骨关节炎）

● 骨坏死

○ 骨坏死的程度，关节面塌陷，关节线受累情况和形态异常

○ 邻近关节的早期退行性改变

②检查技术：评价应力性骨折时，并不需要增强扫描。增强扫描对骨坏死的评价有时会有帮助。

● 标准扫描方案：俯卧位，高分辨率多通道线圈

● 扫描序列

○ 双斜冠状位 STIR 和 T_1 加权图像

○ 矢状位质子密度加权脂肪抑制序列（对齐踝关节）

○ 如果需要的话，冠状位质子密度加权脂肪抑制

○ 对于骨坏死，需要加扫增强后矢状位和冠状位 T_1 加权脂肪抑制序列

③磁共振表现。

● 应力性骨折：明显的局灶性骨髓水肿，通常在距舟关节面处呈水平方向走行。在进展期的病例中，T_1 加权成像显示线性低信号，随后舟骨的高度降低、形态变扁，并伴有软骨下骨硬化。

● 骨坏死：在 STIR 序列中的水肿形成通常覆盖一个较大的区域，伴中心低信号。T_1 加权成像显示局限性脂肪骨髓信号完全丧失，没有强化，有时伴外周高灌注。

（5）影像学检查方法推荐。选择的方式：CT 适用于创伤性舟骨骨折，MRI 适用于应力性骨折和评价骨坏死。

6. 鉴别诊断

● 对分歧韧带（Chopart 韧带）或跟骰韧带的损伤

● 二分舟骨

● 外胫骨

● 骰骨骨折

● 三角韧带损伤

● 胫后肌腱断裂

7. 治疗方法　治疗的基本目标是恢复足内侧柱的解剖结构（长度和稳定性）。

（1）保守治疗。

● 对于无移位的骨折或脱位，位置良好的骨折和复位后的脱位，复位后的韧带损伤及具有良好愈合趋势的疲劳性骨折则选择保守治疗。

● 无移位的骨折：非负重短腿步行石膏固定 8～10 周，然后逐渐进展到完全负重。

● 应力性骨折：非负重 6～10 周。由于骨折不愈合的风险性较高，越来越多地使用经皮螺钉内固定术。

（2）手术治疗。

● 目标：从解剖结构上恢复关节线的一致性、韧带的稳定性，尤其是内侧柱的稳定性。

● 外科治疗的适应证：足部两个柱中的一个柱发生缩短的所有骨折，以及塌陷＞2mm 的压缩性关节骨折。

• 由于大多数病人都合并有不同的中足部骨折和（或）脱位，所以确切的手术治疗方案取决于损伤的模式。有些损伤经常需要松质骨移植或使用人工合成的骨替代物。当遇到小碎骨片和容易发生再脱位的损伤时或为了确保关节囊和韧带的重建时，可能会需要克氏针临时固定。大约6周后将克氏针去除。

> **! 注 意**
>
> Chopart关节线的开放性骨折和骨折伴脱位是手术治疗的紧急适应证。当怀疑骨筋膜室综合征时，则需要立即切开。如果X线片不能有力地证实骨愈合的出现，则常常需要高分辨率（亚毫米）CT扫描并多平面重建（MPR）来提供更多的信息。对于具有各向同性体素分辨率技术的CT扫描仪来说，金属伪影一般不会构成问题。

对创伤后骨关节炎的治疗包括距舟关节融合术。制订术前计划时应采用MRI检查来评价邻近关节的活动性骨关节炎。如果发现相邻关节有退行性改变，可以行双关节（包括距下关节）或三关节融合术（还包括跟骰关节）。

8. 预后及并发症

（1）舟骨损伤后可能发生的急性并发症如下。

• 骨筋膜室综合征

• 再脱位

• 局部软组织缺损，感染

• 痛性营养不良，血流量减少或缺血性坏死（甚至可能会发生闭合性骨折脱位，距骨略比舟骨多见）

（2）舟骨骨折可能发生的长期后遗症如下。

• 创伤后骨关节炎，慢性疼痛（常见）

• 骨不连

• 距舟关节不稳

• 足的骨性框架结构的变化（内侧柱缩短），对足部生物力学产生不利影响

（四）骰骨骨折

1. 定义
骰骨骨折就是位于足外侧部的那块立方体形状的骨的骨折。

2. 症状

• 患足难以负重

• 足外侧部疼痛和肿胀

> **! 注 意**
>
> 骰骨损伤可能会被误诊为单纯踝关节外侧扭伤。

3. 易患因素
据相关文献报道推测距舟或距跟联合易导致骰骨骨折。

4. 解剖学和病理学

（1）解剖学：骰骨是足外侧柱的一个重要组成部分。它在近端与跟骨形成关节，在内侧与舟骨和外侧楔骨形成关节，在远端与第4和第5跖骨形成关节。它在底面有一个凹槽，即腓骨长肌腱沟，在其中有腓骨长肌腱走行在足的横弓下方。

骰骨由三个部分组成。

• 近段：跟骨面及邻近骨面

• 中段：体部和结节部

• 远段：跖面及相邻骨面，包括腓骨肌腱沟

（2）病理学。

①损伤机制：骰骨骨折非常罕见，大多数是由于间接损伤机制引起的。撕脱性骨折（中足部扭伤中的囊和韧带骨撕脱，图4-10）不同于压缩性骨折，它通常合并有其他骨折。其他可能的损伤机制是前足强力外展或前足固定时侧向力直接作用于足的一侧。

特殊类型的骰骨损伤是"胡桃夹子"骨折，它是由于跗骨间关节强力外展合并轴向压力而骰骨受到跟骨和第4、第5跖骨基底部的压缩而致。

骰骨骨折很重要，因为骰骨骨折影响了足的外侧柱，从而可能导致前足不稳定或外翻移位。

②分类：AO/ASIF和OTA分类如下。

• 84A：单纯性

• 84B：粉碎性

5. 影像学表现

（1）超声：超声可以显示来源于撕脱骨折或脱位的碎骨片，以及骨折引起的更大的碎骨片或塌陷。超声不能准确地评价邻近韧带（跟

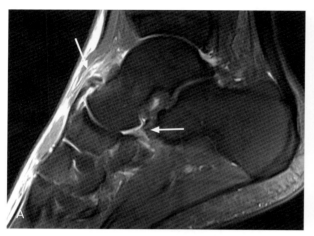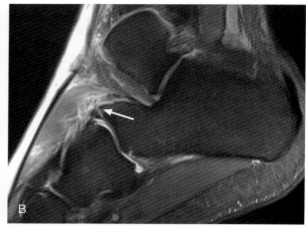

▲ 图4-10 44岁男性旋后损伤后出现Chopart关节（距舟与跟骰关节）新发囊韧带损伤的MRI图像

孤立的骰骨骨折非常罕见，大多数是由于中足部扭伤而导致Chopart关节的撕脱性损伤伴关节囊和韧带的骨撕脱；A. 矢状位质子密度加权脂肪抑制图像显示距舟关节和跟骰关节囊的距骨侧断裂，伴分歧韧带损伤（箭所示）；B. 矢状位质子密度加权脂肪抑制图像显示跟骰关节囊的骨撕脱，伴跟骨前突的背侧顶端处撕脱性骨折，致使跟骰关节的排列发生改变（箭所示）

骰或分歧韧带）。如果存在血肿，超声能够探测到。

（2）X线片：足的两个体位和45°内翻位X线片有助于检测关节位置和排列的异常。跟骰韧带的撕脱骨折通常在正位X线片上观察得最清楚。45°斜内翻位片能够显示跟骰关节的背侧部分，包括跟骨前突及第4和第5跖骨的关节面。侧位片有助于评价足底腓骨肌腱沟。

（3）CT：高分辨率薄层CT采用各向同性体素和亚毫米层厚技术以便在所有平面均能生成最佳的多平面重建（MPR）图像。3D重建图像还可以评价复杂骨折类型和多发碎骨片。对相邻跗骨的容积分段成像能够清楚地观察骨折的关节面。

（4）磁共振成像。

①分析要点：当MRI被应用于复杂骨折中时，MRI能够评估Chopart关节的排列情况、邻近的韧带结构、关节面的塌陷和腓骨肌腱的位置和完整性。

②检查技术。

• 标准扫描方案：俯卧位，高分辨率多通道线圈

• 扫描序列

。双斜冠状位STIR和T_1加权序列

。矢状位质子密度加权脂肪抑制序列

。轴位T_2加权序列

。如果有必要的话：斜轴位质子密度加权脂肪抑制序列（与肌腱平面成角）

③磁共振表现。

• 骨挫伤水肿

• 游离的碎骨片

• 相邻的关节间隙和软组织内的明显出血

• 发现腓骨肌腱周围的液体或血肿，还可能由于碎骨片造成腓骨肌腱移位

• 脱位损伤：Chopart关节对位异常

④影像学检查方法推荐。选择的方式：X线片适用于小的骨撕脱。CT适用于累及关节面的骨折，可以准确地评价关节面的塌陷情况。对于更加复杂的骨折（胡桃夹子）合并脱位的病例，MRI有助于评价所有沿着Chopart关节线和中足的关节囊和韧带。MRI还能够评估腓骨肌腱。MRI是可疑应力性骨折的首选检查方法。

6. 治疗方法

（1）保守治疗：单独的，无移位的骨折可用石膏或夹板固定6～10周。

（2）手术治疗：有移位的骨折是手术治疗的适应证，其目标是重建关节面和足外侧柱。

骰骨压缩性骨折，使用牵引器可能是恢复外侧柱长度的唯一途径。皮质骨和松质骨植骨或骨替代物可用来修复缺损。累及关节的较大碎骨片可用螺钉固定予以稳定，较小的碎骨片则使用克氏针。使用重型 H 形钢板可维持骨的长度，在关节面的稳定骨皮质下松质骨内放置螺钉时需要十分小心。非常不稳定的骨折可能需要临时性的钢板或跨关节的外固定，以获得足够的稳定性。跟骰关节完全破坏可能会需要关节融合术。

7. 鉴别诊断

* 中足扭伤
* 腓籽骨骨折
* 腓骨肌腱断裂

8. 预后及并发症　可能的并发症如下。

* 骨筋膜室综合征
* 创伤后骨关节炎
* 骨不连
* 中足运动受限
* 腓骨肌腱沟内腓骨长肌腱的撞击损伤（如果外侧面轮廓不能够恢复）
* 外侧柱长度缩短并继发性扁平外翻足
* 对胡桃夹子骨折的治疗不当导致罕见的胫后肌腱二次撕裂

（五）楔骨骨折

1. 定义　楔骨骨折是指累及三块小跗骨中任何一块的骨折：内侧、中间和外侧楔骨。

2. 症状

* 水肿
* 血肿
* 压痛
* 压缩疼痛
* 摩擦感
* 可能出现宽泛的中足疼痛，但这取决于相关损伤，或内侧中足的单一疼痛点
* 患足无法负重

3. 易患因素　尚不知明显的易患因素。

4. 解剖学和病理学

（1）解剖学：内侧、中间和外侧楔骨在远端与第 1、第 2、第 3 跖骨构成跗跖关节（Lisfranc 关节）的内侧部分。外侧楔形有一个外侧关节面，它与骰骨和第 4 跖骨基底部构成关节。从冠状位的断层图像来观看中足部的话，中间楔骨和外侧楔骨呈楔形并且走行至足底侧时逐渐变细，从而形成了足的横弓。每块楔骨都与其他四块骨构成关节。

楔骨可以被分为三个部分。

* 近段：舟骨与骰骨的关节面和近端楔骨间关节面
* 中段：体部和远端楔骨间关节面
* 远段：有距骨和相邻骨的关节面

（2）病理学。

①损伤机制：足部的三个楔骨和它们的关节都比较小，比较容易受到保护而免遭损伤。可能会通过直接或间接的受伤机制而造成骨折。单独的骨折，尤其是外侧楔骨，是非常罕见的，通常是由于间接创伤而造成的。大多数的楔形骨折是由于直接创伤而造成的，或者是由于前足的强力外展或内收而造成的复合性足部损伤的一部分（例如，Lisfranc 骨折 / 脱位）。

②分类：AO/ASIF 分类体系区分简单和复杂骨折，但在日常临床实践中很少被使用。

* A 简单楔骨骨折
  - A1 内侧楔骨
  - A2 中间楔骨
  - A3 外侧楔骨
* B 复杂楔骨骨折
  - B1 内侧楔骨
  - B2 中间楔骨
  - B3 外侧楔骨

在常规诊断报告中，楔骨骨折通常是特征性描述，而不是使用字母数字系统。

5. 影像学表现

（1）超声：超声很难检测到楔骨损伤。在大多数情况下，超声扫描可能会提供骨皮质表

面不规则的信息（移位、塌陷、碎骨片）或者探测到可能存在的血肿的信息。鉴于它们的发生概率，应始终关注可能的合并伤（例如因直接创伤或肌腱断裂造成的血管损伤）。

（2）X 线片：拍摄足部两个体位的 X 线片，以及 45°外翻斜位和 45°内翻斜位片。在足背-足底位 X 线片上，骨的排列情况被显示最为清楚。沿跖骨内侧缘和外侧缘画出的边界线应直接走行至相应的楔骨，而没有偏移。在侧位片上，可以清楚地观察到背侧骨皮质的病变。45°内翻位片显示第 1 跖跗关节和足底骨皮质。如果存在疑问，可以摄取对侧足的 X 线片用来对比。

（3）CT（图 4-11）：当病人有严重的中足部损伤和 X 线片检查结果可疑时，应行 CT 检查。即使 X 线片发现了骨折，CT 可被用于进一步的分类和发现普通 X 线片上的没有发现的骨折。CT 经常会发现那些没有移位或关节面塌陷的多发楔骨的足底侧骨皮质撕脱性骨折。此外，CT 三维重建有助于评估复杂性骨折。

（4）磁共振成像：当疑似有韧带或其他合并损伤时，特别推荐行 MRI 检查。因为症状和体征往往是弥漫的，并不足以支持单独楔骨骨折的诊断，因此 MRI 优于 CT。

①分析要点。

• 准确描述三个方位上的排列情况

• 描述关节囊韧带结构，特别是 Lisfranc 韧带

• 排除其他损伤

②检查技术。

• 标准扫描方案：俯卧位，高分辨率多通道线圈

• 扫描序列

○ 双斜冠状位 STIR 和 T_1 加权序列

○ 矢状位质子密度加权脂肪抑制序列（对齐楔骨以显示最大的异常）

○ 轴位 T_2 加权序列

○ 轴位质子密度加权脂肪抑制序列

③磁共振表现（图 4-12）。

• 骨挫伤性水肿

• 小的骨皮质撕脱性骨折

• 出血区，特别是在足底软组织

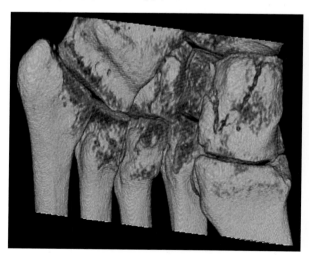

▲ 图 4-11　45 岁男性发生扭伤

CT 显示了内侧楔骨的新鲜骨折，3D 容积成像（仿真成像）的足底观图像显示内侧楔骨骨折，MRI 也显示了沿 Lisfranc 关节线的明显关节囊韧带损伤，该患者接受了手术治疗

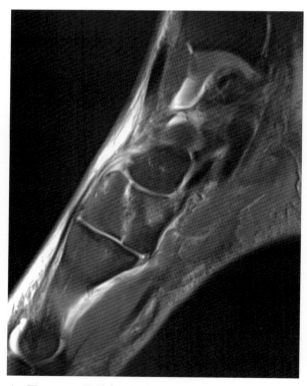

▲ 图 4-12　严重中足扭伤后内侧楔骨新鲜骨折的 MRI

在矢状位质子密度加权脂肪抑制图像显示通过内侧楔骨的斜行骨折线，还存在严重的关节囊韧带损伤，需要手术治疗

- 关节积液
- 出血进入关节囊韧带结构
- 可能的异常排列（不是太常见）

（4）影像学检查方法推荐。选择的方式：首先拍摄 X 线片用于初步评价。如果怀疑持续存在或发生严重创伤时，则选择 CT 检查来评估碎骨片或关节塌陷。还可以应用 MRI 来评估关节囊韧带撕裂伴排列异常、应力性水肿和应力性骨折。

6. 鉴别诊断

- 其他中足部或后足部损伤
- 正常变异（二分内侧楔骨）
- Rubinstein-Tabyi 综合征（先天性"第四"楔骨，位于内侧和中间楔骨之间）

7. 治疗方法

（1）保守治疗：没有移位的骨折且不伴有中足部损伤时，可用短腿石膏或助步靴来进行保守治疗。根据不稳定的严重程度来选择进一步锻炼和负重。

（2）手术治疗：目标是恢复内侧和外侧柱的解剖结构。因此，移位性骨折和粉碎性骨折是外科治疗的适应证。手术后需要非负重短腿石膏固定或使用助步靴 6 ～ 8 周。

8. 预后及并发症　可能的并发症如下。

- 高冲击伤和明显水肿病人有骨筋膜室综合征的风险
- 直接创伤：神经血管和肌腱损伤的风险，伴有相应的功能缺陷
- 频繁出现持续性运动受限并有创伤后骨关节炎的风险

二、慢性、创伤后和退行性改变

（一）骨性关节炎

1. 距舟、舟楔和跟骰关节

（1）定义：与舟骨形成关节的距骨和楔骨的退行性改变，以及跟骨前突与骰骨之间关节（跟骰关节）的退行性改变。

（2）症状。

- 关节疼痛
- 感觉僵硬
- 反复肿胀
- 热身疼痛和运动期间疼痛
- 迟发性疼痛，夜间痛
- 行走困难
- 积液
- 步行距离减少
- 运动受限或功能丧失
- 摩擦音
- 肌肉僵硬
- 肌萎缩
- 畸形增加或轴向排列不齐
- 不稳定
- 粗糙的关节轮廓
- 明显的骨赘

（3）易患因素。

- 原发性骨关节炎：特发性
- 继发性骨关节炎：创伤后（骨折或脱位后）
- 炎症性原因（慢性类风湿关节炎、其他关节炎，之前有过细菌感染）
- 先天性畸形
- 代谢紊乱
- 年龄
- 性别（好发于女性）
- 超重
- 遗传因素
- Köhler 病 I 型（舟骨缺血和畸形）

（4）解剖学和病理学：距舟关节最常受累。对距舟关节疼痛进行鉴别诊断时应该始终考虑到类风湿关节炎。外源性或内源性的致病因素造成了初始的软骨损伤，继而软骨细胞的破坏导致了蛋白多糖和胶原的合成减少。软骨受到的应力和它本身所能承受的能力之间出现了不匹配，导致了广泛的原发性和继发性软骨磨损。最初的软骨损伤引起了反应性滑膜炎。骨性关

节炎通常是一个渐进的过程，其中包括活动期。

舟楔关节是一个微动关节，只允许非常小的运动。胫后肌腱的较强牵拉力是通过胫后肌腱在舟骨、楔骨和骰骨的附着点被传送至足底拱顶的。同样，另外的附着点再将这些功能单元（牵拉力）进一步扩展至第 2、第 3 和第 4 跖骨。

（5）影像学表现。

①X 线片：足部三个体位的负重位 X 线片将显示骨性关节炎的典型征象，如关节间隙变窄、软骨下骨硬化、软骨下囊肿和骨赘形成。慢性不稳的病人可能会显示骨排列偏移。

②超声：非适应证。

③磁共振成像。

a. 分析要点。

- 退变过程的活动程度
- 软骨质量
- 软骨缺损程度，帮助制订治疗计划（保守或手术）

  - Chopart 关节线的排列
  - 不稳定的征象
  - 单个关节的表现
  - 与类风湿关节炎的鉴别

b. 检查技术。

- 标准扫描方案：俯卧位，高分辨率多通道线圈
  - 扫描序列
  - 矢状位和冠状位质子密度加权脂肪抑制序列
  - 冠状位 T_1 加权序列
  - 轴位 T_2 加权序列（与踝关节平面呈角）
  - 增强后斜轴位和矢状位 T_1 加权脂肪抑制序列（与距舟关节肌腱平面成角）

c. 磁共振表现（图 4-13 和图 4-14）。

- 关节间隙狭窄伴软骨缺损
- 软骨下骨活动性水肿或骨髓水肿区
- 积液
- 反应性滑膜炎
- 关节囊水肿伴对比剂强化
- 邻近区域液体聚集和皮下脂肪层强化
- 沿 Chopart 关节线的排列改变
- 活动性骨赘
- 软骨下囊肿
- 关节面骨端的骨皮质塌陷
- 关节面重塑
- 邻近受累关节的进展性破坏性改变，以及后足和中足肌腱的超负荷征象

④影像学检查方法推荐。选择的方式：首先拍摄 X 线片用于最初评价；对于 X 线表现模棱两可的病人则选择 MRI 进一步检查；MRI 检查还可以评估活动性。

（6）鉴别诊断。

- 外胫骨
- 舟骨上籽骨（Os supranaviculare）
- Köhler 病 I 型
- 舟骨应力性骨折
- 类风湿关节炎或细菌性关节炎

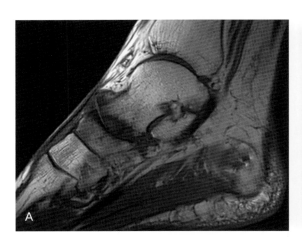
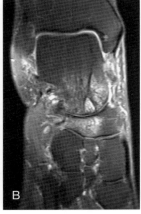

◀ 图 4-13 73 岁女性患活动性距舟关节骨性关节炎，疼痛难以治疗

A. 矢状位 T_1 加权图像显示关节间隙完全消失，伴距舟关节骨裸露区；其他发现：沿关节囊骨赘，在距骨头部的软骨下骨软化区和舟骨初始畸形；B. 冠状位质子密度加权脂肪抑制图像显示距骨颈部及舟骨的骨髓水肿区，关节骨端的软骨下囊肿，尤其是距骨及邻近软组织的水肿

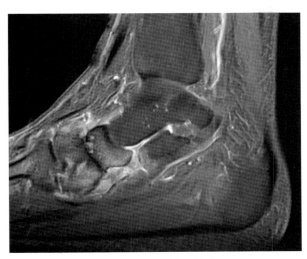

▲ 图 4-14　舟楔关节的活动性骨关节炎

矢状位增强 T_1 加权脂肪抑制图像显示舟骨和内侧、中间和外侧楔骨之间的进展性、破坏性骨关节炎改变伴关节间隙消失，软骨下囊肿及周围骨和软组织的明显水肿

- 肿瘤

（7）治疗方法。

①保守治疗。

- 具有足跟垫并能支持载距突的矫形鞋垫
- 中足部摇滚底儿鞋，如果有必要的话，联合使用坚硬的鞋底
- 物理治疗
- 口服或局部用非甾体消炎药治疗以减少肿胀，减轻炎症反应，控制疼痛
- 关节内透明质酸或类固醇

②手术治疗：由于关节间隙太小，难以有效地行关节镜下清创术和滑膜切除术。手术治疗基本上局限于受累关节融合术。

（8）预后及并发症：虽然距舟关节或跟骰关节融合术将会使得中足在很大程度上不能活动，但关节融合术能保持骨的长度和位置。这与舟楔关节融合术相比较的话，其具有较少的功能影响。可能会出现进行性骨关节炎合并继发性足部畸形。

2. 第 1 和第 2 跗跖关节、跗跖关节（Lisfranc）线

（1）定义：中足部跖跗关节的退行性改变。

（2）症状。

- 中足部负重时疼痛
- 局部压痛
- 热身时疼痛
- 休息时疼痛
- 肿胀
- 不稳定
- 慢性中足疼痛并功能障碍
- 足弓扁平
- 不能把应力从后足转移到前足

（3）易患因素：Lisfranc 关节线的骨性关节炎是一种过度使用的情况。沉重的压力负荷并足底弓扁平化的增加导致关节软骨的磨损和撕裂，它可能会发生于老年性退行性变、超重、关节炎、第 1 跖趾的先天和后天性畸形、距骨异常弯曲或马蹄足的情况下。继发性骨性关节炎比较常见于中足部运动性损伤后（美式足球，冲浪，足部卡在马镫上、机动车交通事故、挤压伤、直接冲击伤）和漏诊或治疗不当的 Lisfranc 损伤病人中。其他的风险因素是腓肠肌缩短和普遍的高位韧带松弛。

（4）解剖学和病理学：沿 Lisfranc 关节线的跖跗关节是比较僵硬的关节（微动关节），它有强壮的韧带附着，以稳定足底拱顶。这些附着韧带中最重要的是 Lisfranc 韧带，连接第 2 跖骨与内侧楔骨。它有背侧、足底和骨间成分。Lisfranc 韧带复合体的背侧韧带是最弱的韧带。Lisfranc 韧带的足底部分的厚度是足背部分的两倍。骨间部分是最强壮的和最重要的组成部分（图 4-5）。

（5）影像学表现。

①X 线片：拍摄中足部三个体位的 X 线片来评价关节线。站立足背 - 足底位和侧位 X 线片有助于检测任何不稳定。

②超声：非适应证。

③磁共振成像。

a. 分析要点。

- 评价 Lisfranc 韧带（连续性、活动性、不稳定的征象）

- 评价距跗关节的关节软骨
- 积液
- 滑膜炎
- 骨髓水肿
- 排列
- 应力性骨折

b. 检查技术。

- 标准中足扫描方案：俯卧位，高分辨率多通道线圈
- 扫描序列

◦ 矢状位与冠状位质子密度加权脂肪抑制序列

◦ 冠状位 T_1 加权序列

◦ 轴位 T_2 加权序列

◦ 如果需要的话，加扫冠状位 STIR 序列

◦ 注射造影剂后的 T_1 加权脂肪抑制序列，中足轴位和中足冠状位

c. 磁共振表现（图 4-15）。

- 距跗关节的活动性骨关节炎
- 关节骨端水肿
- 滑膜炎
- 软骨下骨硬化和囊肿
- 周围水肿

- 软组织对比度增强，特别是在足背
- 第 1 和第 2 跗跖关节的 Lisfranc 韧带强化、增厚和边界不清
- 关节排列不齐并轻微偏移，随后出现半脱位
- 罕见：Lisfranc 韧带骨撕脱

④影像学检查方法推荐。选择的方式：拍摄 X 线片来做初始评价，应用 MRI 检查来评估不稳定和创伤后的情况。

（6）鉴别诊断。

- 骨过载
- 应力性骨折
- 胫前肌腱病
- 关节炎
- 夏科关节病
- Silfverskiöld 病（内侧楔骨和第 1 跖骨之间的背侧隆起，外生骨疣，局部压痛，穿鞋刺激，相邻的伸肌腱腱鞘炎）

（7）治疗方法。

- 鞋垫
- 支具
- 经皮螺钉关节融合术

（8）预后及并发症：创伤后的不稳定性往

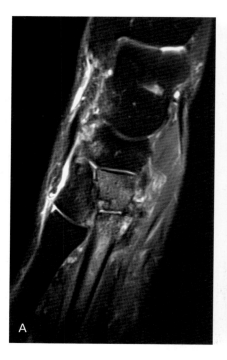
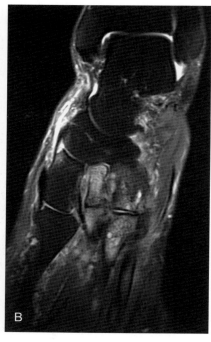

◀ 图 4-15 跗跖关节的活动性骨性关节炎（Lisfranc 骨性关节炎）病人，有慢性难治性中足疼痛

A. 冠状位质子密度加权脂肪抑制图像显示 Lisfranc 关节进行性骨性关节炎，伴多发软骨下囊肿和大量的活动性反应；B. 冠状位质子密度加权脂肪抑制图像；在这一水平，Lisfranc 关节间隙完全消失；有多发软骨下囊肿，骨水肿区和邻近软组织水肿

往迅速地导致骨性关节炎，而它只能通过距跗关节融合手术来进行治疗。

（二）不稳

1. 跟骰关节

（1）定义：关节囊和跟骰韧带损伤后，跟骰关节可能会变得不稳定。

（2）症状。

● 当足部迅速改变方向或行走在不平坦的地面上时出现足外侧疼痛

● 跟骰关节局部压痛

● 不稳定感

（3）易患因素：跟骰关节囊和韧带存在先前尚未愈合的损伤。

（4）解剖学和病理学：跟骰韧带和（或）关节囊的拉长可能会导致关节运动时伴发疼痛的增加。

（5）影像学表现（图 4-16）。

① X 线片：足部足背 - 足底位应力 X 线片显示跟骰关节的关节间隙开口增大（＞ 5°）。

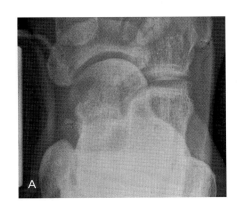

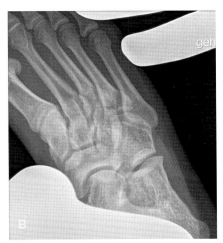

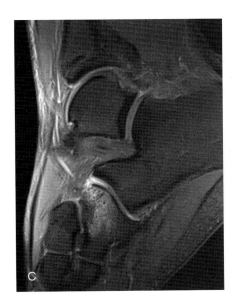

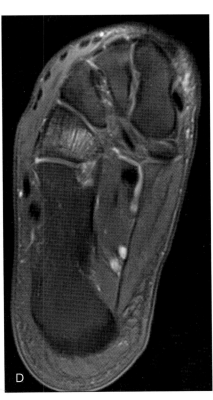

◀ 图 4-16　跟骰关节不稳定
一位 23 岁男性在踝和中足旋后损伤后出现中足外侧持续性疼痛 1 年；A. 中足部足背 - 足底位 X 线片；B. 应力 X 线片显示跟骰关节外侧间隙的开口略增大；C. 矢状位增强后 T_1 加权脂肪抑制 MRI 显示右足骰骨背侧部分和足底跟骰韧带的活动性反应；D. 斜轴位增强后 T_1 加权脂肪抑制图像显示足底跟骰韧带强化，没有明显的连续性中断

②超声：非适应证。

③磁共振成像：MRI 有助于评价骨关节炎。

a. 分析要点。

- 评估跟骰和相邻关节的软骨质量
- 关节活动性（积液、滑膜炎、骨髓水肿）
- 邻近韧带的连续性
- 评价关节囊
- 瘢痕组织

> **! 注　意**
>
> 注意评价后足和中足的所有韧带（特别是跗骨窦内），以及每条单独的肌腱。

b. 检查技术。

- 标准扫描方案：俯卧位，高分辨率多通道线圈
- 扫描序列
  ◦ 矢状位、冠状位质子密度加权脂肪抑制序列
  ◦ 冠状位 T_1 加权序列
  ◦ 轴位 T_2 加权序列（与踝关节平面成角）
  ◦ 轴斜位增强 T_1 加权脂肪抑制序列（与距舟关节的肌腱平面成角）和矢状位

c. 磁共振表现：磁共振表现往往是细微的。即使应力 X 线片显示跟骰关节间隙开口增大，MRI 在早期仍然可能会显示无异常，尤其是当病人已经使足部休息或服用消炎止痛药时。在大多数情况下跟骰关节韧带并没有显示不连续，只是在严重病例中才显示明显的韧带松弛（增厚并且边缘不清）。

除此之外，MRI 可能会显示囊和韧带的活动性反应，表现为关节囊增厚，轻度刺激性滑膜炎，反应性积液和关节软骨变薄。在进展期可能会发现排列异常。

④影像学检查方法推荐：选择的方式为 X 线片。

（6）鉴别诊断。

- 跗骨窦综合征
- 腓骨肌腱损伤

- 跟骨前突骨折

（7）治疗方法。

- 通过物理治疗、支具和胶布固定的方法来稳定足部
- 跟骰关节的浸入治疗
- 如果症状持续：用跖长肌腱来重建外侧韧带

（8）预后及并发症：如果跟骰关节能够获得机械力学上的稳定，尤其是关节软骨完整的病人，其预后较好。

2. 内侧柱（第 1 跖楔关节、距舟关节和舟楔关节）

（1）定义：足内侧柱关节的创伤后或退行性不稳定。

（2）症状。

- 受累关节疼痛
- 纵弓扁平
- 前足外展

（3）易患因素：外翻扁平足畸形。

（4）解剖学和病理学：内侧柱的稳定是通过胫后肌腱、腓骨长肌腱（附着在第 1 跖骨基底的足底侧）和胫前肌腱的相互作用而维持的。此外，第 1 跖跗关节的稳定是由于 Lisfranc 韧带复合体而维持的。一个或多个这些解剖结构的损坏导致了内侧柱的不稳定。

（5）影像学表现

①X 线片：拍摄三个体位的足部负重位 X 线片，并进行双侧对比。其主要 X 线表现为纵向足弓扁平，第 2 跖骨基底部和内侧楔骨之间的距离增加，受累关节的足底侧出现分离，以及相对应各骨的轴线出现偏离。

②超声：非适应证。

③磁共振成像：MRI 最常被用来确定原因并直接制订术前规划。

a. 分析要点。

- 评估关节情况（积液和滑膜炎是不稳定的早期征象）、软骨质量、骨关节炎的活动性、骨髓水肿、后足和中足的囊韧带结构和肌腱（肌

腱炎、腱鞘炎）

• 寻找其他系统性疾病（类风湿关节炎、夏科关节病）

b. 检查技术。

• 标准扫描协议：俯卧位，高分辨率多通道线圈

• 扫描序列

∘ 矢状位和冠状位质子密度加权脂肪抑制序列

∘ 冠状位 T_1 加权序列

∘ 轴位 T_2 加权（与中足关节平面成角）

∘ 轴斜位 T_1 增强加权脂肪抑制序列（与距舟关节肌腱平面成角）和矢状位

c. 磁共振表现（图 4-17）。

• 沿内侧柱的活动性反应伴囊韧带结构的水肿和轻度增厚

• 关节反应性积液和中度滑膜强化

• 骨关节炎的早期征象伴关节软骨变薄

• 排列发生改变伴舟骨关节面覆盖距骨头的部分减少

• 骨的活动性水肿

• 肌腱功能不全（通常为胫后肌腱功能不全），相应的征象包括肌腱炎和腱鞘炎

④影像学检查方法推荐：选择的方式为 X 线片。MRI 可被用于进一步研究。

（6）鉴别诊断。

• 胫前肌腱的附着处病变

• 舟骨应力性骨折

• 夏科神经关节病

• Lisfranc 韧带断裂

（7）治疗方法。

• 治疗基础性疾病

• 采用具有足跟衬垫和支撑内侧弓的矫形鞋来缓解症状

• 如果存在退行性改变：受累关节的关节融合术

（8）预后及并发症：其预后取决于基础性疾病。

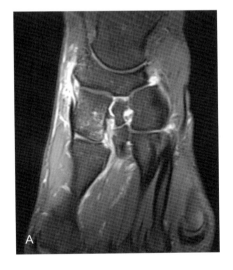 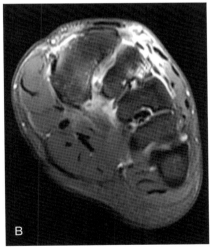

◀ 图 4-17　第 1 跖跗关节创伤后不稳定

中足部陈旧性损伤和合并没有确诊的 Lisfranc 韧带扭伤；主诉内侧柱负重时疼痛；A . 冠状位增强后 T_1 加权脂肪抑制图像显示沿 Lisfranc 韧带的明显活动性反应，伴第 1 跖跗关节和舟骨与内侧楔骨之间的囊和韧带的活动性反应；B . 轴位增强后 T_1 加权脂肪抑制图像显示邻近软组织强化和 Lisfranc 韧带增厚

参考文献

创伤

跖跗关节（Lisfranc）骨折，跖跗关节（Lisfranc）韧带损伤

[1] Anderson RB, Hunt KJ, McCormick JJ. Management of common sports-related injuries about the foot and ankle. J Am Acad Orthop Surg 2010; 18: 546–556

[2] Aronow MS. Treatment of the missed Lisfranc injury. Foot Ankle Clin 2006; 11: 127–142, ix

[3] Baierlein SA. Frakturklassifikationen. Stuttgart: Thieme; 2011

［4］ Bulut G, Yasmin D, Heybeli N, Erken HY, Yildiz M. A complex variant of Lisfranc joint complex injury. J Am Podiatr Med Assoc 2009; 99: 359–363

［5］ Castro M, Melão L, Canella C et al. Lisfranc joint ligamentous complex: MRI with anatomic correlation in cadavers. AJR Am J Roentgenol 2010; 195: W447-W455

［6］ Chaney DM. The Lisfranc joint. Clin Podiatr Med Surg 2010; 27: 547–560

［7］ Coetzee JC. Making sense of lisfranc injuries. Foot Ankle Clin 2008; 13: 695–704, ix

［8］ Crim J. MR imaging evaluation of subtle Lisfranc injuries: the midfoot sprain. Magn Reson Imaging Clin N Am 2008; 16: 19–27, v

［9］ Della Rocca GJ, Sangeorzan BJ. Navicular and midfoot injuries. In: DiGiovanni C,Greisberg J, eds. Core knowledge in orthopaedics: foot and ankle. Philadelphia:Elsevier; 2007: 297–309

［10］ DeOrio M, Erickson M, Usuelli FG, Easley M. Lisfranc injuries in sport. Foot Ankle Clin 2009; 14: 169–186

［11］ de Palma L, Santucci A, Sabetta SP, Rapali S. Anatomy of the Lisfranc joint complex.Foot Ankle Int 1997; 18: 356–364

［12］ Granata JD, Philbin TM. The midfoot sprain: a review of Lisfranc ligament injuries.Phys Sportsmed 2010; 38: 119–126

［13］ Grivas TB, Vasiliadis ED, Koufopoulos G, Polyzois VD, Polyzois DG. Midfoot fractures.Clin Podiatr Med Surg 2006; 23: 323–341, vi

［14］ Gupta RT, Wadhwa RP, Learch TJ, Herwick SM. Lisfranc injury: imaging findings for this important but often-missed diagnosis. Curr Probl Diagn Radiol 2008; 37:115–126

［15］ Haapamaki V, Kiuru M, Koskinen S. Lisfranc fracture-dislocation in patients with multiple trauma: diagnosis with multidetector computed tomography. Foot AnkleInt 2004; 25: 614–619

［16］ Hatem SF. Imaging of lisfranc injury and midfoot sprain. Radiol Clin North Am 2008;46: 1045-1060, vi

［17］ Heckmann JD, Rockwood CA Jr, Green DP. Fractures and dislocations of the foot. Fracturesin Adults. 2nd ed. Philadelphia: Lippincott; 1984: 1703-1832

［18］ Johnson A, Hill K, Ward J, Ficke J. Anatomy of the lisfranc ligament. Foot Ankle Spec 2008; 1: 19-23

［19］ Kalia V, Fishman EK, Carrino JA, Fayad LM. Epidemiology, imaging, and treatment of Lisfranc fracture-dislocations revisited. Skeletal Radiol 2012; 41: 129-136

［20］ Kummer B. Biomechanik. Form und Funktion des Bewegungsapparates. Cologne:Deutscher Äerzte Verlag; 2005

［21］ Lattermann C, Goldstein JL, Wukich DK, Lee S, Bach BR. Practical management of Lisfranc injuries in athletes. Clin J Sport Med 2007; 17: 311-315

［22］ Macmahon PJ, Dheer S, Raikin SM et al. MRI of injuries to the first interosseous cuneometatarsal(Lisfranc) ligament. Skeletal Radiol 2009; 38: 255-260

［23］ Mantas JP, Burks RT. Lisfranc injuries in the athlete. Clin Sports Med 1994; 13: 719-730

［24］ Müller-Mai CM, Ekkernkamp A. Frakturen. Klassifikation und Behandlungsoptionen.Heidelberg: Springer; 2010

［25］ Nunley JA, Vertullo CJ. Classification, investigation, and management of midfoot sprains: Lisfranc injuries in the athlete. Am J Sports Med 2002; 30: 871-878

［26］ Raikin SM, Elias I, Dheer S, Besser MP, Morrison WB, Zoga AC. Prediction of midfoot instability in the subtle Lisfranc injury. Comparison of magnetic resonance imaging with intraoperative findings. J Bone Joint Surg Am 2009; 91: 892-899

［27］ Rhim B, Hunt JC. Lisfranc injury and Jones fracture in sports. Clin Podiatr Med Surg 2011; 28: 69-86

［28］ Stoller DW, Tirman PFJ, Bredella MA. Diagnostic Imaging: orthopedics. Salt Lake City,Utah: Amirsys; 2004

［29］ Turco VJ. Injuries to the Foot and Ankle. In: Nicholas JA, Hershmann EB. The lower extremity and spine in sports medicine. St. Louis: Mosby; 1995: 1229-1250

［30］ Valderrabano V, Engelhardt M, Küster H-H, eds. Fuß und Sprunggelenk und Sport.Empfehlungen von Sportarten aus orthopaedischer und sportmedizinischer Sicht.Cologne: Deutscher Aerzte Verlag; 2009

［31］ Watson TS, Shurnas PS, Denker J. Treatment of

Lisfranc joint injury: current concepts.J Am Acad Orthop Surg 2010; 18: 718-728

［32］Woodward S, Jacobson JA, Femino JE, Morag Y, Fessell DP, Dong Q. Sonographic evaluation of Lisfranc ligament injuries. J Ultrasound Med 2009; 28: 351-357

［33］Wülker N, Stephens MM, Cracchiolo A, eds. Operationsatlas Fuß und Sprunggelenk.2nd ed. Stuttgart: Thieme; 2007: 129-135

舟骨骨折

［34］Andermahr J, Jubel A, Rehm KE, Koebke J. Erkrankungen und Verletzungen des Rückfu ßes. Cologne: Deutscher Ärzte Verlag; 2011

［35］Baierlein SA. Frakturklassifikationen. Stuttgart: Thieme; 2011

［36］Brockwell J, Yeung Y, Griffith JF. Stress fractures of the foot and ankle. Sports Med Arthrosc 2009; 17: 149–159

［37］Della Rocca GJ, Sangeorzan BJ. Navicular and midfoot injuries. In: DiGiovanni C,Greisberg J, eds. Core knowledge in orthopaedics: foot and ankle. Philadelphia:Elsevier; 2007: 297–309

［38］DiGiovanni CW. Fractures of the navicular. Foot Ankle Clin 2004; 9: 25–63

［39］Goulart M, O' Malley MJ, Hodgkins CW, Charlton TP. Foot and ankle fractures indancers. Clin Sports Med 2008; 27: 295–304

［40］Heckmann JD, Rockwood CA Jr, Green DP. Fractures and dislocations of the foot. Fractures in Adults. 2nd ed. Philadelphia: Lippincott; 1984: 1703–1832

［41］Kummer B. Biomechanik. Form und Funktion des Bewegungsapparates. Cologne:Deutscher Arzte Verlag; 2005

［42］McCormick JJ, Bray CC, Davis WH, Cohen BE, Jones CP, Anderson RB. Clinical andcomputed tomography evaluation of surgical outcomes in tarsal navicular stress fractures. Am J Sports Med 2011; 39: 1741–1748

［43］Miller T, Kaeding CC, Flanigan D. The classification systems of stress fractures: a systematic review. Phys Sportsmed 2011; 39: 93–100

［44］Müller-Mai CM, Ekkernkamp A. Frakturen.

Klassifikation und Behandlungsoptionen.Heidelberg: Springer; 2010

［45］Nyska M, Margulies JY, Barbarawi M, Mutchler W, Dekel S, Segal D. Fractures of thebody of the tarsal navicular bone: case reports and literature review. J Trauma 1989; 29: 1448–1451

［46］Rammelt S, Biewener A, Grass R, Zwipp H. Foot injuries in the polytraumatized patient.[Article in German] Unfallchirurg 2005; 108: 858–865

［47］Stoller DW, Tirman PFJ, Bredella MA. Diagnostic Imaging: orthopedics. Salt Lake City,Utah: Amirsys; 2004

［48］Torg JS, Moyer J, Gaughan JP, Boden BP. Management of tarsal navicular stress fractures:conservative versus surgical treatment: a meta-analysis. Am J Sports Med 2010; 38: 1048–1053

［49］Turco VJ. Injuries to the Foot and Ankle. In: Nicholas JA, Hershmann EB. The lower extremity and spine in sports medicine. St. Louis: Mosby; 1995: 1229–1250

［50］Valderrabano V, Engelhardt M, Küster H-H, eds. Fu& Sprunggelenk und Sport.Empfehlungen von Sportarten aus orthopäe discher und sportmedzinischer Sicht. Cologne: Deutscher Ärzte Verlag; 2009

［51］Wülker N, Stephens MM, Cracchiolo A, eds. Operationsatlas Fuß und Sprunggelenk.2nd ed Stuttgart: Thieme; 2007: 129–135

骰骨骨折

［52］Andermahr J, Jubel A, Rehm KE, Koebke J. Erkrankungen und Verletzungen des Rückfußsses. Cologne: Deutscher Ärzte Verlag; 2011

［53］Baierlein SA. Frakturklassifikationen. Stuttgart: Thieme; 2011

［54］Della Rocca GJ, Sangeorzan BJ. Navicular and midfoot injuries. In: DiGiovanni C,Greisberg J, eds. Core knowledge in orthopaedics: foot and ankle. Philadelphia:Elsevier; 2007: 297–309

［55］Dodson NB, Dodson EE, Shromoff PJ. Imaging strategies for diagnosing calcaneal and cuboid stress fractures. Clin Podiatr Med Surg 2008; 25: 183–201, vi

［56］Heckmann JD, Rockwood CA Jr, Green DP. Fractures and dislocations of the foot. Fractures in Adults. 2nd ed. Philadelphia: Lippincott; 1984: 1703–1832

［57］ Hunter JC, Sangeorzan BJ. A nutcracker fracture: cuboid fracture with an associated avulsion fracture of the tarsal navicular. AJR Am J Roentgenol 1996; 166: 888

［58］ Kummer B. Biomechanik. Form und Funktion des Bewegungsapparates. Cologne:Deutscher Ärzte Verlag; 2005

［59］ Mihalich RM, Early JS. Management of cuboid crush injuries. Foot Ankle Clin 2006;11: 121–126, ix

［60］ Müller-Mai CM, Ekkernkamp A. Frakturen. Klassifikation und Behandlungsoptionen.Heidelberg: Springer; 2010

［61］ Rammelt S, Grass R, Zwipp H. Nutcracker fractures of the navicular and cuboid. [Articlein German] Ther Umsch 2004; 61: 451–457

［62］ Ruffing T, Muhm M, Winkler H. Nutcracker fracture of the cuboid in children. [Articlein German] Unfallchirurg 2010; 113: 495–500

［63］ Wülker N, Stephens MM, Cracchiolo A, eds. Operationsatlas Fuß und Sprunggelenk.2nd ed. Stuttgart: Thieme; 2007: 129–135

楔骨骨折

［64］ Baierlein SA. Frakturklassifikationen. Stuttgart: Thieme; 2011

［65］ Della Rocca GJ, Sangeorzan BJ. Navicular and midfoot injuries. In: DiGiovanni C,Greisberg J, eds. Core knowledge in orthopaedics: foot and ankle. Philadelphia:Elsevier; 2007: 297–309

［66］ Heckmann JD, Rockwood CA Jr, Green DP. Fractures and dislocations of the foot. Fractures in Adults. 2nd ed. Philadelphia: Lippincott; 1984: 1703–1832

［67］ Miersch D, Wild M, Jungbluth P, Betsch M, Windolf J, Hakimi M. A transcuneiform fracture-dislocation of the midfoot. Foot (Edinb) 2011; 21: 45–47

［68］ Müller-Mai CM, Ekkernkamp A. Frakturen. Klassifikation und Behandlungsoptionen.Heidelberg: Springer; 2010

［69］ Olson RC, Mendicino SS, Rockett MS. Isolated medial cuneiform fracture: review of the literature and report of two cases. Foot Ankle Int 2000; 21: 150–153

［70］ Sener RN. Bilateral extra tarsal bones in Rubinstein-Taybi syndrome: the fourth cuneiform bones. Eur Radiol 1999; 9: 483–484

［71］ Shah K, Odgaard A. Fracture of the lateral cuneiform only: a rare foot injury. J Am Podiatr Med Assoc 2007; 97: 483–485

［72］ Taylor SF, Heidenreich D. Isolated medial cuneiform fracture: a special forces soldier with a rare injury. South Med J 2008; 101: 848–849

［73］ Wülker N, Stephens MM, Cracchiolo A, eds. Operationsatlas Fuß und Sprunggelenk.2nd ed. Stuttgart: Thieme; 2007: 129–135

骨关节炎

距舟关节，舟楔关节和跟骰关节

［74］ Fessell DP, Jacobson JA. Ultrasound of the hindfoot and midfoot. Radiol Clin North Am 2008; 46: 1027–1043, vi

［75］ Mittlmeier T, Beck M. Injuries of the midfoot [Article in German] Chirurg 2011; 82:169–186, quiz 187–188

［76］ Randt T, Dahlen C, Schikore H, Zwipp H. Dislocation fractures in the area of the middle foot—injuries of the Chopart and Lisfranc joint [Article in German] Zentralbl Chir 1998; 123: 1257–1266

［77］ Richter M, Wippermann B, Krettek C, Schratt HE, Hufner T, Therman H. Fractures and fracture dislocations of the midfoot: occurrence, causes and long-term results.Foot Ankle Int 2001; 22: 392–398

［78］ Swords MP, Schramski M, Switzer K, Nemec S. Chopart fractures and dislocations.Foot Ankle Clin 2008; 13: 679–693, viii

［79］ van Dorp KB, de Vries MR, van der Elst M, Schepers T. Chopart joint injury: a study of outcome and morbidity. J Foot Ankle Surg 2010; 49: 541–545

第 1 和第 2 跖跗关节，跗跖跖关节线 （Lisfranc）

［80］ Castro M, Melão L, Canella C et al. Lisfranc joint ligamentous complex: MRI with anatomic correlation in cadavers. AJR Am J Roentgenol 2010; 195: W447-W455

［81］ Chaney DM. The Lisfranc joint. Clin Podiatr Med Surg 2010; 27: 547–560

［82］ Coetzee JC. Making sense of lisfranc injuries. Foot Ankle Clin 2008; 13: 695–704, ix

［83］ Crim J. MR imaging evaluation of subtle Lisfranc injuries: the midfoot sprain. Magn Reson Imaging Clin

N Am 2008; 16: 19–27, v

[84] Dihlmann W, Staebler A. Gelenke—Wirbelverbindungen. Kap.16: Gelenke des Fußeseinschließlich des oberen Sprunggelenks. 4th ed. Stuttgart: Thieme; 2010: 729

[85] Fessell DP, Jacobson JA. Ultrasound of the hindfoot and midfoot. Radiol Clin North Am 2008; 46: 1027–1043, vi

[86] Granata JD, Philbin TM. The midfoot sprain: a review of Lisfranc ligament injuries.Phys Sportsmed 2010; 38: 119–126

[87] Gupta RT, Wadhwa RP, Learch TJ, Herwick SM. Lisfranc injury: imaging findings for this important but often-missed diagnosis. Curr Probl Diagn Radiol 2008; 37:115–126

[88] Johnson A, Hill K, Ward J, Ficke J. Anatomy of the lisfranc ligament. Foot Ankle Spec 2008; 1: 19–23

[89] Hatem SF. Imaging of lisfranc injury and midfoot sprain. Radiol Clin North Am 2008;46: 1045–1060, vi

[90] Kaar S, Femino J, Morag Y. Lisfranc joint displacement following sequential ligament sectioning. J Bone Joint Surg Am 2007; 89: 2225–2232

[91] Macmahon PJ, Dheer S, Raikin SM et al. MRI of injuries to the first interosseous cuneometatarsal(Lisfranc) ligament. Skeletal Radiol 2009; 38: 255–260

[92] Menz HB, Munteanu SE, Zammit GV, Landorf KB. Foot structure and function in older people with radiographic osteoarthritis of the medial midfoot. Osteoarthritis Cartilage 2010; 18: 317–322

[93] Patel A, Rao S, Nawoczenski D, Flemister AS, DiGiovanni B, Baumhauer JF. Midfootarthritis. J Am Acad Orthop Surg 2010; 18: 417–425

[94] Raikin SM, Elias I, Dheer S, Besser MP, Morrison WB, Zoga AC. Prediction of midfoot instability in the subtle Lisfranc injury. Comparison of magnetic resonance imaging with intraoperative findings. J Bone Joint Surg Am 2009; 91: 892–899

[95] Rao S, Baumhauer JF, Becica L, Nawoczenski DA.

Shoe inserts alter plantar loading and function in patients with midfoot arthritis. J Orthop Sports Phys Ther 2009;39: 522–531

[96] Watson TS, Shurnas PS, Denker J. Treatment of Lisfranc joint injury: current concepts.J Am Acad Orthop Surg 2010; 18: 718–728

[97] Woodward S, Jacobson JA, Femino JE, Morag Y, Fessell DP, Dong Q. Sonographic evaluation of Lisfranc ligament injuries. J Ultrasound Med 2009; 28: 351–357

[98] Wülker N, Stephens MM, Cracchiolo A, eds. Operationsatlas Fu β und Sprunggelenk.2nd ed. Stuttgart: Thieme; 2007: 136

不稳

跟骰关节

[99] van Dorp KB, de Vries MR, van der Elst M, Schepers T. Chopart joint injury: a study of outcome and morbidity. J Foot Ankle Surg 2010; 49: 541–545

内侧柱（第 1 跖跗关节，距舟关节和舟楔关节）

[100] Granata JD, Philbin TM. The midfoot sprain: a review of Lisfranc ligament injuries.Phys Sportsmed 2010; 38: 119–126

[101] King DM, Toolan BC. Associated deformities and hypermobility in hallux valgus: aninvestigation with weightbearing radiographs. Foot Ankle Int 2004; 25: 251–255

[102] Myerson MS, Cerrato R. Current management of tarsometatarsal injuries in the athlete.Instr Course Lect 2009; 58: 583–594

[103] Patel A, Rao S, Nawoczenski D, Flemister AS, DiGiovanni B, Baumhauer JF. Midfoot arthritis. J Am Acad Orthop Surg 2010; 18: 417–425

[104] Raikin SM, Elias I, Dheer S, Besser MP, Morrison WB, Zoga AC. Prediction of midfoot instability in the subtle Lisfranc injury. Comparison of magnetic resonance imaging with intraoperative findings. J Bone Joint Surg Am 2009; 91: 892–899

Chapter 5
前 足 部

Forefoot

原著　R. Degwert　U. Szeimies　M. Walther

翻译　张　骞　田　晞　麻增林

一、创伤　　　　　　　　　　　　175
二、慢性、创伤后与退行性变　185

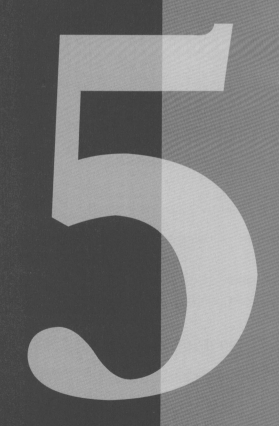

一、创伤

（一）跖骨骨折

1. 定义　第1－5跖骨骨折的原因是由于直接或者间接创伤，或者由于反复的负重与骨的应力承受力之间的不均衡所引起（应力性骨折；可参见第3章的跟骨骨折与第4章的足舟骨骨折）。

2. 症状

- 足背部肿胀和血肿
- 畸形：短缩，轴向错位，旋转排列不齐（X线检查很难发现，但较容易通过体格检查明确）
- 发生于骨折部位或者足底部不同程度的疼痛，疼痛偶尔局限在一点
- 发生在前足的严重的弥漫性疼痛（特别是位于承重部位）
- 偶尔闻及骨摩擦音
- 抗拒轴向挤压
- 触诊疼痛明显
- 应力性骨折：发生在承重关节的逐渐加重的疼痛

3. 易患因素

- 训练水平
  - 年轻跑步者、舞蹈者与音乐家的应力性骨折
  - 第5跖骨应力性骨折，通常发生于年轻职业足球运动员高强度训练之后
  - "行军骨折"，即非习惯性行走或奔跑后的疲劳骨折；常见于士兵或长跑者突然增加训练水平后
- 之前存在足部畸形，特别是具有较高垂直负荷率的后足内翻畸形或者前足内旋畸形
- 不合适的鞋内衬垫：对内侧纵向足弓的支撑可以增加足底受力并使第5跖骨受力增加，从而增加这块骨头的骨折风险
- 皮质激素治疗
- 类风湿关节炎长期类固醇激素治疗后：自发连续跖骨骨折

4. 解剖学和病理学

（1）解剖学：足中部由五块跖骨组成。每块跖骨都由一个近端宽基底部（其包括干骺端），骨干（杆状物），以及一个圆形的远端头部组成。强壮的足底韧带（纵向足底韧带）附着于跖骨基底部。足内肌附着于跖骨干，而跖骨颈部则通过跖骨间韧带相互连接起来。跖骨远端头部起承重作用。跖骨头上的生理性负重分配取决于跖骨在解剖上的正确位置和排列。即使在矢状位或者冠状位上轻微的排列差异都可能会导致疼痛或者持续性的跖骨痛。

跖骨基底部是通过牢固的附着物与楔状骨和骰骨相连接而被稳定的（微动关节）。第1与第5跖骨的牢固性相对较弱，以便于它们可以轻度活动并能够轻度屈曲和伸屈运动。通过这种方式的运动可以使足部做出内旋和外展的动作，使其在不平整的路面上行走变得容易。第2跖骨紧贴于中间和外侧楔骨，使它达到最稳定的基底部连接状态。第2跖骨是多有跖骨中最长的，而且是足背部最突出的部分。

带有骨骺板的生长区域位于第1跖骨的近端，而第2－4跖骨的生长部位则位于跖骨的远端。

第1跖骨比其余跖骨粗壮。其头部的下表面带有两个凹陷状的籽骨压迹。第1跖骨及其两个籽骨承受了大约一半体重的重量。籽骨被包埋在外展蹈趾肌肌腱（内侧）及蹈趾短屈肌肌腱内（外侧）。第1跖骨基底部是腓骨长肌（跖屈和内旋）肌腱和胫骨前肌（旋后）肌腱的附着处。

同其余跖骨相比，第5跖骨则更向近端延伸。第5跖骨基底部外侧面的结节处为腓骨短肌肌腱和跖底腱膜条的附着处。

在正常行走时，足部所承受的垂直负荷大约相当于身体重量。奔跑则将垂直负荷增加到了体重的2.5倍。垂直负荷伴有显著的内外侧负荷和"向前－向后"方向的剪切负荷。

（2）病理学。

①跖骨损伤机制：跖骨骨折占全身骨折的 5%～6%，约占足部骨折的 50%。在足球运动员中，单独发生在第 5 跖骨的骨折约占下肢骨骨折的 78%。这些骨折可以由直接或者间接暴力引起。足部的应力性骨折最常发生在跖骨（在职业足球运动员中：每 1000 小时的运动就有 0.04 次损伤）。跖骨骨折的频率分布如下：第 5 跖骨＞第 3 跖骨＞第 2 跖骨＞第 1 跖骨＞第 4 跖骨。多骨骨折较常见。

跖骨骨折可能有多种多样的发病机制。

• 身体扭曲或旋转时而脚趾固定：跖骨干骨折（螺旋骨折）与中心跖骨骨折。

• 直接碰撞或者挤压损伤或者间接（轴向）创伤暴力

• 应力性骨折：由于过度地应力于某一块骨（跑步或跳舞）或骨密度减低而导致的过度使用性损伤

> **！注 意**
>
> 虽然第 1 — 4 跖骨的近端骨折较为少见，但需要特别关注，因为它们常常伴随跖跗关节韧带或跖跗关节的损伤。

②特殊跖骨的骨折机制。

• 第 1 跖骨：过伸、过屈或者外展过度可能会造成第 1 跖趾关节的骨折。跳舞者更容易发生第 1 跖骨近端或者末端的外侧撕脱性骨折，并且经常伴有关节囊撕裂。第 1 跖骨骨折可能会受到相附着的胫前肌腱与腓长肌腱的牵拉而发生明显移位。

• 第 2 — 4 跖骨：骨间韧带与骨间肌肉阻止了第 2 — 4 跖骨骨干骨折的明显移位。应力性骨折常见于第 2 与第 3 跖骨的近端。当跖骨头发生骨折时，由于表浅屈肌腱的拉力大于伸肌腱的拉力，则会造成跖骨头碎骨片向跖侧移位。

• 第 5 跖骨：第 5 跖骨骨折分为三个不同的区域。第 4 与第 5 跖骨基底部之间的关节是分区的标志。

○ 区域 I ：第 5 跖骨结节部容易遭受撕脱性损伤（第 5 跖趾骨最常见的损伤），这种撕脱性损伤是由踝关节的翻转与跖屈造成的。

○ 区域 II ："琼斯骨折"是发生在结节部远端但位于干骺端近端的横行骨折。当身体重量压在跖屈足的外侧部分时，垂直方向或内外侧方向的力量作用于第 5 跖骨基底部则导致了"琼斯骨折"（例如，在无足跟部接触情况下的突然发生的方向改变）。

○ 区域 III ：骨干近端容易遭受骨折，伴有骰骨 - 第 5 跖骨关节的关节内受累。从解剖学与机械力学上来看，区域 III 的骨折是最为困难的骨折，这是因为第 5 跖骨基底部接受近侧端的血液供给。因此，采用保守方法治疗则需要 2～21 个月才能愈合，并有很高的骨不连风险。在运动员中，这些骨折经常是以应力性骨折的形式发生的，而且在这种情况下，必须在选择手术治疗还是保守治疗之间做出确定。

③分类。

• 跖骨骨折的 AO/ASIF 分型（图 5-1 与表 5-1）。这个分类包含了特殊的命名：琼斯骨折与

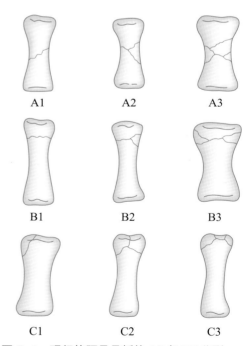

▲ 图 5-1 现行的跖骨骨折的 AO/ASIF 分型
最终版的分型方法仍在修订中（请见 http://www.aofoundation.org）

假琼斯骨折（第 5 跖骨结节部撕脱骨折）。

• 第 5 跖骨骨折：琼斯骨折（由罗伯特·琼斯于 1902 年命名；图 5-2），如以上所描述的。

• 其他分类：第 5 跖骨近端骨折的 Dameron 和 Quill 分型（表 5-2）被广泛应用，但是需要准确地描述骨折的位置。

表 5-1 跖骨骨折的 AO/ASIF 分型

分型	描述
A	近端与远端关节外，单纯性骨干骨折
B	近端与远端累及部分关节，骨干楔形骨折
C	近端与远端累及关节，多发骨干骨折

表 5-2 第 5 跖骨近端骨折的 Dameron 和 Quill 分型

分型	描述
1	结节部撕脱骨折
2	干骺端 - 骨干连接部骨折
3	近端骨干应力性骨折
4	包含跖骨头与颈的远端骨干骨折

5. 影像学表现

（1）超声：超声能够显示相关的软组织损伤、血肿和血管损伤。动态超声检查能够评估跖跗关节线的稳定性。由于跖骨位置表浅，超声能够显示相应的跖骨骨皮质塌陷。

（2）X 线片：将足以休息态放置在成像平板上，并拍摄足的三个不同位置的 X 线片。如果需要的话，可以加拍摄 45° 翻转位。

解读 X 线片时需要注意以下要点。

• 跖骨头：轴向或者旋转排列不齐

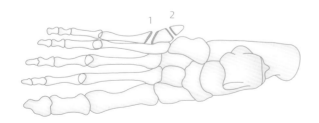

▲ 图 5-2 琼斯骨折
位于第 5 跖骨基底部的真性琼斯骨折（1）与假性琼斯骨折（2）的区别，假性琼斯骨折是更加位于近端的撕脱性骨折，其骨不连的风险较低

• 颈部：跖侧或者横向移位

• 中段骨干：斜行、横行、螺旋形或者粉碎性骨折

• 基底部（图 5-3）：由于骨结构的重叠，在 X 线片上对于跖跗关节骨折的评估常常较为困难；总的来说，这些病例需要进一步 CT 检查

！注 意

可能会存在多发性骨折。

当怀疑应力性骨折时，通常在疼痛持续 2～6 周之后，其 X 线片才能显示出骨质的异常改变。对于这样的病例，则可以在 10～14 天之后复查 X 线片或者 MRI 检查。应力性骨折通常表现为横行骨折线，还可能表现为成角畸形和骨膜反应或者明显骨痂形成。在 X 线片上，显著的骨痂骨化可能会类似于恶性骨肿瘤，而且这些改变在过去几年中有时还做了活检。模棱两可的病例应该行 MRI 扫描。

（3）磁共振成像。

①分析要点。

• 关节线排列情况

• 关节面受累情况

• 关节面塌陷大小

• 移位和碎骨片情况

• 对屈肌腱与伸肌腱的评估

• 排除伴发疾病

②检查技术。

• 标准扫描方案：俯卧位，高分辨率多通道线圈

• 扫描序列

  ◦ STIR 和 T$_1$ 加权序列斜冠状位（双角度）

  ◦ 质子密度加权脂肪抑制序列矢状位（以临床症状最显著的跖骨作为中心——以第 1 及第 5 跖骨为中心时矢状位有所不同）

  ◦ T$_2$ 加权序列轴位

  ◦ 所有扫描序列均无对比增强

③磁共振表现：骨折与骨挫伤或者松质骨骨折导致骨水肿，它被定义为 STIR 序列的高信

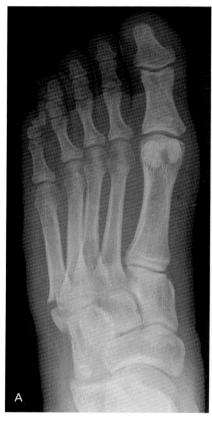
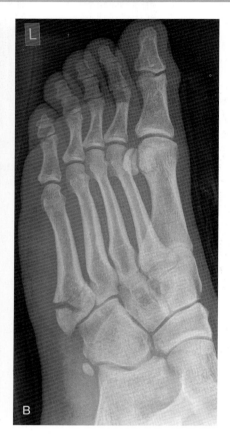
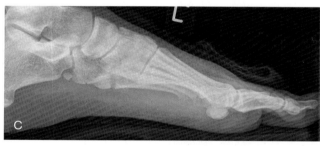

◀ 图 5-3 第 5 跖骨基底部骨折的三种不同位置的 X 线片

图片展示了基底部骨折并累及关节；A. 足背跖位像；B. 侧位像；C. 斜位像

号表现。磁共振能够准确地描述所有创伤后的骨水肿与骨折。真性骨折表现为低信号线样影和（或）骨皮质的不连续或者塌陷。MRI 还能够详细地描述所有的韧带结构，尤其是沿着跖跗关节线走行的跖跗关节韧带和关节囊韧带，并且能够准确地评价跖趾关节。

（4）CT（图 5-4）：对跖骨基底部骨折行 CT 检查是为了除外跖跗关节骨折 - 脱位。CT 检查还被用于骨折分型及普通 X 线片上模棱两可的病例。

（5）核素闪烁成像技术：核素闪烁成像技术可以被用来显示应力性骨折，但是这种影像

学方法已经几乎完全被 MRI 取代。MRI 检查可以提供更高的特异性，并且 MRI 检查还没有电离辐射。

（6）影像学检查方法推荐。选择的方式：磁共振检查可以被用来排除跖跗关节韧带损伤及其他软组织损伤。早期阶段的应力性骨折也能够被磁共振检查发现并诊断。低信号骨折线的出现可以区分应力性骨折和无骨折的应力性反应。

6. 鉴别诊断

- 跖跗关节骨折
- 足舟骨骨折

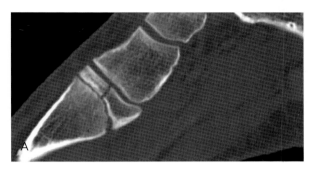

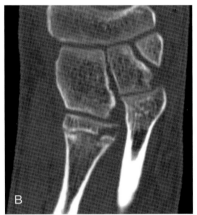

▲ 图 5-4　一个 15 岁男孩的足球损伤

CT 显示第 1 跖骨的骨折（索尔特 - 哈里斯分型Ⅲ）；A. 矢状位多平面重建没有显示关节面的明显塌陷；B. 冠状位多平面重建（层厚 0.5mm，层间隔 0.3mm，50mA，120kV）显示左侧第 1 跖骨横行骺骨折，伴骺板的距侧受累及，没有明显移位

● 骰骨或者楔状骨骨折，偶尔伴有跖跗关节脱位

● 骰骨骨折伴跟骨、第 5 跖骨或足舟骨骨折

● 足舟骨撕脱性骨折

● 少见关节损伤伴骰骨骨折

● 脚趾伸展过度引起的第 1 跖趾关节损伤（草皮脚趾伤）

● 附属跗骨（腓骨长肌肌腱内的腓籽骨，腓骨短肌肌腱内的维萨留斯骨）

● 科勒病Ⅱ型

● 莫顿神经瘤

● 乔普林神经瘤

● 跖骨痛

7. 治疗方法　治疗的目标是要达到解剖学重建，特别是关节面和骨骼长度。轴向排列不齐会相应地引起基于足底压力分配异常的继发性症状。直接性创伤之后引起骨筋膜室综合征的风险很高。

　　立即手术治疗的适应证如下。

● 伴有神经功能缺损

● 骨筋膜室综合征（5 ～ 9 室）

● 开放性骨折

● 皮肤失活

● 血管受压

> **！注　意**
>
> 　　第 1 和第 5 跖骨骨折的治疗方法与第 2 - 4 跖骨的治疗方法是不同的，这是由于它们特殊的解剖结构决定的。第 2 - 4 跖骨发生继发性移位的风险很小，这是由于它们被跖骨间韧带固定所致。经过保守治疗的骨折需要密切的 X 线片随访观察以免漏掉任何的继发性移位。

（1）保守治疗。

● 由于第 1 跖骨位于身体主要重量的承担区域，所以第 1 跖骨骨折需要短腿石膏固定 6 周以便承担部分重力。

● 单发跖骨干骨折伴向内或者向外移位或者小于 2mm 的短缩，予以塑料夹板固定后无负重和制动 3 周就能正常愈合。

● 对于无移位的跖骨干骨折：根据对疼痛的忍受情况，穿硬底鞋和全负重，并定期 X 线片随诊观察。

● 跖骨基底部骨折：石膏固定并且保持无负重 6 ～ 8 周。

● 所有不完全性或轻度移位的第 5 跖骨骨折、应力性骨折，以及非移位的第 5 跖骨基底部撕脱性骨折

○ 采用塑料夹板固定并且无负重 6 ～ 8 周的保守治疗

○ 大于 2mm 继发性移位是手术治疗的适应证

○ 第 5 跖骨应力性骨折：石膏固定 6 ～ 20 周（这些骨折具有非常高的风险出现骨不连和移位，并需要延长时间进行康复，故而目前绝大多数采取手术治疗）

- 当儿童骨折时，如伴有生长板开放和无旋转性排列不良、无冠状位轴向偏移，以及不大于 20° 的向前或向后成角时：干骺端骨折需要石膏固定 2～3 周，而骨干骨折则需要石膏固定 3～5 周。

（2）手术治疗。

- 手术治疗的标准
  ○ 受累跖趾关节短缩
  ○ 近端或者远端关节面受累（特别是出现不完整时）
  ○ 横向移位 ≥ 3mm 或者轴向偏移大于 10°
  ○ 跖骨头下与跖骨头骨折
  ○ 跖骨头的移位性关节内骨折
  ○ 神经血管损伤
  ○ 开放性骨折
  ○ 多发跖骨骨折
  ○ 移位性复杂骨折与粉碎性骨折
  ○ 即便是小角度移位的第 1 与第 5 跖骨骨折
  ○ 第 5 跖骨基底部撕脱骨折 > 2mm 移位与 > 30% 关节面受累

○ 保守治疗结果不满意（继发性移位）

- 手术治疗的主要目标：在矢状位上极其小的排列不齐与负重支撑柱的解剖重建或者骨骼长度和轴向排列的恢复。

- 第 1 跖骨：骨干骨折需金属板和金属螺钉内固定，基底部或跖跗关节骨折需临时或永久的关节融合术，跖骨头骨折需金属螺钉或克氏针固定。

- 第 2－4 跖骨：骨干骨折需克氏针、金属板及金属螺钉内固定，基底部或跖跗关节骨折需临时或永久的关节融合术，跖骨头骨折需金属螺钉或克氏针固定。

- 第 5 跖骨（图 5-5）：移位的撕脱性骨折需金属丝环扎术固定，当骨碎片较大时需金属螺钉内固定；干骺端与骨干骨折需髓内钉或金属板固定和骨移植术。

8. 预后及并发症

（1）预后：预后通常良好。

（2）可能出现的并发症。

- 复合性损伤病人的软组织坏死与筋膜室

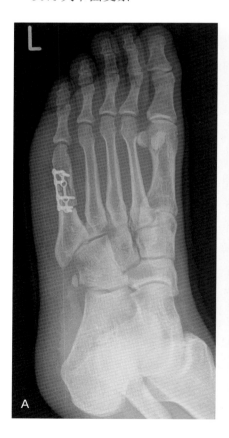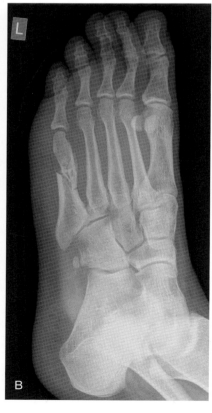

◀ 图 5-5　第 5 跖骨骨折，术前与术后 X 线片

A. 第 5 跖骨干多发骨折的斜位片，没有累及关节（AO/ASIF 分型的 A3 型）；B. 坚固内固定术后改变

综合征

- 开放性骨折的骨髓炎

- 占优势的屈肌张力导致距骨头骨折碎片向跖侧移位，从而引起跖底压力分配异常和跖骨痛

- 第5跖骨骨折与第2跖骨基底部骨折通常会出现延迟愈合与骨不连

- 创伤后八字脚与扁平足

- 神经血管损伤

- 反射性交感神经萎缩症（复杂性区域疼痛综合征，CRPS）

- 罕见：腓肠神经分支受压所致 Tinel 征（叩击神经损伤）与第5跖骨基底部移位性撕脱骨折所致的趾部感觉迟钝

（二）第1跖趾关节囊韧带损伤（人工草皮趾、沙滩趾）、跖板撕裂

1. 定义　第1跖趾关节过度伸展可能会导致跖板损伤。其损伤的严重程度非常宽泛，从关节囊的牵拉损伤到完全撕裂，跗短屈肌肌腱断裂，以及伴随的附属籽骨的损伤。创伤力的方向决定了是否会出现跖板结构的冲击损伤（第1跖趾关节过伸所致的人工草皮趾损伤）或者是跖背结构的冲击损伤（过度跖屈所致的沙滩趾损伤）。

2. 症状

- 承重时加剧的疼痛

- 肿胀

- 血肿

- 运动受限

- 跖底压痛

- 背屈时疼痛

- 对抗阻力时屈曲力减弱

- 像跖骨痛的疼痛

3. 易患因素

- 柔软有弹性的运动鞋使跗趾大幅度背屈

- 人工草皮（比天然草皮较硬）

- 足趾背屈合并大的轴向挤压负荷力作用

于跗趾（需要注意的是跗趾一般要承受较小足趾的两倍重量；作用于第1跖趾关节的最大力量为体重的 40% ～ 60%）

- 第1跖趾关节的活动范围减少

- 之前存在损伤

4. 解剖学和病理学

（1）解剖学：跖趾关节处的跖板是一个独立的结构来帮助支撑身体重量。跖板与半月板一样，其内含有纤维软骨样成分使它能够承受压缩性负荷作用力。它是第1跖趾关节的主要稳定装置，并且被内侧与外侧跖骨籽骨韧带挤在中央。侧副韧带伴随着跗趾外展肌、跗趾内收肌及跗短屈肌走行，起着次要稳定装置的作用。跗短屈肌在第1跖趾关节水平处分成内侧与外侧两条肌腱，而两枚籽骨分别被包埋在两条肌腱头部内。

（2）病理学。

①损伤机制。

- 鲍尔斯和马丁在1976年创造了"草皮脚趾伤"这一术语来描述足球运动员在人造草皮上所遭受的第1跖趾关节过度伸展性损伤。这种类型的损伤最常发生在美式足球（橄榄球）、足球与舞蹈运动中；其中的83%是由于在人造草场上的运动而造成的，而且45%的那些参加过全国橄榄球联赛的运动员在他们的职业生涯中经历过这种损伤。

- 发生在第2－4跖骨处跖板的创伤性撕裂很少见，但它可能会导致近节趾骨向背侧半脱位。

- 常见的受伤机制是第1跖趾关节用力弯曲超过其生理性活动范围。不同的创伤力方向可能会造成相应的组织结构损伤。

- 沙滩趾：第1跖趾关节的过度跖屈引起背侧关节囊韧带损伤；此类损伤在职业沙滩排球运动员中相对常见。如果这种损伤不能完全愈合则常常会引起严重的功能障碍。

②分类：表5-3描述了第1跖趾关节关节囊韧带的损伤分类。

表 5-3　第 1 跖趾关节（MP）关节囊韧带的损伤分类

等级	损　伤	症状及体征
1	第 1 跖趾关节处关节囊韧带复合体的拉伸或者小范围部分撕裂	• 局部跖底或内侧压痛 • 轻微肿胀，无血肿 • 轻度活动受限 • 大部分病人可以负担自身体重而症状较轻（通常有慢性损伤）
2	第 1 跖趾关节处关节囊韧带复合体局部撕裂	• 压痛增强，可能会呈弥漫性 • 中度肿胀与血肿 • 轻到中度活动受限 • 负重时中度疼痛与轻度跛行 • 24 小时内症状加重
3	第 1 跖骨头与颈部起始处的关节囊韧带复合体（几乎）完全撕裂与跖板撕裂（过伸机制），伴近节趾骨嵌入背侧跖骨头；内侧籽骨的可能骨折或二分籽骨分离；少见情况：关节囊韧带复合体远端断裂伴近端籽骨移位	• 第 1 跖趾关节跖侧与背侧显著的疼痛与压痛 • 显著肿胀与明显血肿 • 严重的活动受限 • 不能负重

5. 影像学表现

（1）X 线片。

• 跆趾，从足的背侧至跖侧位（DP 位或足正位片）：籽骨的位置

• 跆趾，侧位片（或足的侧方背屈位）：评价籽骨的位置或籽骨的骨折情况

• 前足，轴位片：显示籽骨情况（根据疼痛耐受程度）

（2）超声：超声可以显示血肿或可能的肌腱断裂。

（3）CT：非适应证。

（4）磁共振成像。

①分析要点。

• 第 1 跖趾关节在矢状位上的对位情况

• 评价籽骨（水肿或者坏死，二分籽骨，碎骨片，退行性变）

②检查技术。

• 标准检查方案：俯卧位，高分辨率多通道线圈

• 扫描序列

◦ 质子密度加权脂肪抑制序列与 T_1 加权序列斜冠状位

◦ 质子密度加权脂肪抑制序列矢状位（2～2.5mm 层厚，以第 1 跖骨为中心）

◦ T_2 加权序列轴位

◦ 对比增强扫描有助于评估慢性损伤；增强后 T_1 加权脂肪抑制冠状位与矢状位

> **！注　意**
>
> 对感兴趣区的解剖结构所采取的检查方法需要采用薄层厚（2～2.5mm）、小视野和多通道采集技术。只有采用高分辨率成像方法才能够精确地评估这些细微的解剖结构。

③磁共振表现（图 5-6 和图 5-7）。

• 关节位置（跖板撕裂使第 1 跖趾关节向背侧或伸肌侧半脱位）

• 矢状位图像能够很好地显示伸肌侧关节囊损伤；冠状位图像能够显示侧副韧带损伤

• 当关节囊韧带损伤或撕裂时，受损结构内的出血在液体敏感序列上呈现为高信号

• 跖板连续性中断

（5）影像学检查方法推荐：选择的方式为应用 MRI 评估跖板、籽骨与侧副韧带。

6. 鉴别诊断

• 肌腱损伤

• 骨折

- Freiberg-Köhler 病（跖骨头应力性骨折）
- 跖骨痛
- 籽骨损伤
- 二分籽骨

7. 治疗方法

（1）保守治疗：软组织的损伤程度决定了

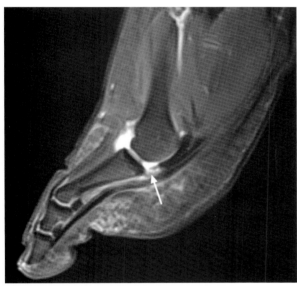

▲ 图 5-6　31 岁女性跖板撕裂

矢状位脂肪抑制质子密度加权图像显示位于左足第 2 跖
趾关节水平处（箭所示）的跖板中心撕裂；邻近的跖趾
关节处可见渗出

治疗方法的选择并影响预后。

- 1 度：使用胶布与硬质鞋底；可能会继续参加体育活动
- 2 度：使用胶布与硬质鞋底；在恢复体育活动前休息 3 ～ 14 天
- 3 度：使用双前臂拐限制负重 1 ～ 3 天，然后采用行走管型石膏或助步器 1 周；在恢复体育活动前休息大约 6 周

（2）手术治疗。

- 手术治疗适应证
  ○ 较大的关节囊撕脱伴关节不稳定
  ○ 二分籽骨分离
  ○ 移位性籽骨骨折
  ○ 籽骨回缩（提示姆短屈肌撕脱）
  ○ 创伤性姆趾外翻畸形
  ○ 垂直方向不稳定（拉赫曼试验阳性）
  ○ 关节内游离体
  ○ 软骨损伤
  ○ 保守治疗后持续不稳定
- 修复关节囊与断裂的肌腱
- 清除较小的骨碎片，内固定较大的骨碎片，内固定骨折的籽骨

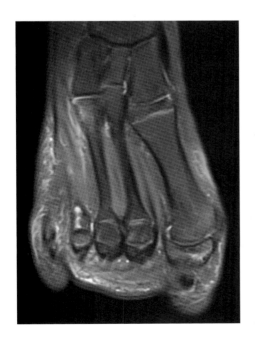

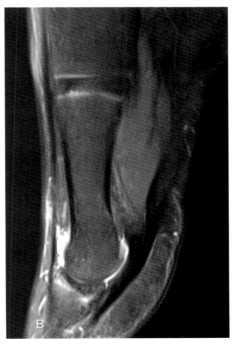

◀ 图 5-7　近期扭伤姆趾的 14 岁女孩的 MRI

A. 冠状位脂肪抑制质子密度加权序列显示第 1 跖趾关节半脱位，即近节趾骨向外移位，内侧关节囊与韧带断裂，近节趾骨关节面侧的松质骨水肿；B. 矢状位脂肪抑制质子密度加权序列显示第 1 跖趾关节处完整的跖板与屈肌腱；图像显示近节趾骨骨挫伤水肿，并伴有第 1 跖骨近端骨骺板的少量出血

8. 可能的并发症

● 持续不稳定

● 功能减弱表现为在奔跑和跳跃时姆短屈肌肌力减弱

● 跖骨痛

● 创伤后骨性关节炎

● 小跖骨的跖板外伤后可能会发展为锤状趾畸形

（三）趾骨骨折

1. 定义　累及第 1 － 5 足趾的一个或数个趾骨的骨折。

2. 症状

● 疼痛性活动受限，特别是在行走时

● 肿胀

● 血肿

● 移位性骨折伴排列不齐

● 压痛

3. 易患因素　尽管在某些特定的体育活动中（如身体接触性运动或美式足球、英式足球、橄榄球）或者在某些足趾易遭受较高应力的运动中（比如疾跑、跳舞、浅水冲浪；冲浪时突然在海岸线上急停或者落入浅水中造成减速性

创伤）趾骨骨折的风险会增加，然而足趾骨折并没有确定的发病诱因。

足趾是骨肿瘤的好发部位，特别是内生软骨瘤，它们会导致病理性骨折。

4. 解剖学和病理学

（1）解剖学：第 2 － 4 趾都是由近节、中节及远节趾骨组成的。姆趾没有中节趾骨。每个趾骨的近端被称为基底部，有一个凹形的关节面，而其远端则呈一个圆形的凸状头部。在远端头部和近端基底部之间的部分是杆状结构（骨干）。跖趾关节与趾间关节之间是由侧副韧带与关节囊的跖底纤维增厚部分（跖底韧带）所连接的。

（2）病理学。

①受伤机制：趾骨骨折是常见的损伤。大多数是由于直接暴力作用于大足趾或小足趾所致（挤压、压砸、严重撞击、碰撞）。其中大多数的损伤是无移位的骨折（＜ 2mm），并且骨折不累及关节。严重的脚趾骨折或者脚趾截断伤可能会发生在穿着人字拖鞋（柔软的，后方开口的凉鞋）乘自动扶梯的儿童身上。

②分类（图 5-8）：ICI 分类通过列举足部所有 28 块骨与足部由近及远三个主要解剖区域的关系从而描述了损伤的部位，其中三个主要解

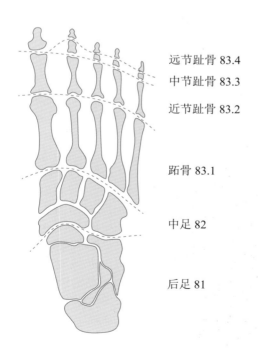

远节趾骨 83.4

中节趾骨 83.3

近节趾骨 83.2

跖骨 83.1

中足 82

后足 81

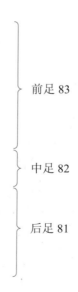

前足 83

中足 82

后足 81

◀ 图 5-8　趾骨骨折的 ICI 分类

剖区域为：后足（81），中足（82），与前足（83）。字母 A 表示关节外，B 表示关节内，C 表示骨折脱位。

5. 影像学表现

（1）X 线片（图 5-9）。

• 前足两个位置的 X 线片

• 蹬趾，从足背向足底方向（DP 像）：籽骨的位置

• 蹬趾，侧位像（侧位背屈像）：评价籽骨的位置与籽骨骨折

• 籽骨像：显示籽骨及其关节间隙（依据疼痛容忍度）；二分籽骨通常表现为边缘光滑圆顿，这与籽骨骨折的锐利棱角与边缘有所区别

（2）超声：非适应证。

（3）CT：CT 检查不是主要的适应证，尽管有时会应用 CT 来制订第 1 跖趾关节复杂粉碎性骨折的术前计划。

（4）磁共振成像：MRI 检查被用于明确可疑的籽骨坏死，并帮助鉴别二分籽骨与籽骨骨折。

6. 鉴别诊断

• 骨碎片阶段的籽骨坏死

• 二分籽骨

• 第 2 － 5 跖趾关节的附属籽骨

7. 治疗方法

（1）保守治疗：经过验证的治疗方法是将骨折的趾骨与毗邻的趾骨用胶布固定住，并在趾骨之间放置小的网垫。

前足卸载鞋通常足以缓解前足的压力。

（2）手术治疗。

> **！注 意**
>
> 移位性骨折可以在局麻状态下复位。应当注意的是，必须将碎骨片的位置复位到正确的旋转（轴向）排列上。

不稳定移位性骨折与累及关节的骨折需用克氏针或微小螺钉或金属板固定。这种方法尤其适用于蹬趾骨折。侧副韧带的撕脱性骨折也可以使用螺钉或者克氏针进行复位和固定。第 1 跖趾关节的开放性骨折可以使用微小体外固定装置进行固定。

当籽骨骨折出现 3mm 或更宽裂隙时，目前更为积极的治疗方法是双纹螺钉内固定。轻微移位的籽骨骨折可以保守治疗。

8. 预后及并发症

趾骨骨折不愈合的风险较低。发生在较小趾骨关节的骨折通常会导致永久性的活动受限。籽骨骨折不愈合的风险很高。

二、慢性、创伤后与退行性变

（一）蹬外翻

1. 定义 蹬外翻是指第 1 跖趾关节静态半脱位，伴蹬趾向外侧偏移而第 1 跖骨向内侧偏移。蹬趾的其他部分呈旋前姿势，第 1 跖骨关节面向外侧倾斜，籽骨向外侧半脱位。

2. 症状 临床表现可以从无症状到假性外生骨疣表面的慢性炎症。继发的机械性后遗症包括

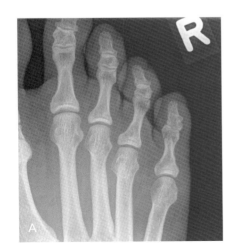
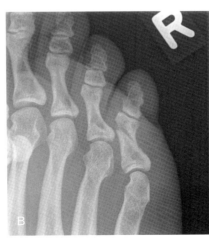

▲ 图 5-9 小趾近节趾骨干远端斜行骨折胶布固定

A. 足背向足底方向 X 线片；B. 斜位 X 线片

拇趾转移所受应力负荷而导致的转移性跖骨痛。

3. 易患因素

- 阳性家族史
- 结缔组织病
- 性别（90% 的病人为女性）
- 外翻扁平足
- 炎症性关节疾病

4. 解剖学和病理学

- 拇趾向外侧偏移伴第 1 跖骨向内偏移
- 籽骨向外侧移位偏离中心，直至完全脱位
- 不同程度的骨赘形成
- 拇趾旋前畸形或者甚至会出现足趾重叠（第 1 与第 2 趾部分重叠）

5. 影像学表现

- （1）X 线片：拍摄三个位置的足部负重位X 线片。测量参数如下。
- 拇外翻角（正常：< 15°）
- 跖骨间角（正常：< 9°）
- 籽骨位置（部分或者完全脱位）
- 关节面位置
- 第 1 跖骨：跖骨远端关节角（DMAA；正常：< 6°）
- 近节趾骨：近端关节固定角（PASA；正常：< 15°）
- 拇趾趾骨间夹角（第 1 跖骨轴线与近节趾骨轴线之间的夹角；正常：< 5°）
- 骨赘
- 拇外翻趾骨间夹角（正常：< 10°）
- 跖骨长度
- 跖趾关节的形状
- 一致性（匹配度）
- 第 1 跖跗关节及与内侧楔骨的关节：关节面形状，跖骨间骨

（2）超声：非适应证。

（3）CT，MRI（图 5-10）：不是断层影像学检查的适应证。

（4）影像学检查方法推荐：选择的方式为X 线片。拍摄三个位置的足部负重位像。

6. 鉴别诊断

- 拇趾强直
- 痛风
- 假性痛风
- 人工草皮趾

7. 治疗方法

（1）保守治疗：拇外翻的临床症状可以通过一些保守治疗方法缓解，比如物理治疗、运

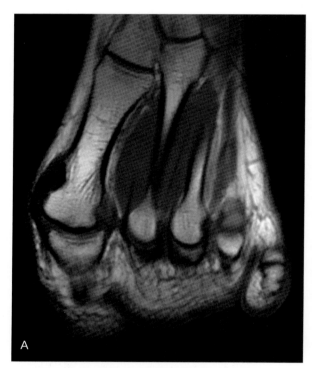

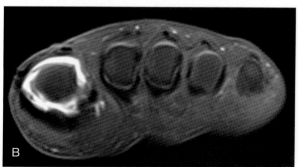

▲ 图 5-10　患拇外翻的 27 岁女性，第 1 跖趾关节有炎性反应

足部影像学检查排除了其他疾病，对拇外翻进行诊断不是 MRI 的主要适应证；A. 冠状位 T_1 加权图像显示拇趾向外侧偏移伴第 1 跖骨向内侧偏移，伴随第 1 跖趾关节半脱位；B. 增强后轴位脂肪抑制 T_1 加权图像显示滑膜显著强化，这种表现与拇外翻的慢性刺激所致的炎性反应相一致

动疗法、支具、鞋垫，以及宽大趾盒鞋。

（2）手术治疗：外科手术是矫正畸形的唯一途径。现已报道了150种以上的手术方式。其中最广泛使用的是Chevron（V形）截骨术、Scarf（Z形）截骨术和基底部截骨术，以及第1跖趾关节矫正融合术。畸形越大，矫正截骨术的水平就越靠近端。

8. 预后及并发症 成功的第1跖趾外科矫正手术的预后较好。几个因素可能会影响功能恢复。

- 之前已经存在的软骨病变
- 第1跖趾关节活动受限
- 结晶性关节病，类风湿疾病

可能的并发症包括：畸形复发，姆内翻，第1跖趾关节进展性骨性关节炎，以及第1跖骨头骨坏死。

（二）姆僵直

1. 定义 姆僵直为第1跖趾关节疼痛性和退变性的活动受限伴背侧骨赘形成。

2. 症状
- 疼痛性活动受限
- 滑膜炎与肿胀
- 近节趾骨与第1跖骨的背侧骨赘形成
- 80%的病例为双侧发病
- 合并姆外翻的并不常见

3. 易患因素
- 创伤（人工草皮趾损伤）
- 跖骨头扁平
- 第1跖趾抬高
- 阳性家族史

4. 解剖学和病理学 第1跖趾关节的创伤或关节对位不良导致了退行性变的进展，并伴随关节间隙变窄，骨赘形成，以及活动受限。

5. 影像学表现

（1）X线片：姆僵直的临床与X线片分期见表5-4。

表5-4 依据临床表现与影像学表现的姆僵直分期

级别	描述
0	背屈40°～60°，X线表现正常，无临床异常改变
1	背屈30°～40°，可能出现背侧骨赘伴轻度关节间隙变窄；被动背屈时主观感觉关节僵直与疼痛
2	背屈10°～30°，关节周围骨赘形成伴第1跖骨头扁平
3	背屈10°或更小，X线片显示囊性变伴关节间隙显著变窄或消失；持续性疼痛伴跖趾关节僵直
4	背屈10°或更小，X线片显示的关节间隙变窄进一步加重，籽骨关节退行性变与囊性变

（2）超声：对第1跖趾关节的纵向扫描显示突出的、强回声骨质线（骨赘），常常伴有不规则外形，低回声关节渗出，以及可能出现的强回声滑膜增厚（多普勒阳性）。

（3）CT，MRI：非适应证。

（4）影像学检查方法推荐：选择的方式为患足三个位置的X线片。

6. 鉴别诊断
- 关节内游离体
- 关节纤维化
- 剥脱性骨软骨炎
- 类风湿关节炎
- 籽骨坏死
- 尿酸性关节炎

7. 治疗方法

（1）保守治疗。
- 第1跖趾下方钢质弹簧矫正（"硬质弹簧"）
- 物理治疗（活动与牵引）
- 非甾体消炎药（NSAIDs），根据需要予以局部或全身用药
- 关节内注射激素
- 透明质酸

（2）手术治疗。
- 1级和2级（和3级）：骨赘清除术（凿骨术）；

必要时行跖屈截骨术

• 3 级和 4 级：第 1 跖趾关节的关节融合术，关节置换术，关节切除成形术

8. 预后及并发症 约 75% 的病人经治疗后活动范围增加。90% 的病例的疼痛症状得以缓解。

（三）锤状趾、爪形趾与槌状趾、慢性跖板撕裂

1. 定义 足趾畸形。

• 锤状趾：跖趾关节背屈，伴近端趾间关节屈曲和远端趾间关节中立或过伸

• 槌状趾：远端趾间关节屈曲挛缩

• 爪形趾：跖趾关节背屈，伴随近端或远端趾间关节屈曲挛缩

2. 症状

• 最常累及第 2 趾

• 近端趾间关节背侧鸡眼

• 跖骨痛

• 开始表现为弯曲畸形

• 晚期阶段挛缩加重，伴跖趾关节半脱位或脱位

• 合并锤状趾：趾甲下方疼痛性过度角化

3. 易患因素

• 第 2 足趾过长

• 踇外翻

• 糖尿病

• 常穿过紧的鞋子

• 神经肌肉病变

• 创伤（少见）

• 炎性关节疾病

4. 解剖学和病理学

（1）解剖学：趾长伸肌腱附着在足趾的远节趾骨上，但只有当跖趾关节处于中立或屈曲位置时，趾长伸肌腱才能作为近端和远端趾间关节的伸肌腱起作用。趾短伸肌腱与趾短屈肌腱一样附着在足趾的中节趾骨上，而趾长屈肌腱附着于远节趾骨上。无肌肉附着于近节趾骨

本身。足的内附肌（蚓状肌和骨间肌）起稳定的作用。内附肌的功能取决于足趾在跖趾关节处的位置。当跖趾关节弯曲时，内附肌起到了近端趾间关节伸肌的作用；当跖趾关节伸展时，内附肌则起到了近端趾间关节屈肌的作用。因此，跖趾关节的位置是关键因素。足部外附肌总是比内附肌产生更多的力量。

足趾的中心稳定因素是足底跖板，而跖板则是由扩大的跖底腱膜与跖底关节囊构成的。跖板的静态稳定作用，与足部内附肌肉的动态作用相结合，使近节趾骨在步态蹬离期之后又恢复至中立的位置。

（2）病理学：行走和穿鞋都迫使足趾的近节趾骨处于背屈位置。同时，肌肉只能发挥轻微的力量迫使近节趾骨跖屈，然而趾长屈肌和趾短屈肌只能屈曲近端与远端趾间关节。所有这些因素都能够促进锤状趾的发生，这是最常见的足趾畸形。爪形趾最常见于神经肌肉疾病。

5. 影像学表现（图 5-11，图 5-12，图 5-13）

（1）X 线片：前足两个位置的 X 线片可见以下表现。

• 足趾轴向畸形，其大部分能够被斜位片清楚地显示

• 当伴发跖板撕裂时，可能出现跖趾关节处的足趾脱位

• 受累关节的退行性改变

（2）超声：使用高频探头（> 13MHz）纵向扫描可以发现跖板缺损。

（3）CT、磁共振成像：锤状趾，爪形趾与槌状趾本身并不是断层影像学检查的适应证（如 CT 与 MRI）。MRI 检查很少被用于评价足趾畸形。它可能会被使用在那些同时伴有中足或者前足疼痛而且不能解释原因的病人，或者被用于排除一些其他原因引起疼痛并且疼痛逐渐加重的病人（如跖骨疲劳骨折、莫顿神经瘤、骨坏死或者 Köhler 病等）。MRI 检查可能有助于准确地鉴别跖骨痛，并且有助于评价跖板损伤，特别是疼痛累及第 2 足趾时。

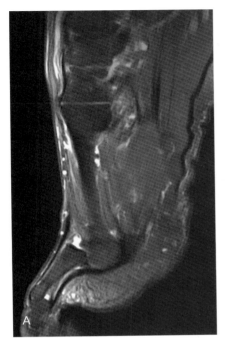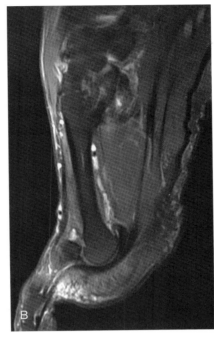

◀ 图 5-11 50 岁女性的第 2 跖趾关节脱位

MRI 检查被用来排除莫顿神经瘤；A. 矢状位脂肪抑制质子密度加权图像显示第 2 跖趾关节严重脱位，但无明显炎症反应；B. 矢状位脂肪抑制质子密度加权图像；评估慢性前足疼痛最好的检查方法就是以薄层矢状位连续扫描并滚动观察所有跖趾关节；轴位和冠状位图像难以显示锤状趾的脱位或者半脱位

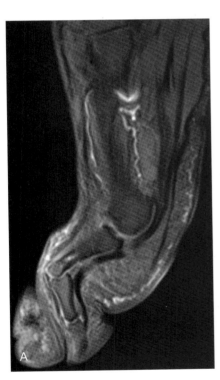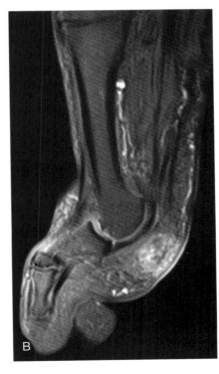

◀ 图 5-12 锤状趾伴跖底角化

锤状趾不是 MRI 检查的适应证，通常 MRI 检查是用来除外相关疾病的，如莫顿神经瘤或者疲劳骨折；A. 矢状位脂肪抑制 T_1 加权增强扫描显示锤状趾畸形合并跖趾关节伸展与近端趾间关节背屈；B. 矢状位脂肪抑制 T_1 加权增强扫描显示由于重复性非生理负荷而导致的第 2 跖骨头下方的皮肤角化改变

①分析要点。
- 跖板质量
- 完全断裂
- 第 2 跖趾关节的匹配度
- 软骨质量
- 滑膜炎

- 关节渗出
- 皮肤角化症
- 前足与中足的骨髓信号
- 评价伸肌腱与屈肌腱
- 排除其他疾病

②检查技术。

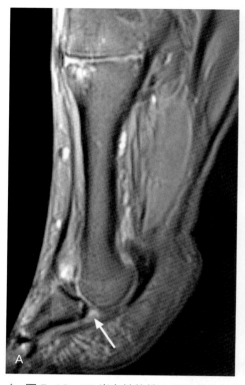
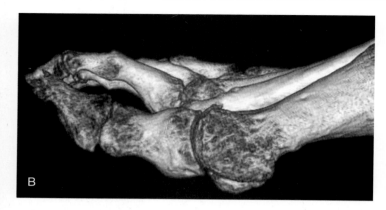
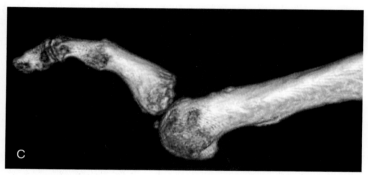

▲ 图 5-13　70 岁女性的第 2 跖趾关节处跖板撕裂并半脱位

A. 矢状位脂肪抑制 T_1 加权增强扫描显示右足第 2 近节趾骨基底部跖板（箭所示）完全性撕脱伴近端掌板半脱位，合并第 2 跖趾关节活动性骨关节炎；B. 第 2 跖趾关节骨质的矢状位三维 CT 重建，第 1 趾骨重叠了受累关节；C. 被分离的矢状位三维 CT 重建，其余跖骨与趾骨被去掉来显示矢状位的受累关节位置

• 检查标准方案：俯卧位，高分辨率多通道线圈

• 扫描序列

。质子密度加权脂肪抑制冠状位与矢状位（对第 2 跖趾关节高分辨率扫描）

。T_1 加权序列冠状位

。T_1 加权序列轴位

。T_1 加权脂肪抑制增强扫描，冠状位与矢状位

③磁共振表现：第 2 跖趾关节的跖板是位于跖骨头与近节趾骨基底部之间的足底部（跖底部）关节囊的低信号纤维性增厚。近节趾骨水平处的远端关节囊的撕裂或退行性变比较常见。脂肪抑制质子密度加权序列 2～3mm 层厚薄层扫描图像能够很好地显示跖板结构。增强后扫描有时会显示局灶性强化改变，这与退变的血管再生有关。跖板慢性功能不全导致第 2

跖趾关节的关节囊与韧带呈强化改变。可能出现的其他表现如下。

• 滑膜炎

• 关节渗出

• 对位不良

• 半脱位

• 在关节骨端偶然出现的骨骼过度负荷的骨髓水肿

• 早期软骨病变

• 第 2 跖骨头下方的跖底皮肤角化

• 由于体重代偿性转移至足外侧而可能会导致的第 5 跖骨头下方皮肤角化

（4）影像学检查方法推荐：选择的方式为X 线片。

6. 鉴别诊断

• Morton 神经瘤

• 关节炎

- Köhler 病
- 应力性骨折

7. 治疗方法

（1）保守治疗。

- 缓冲衬垫
- 足趾垫
- 物理治疗
- 具有趾盒和软质鞋帮的鞋
- 往疼痛的跖趾关节内注射激素

（2）手术治疗：针对畸形程度、受累关节数目及僵硬程度而进行手术矫正。最常采用的手术联合方式如下。

- 跖趾关节：伸肌肌腱延长术，关节松解术，Weil 截骨术，跖板修补术
- 近侧趾间关节：将趾长屈肌肌腱转移至近节趾骨去稳定跖趾关节，骨切除关节成形术，关节融合术
- 远侧趾间关节：趾长屈肌腱松弛术，远端伸肌腱修复术，伴或不伴关节切除的皮肤肌腱固定术

8. 预后及并发症
保守治疗的目标是降低局部压力以缓解症状并阻止疾病进展。一般来说，已经出现的畸形已经无法逆转。手术治疗的目标是改善趾骨的位置；但是无法恢复到发病之前的活动范围。

> ! 注　意
>
> 应该告知病人手术后仍然会有功能受限。

（四）骨坏死，Köhler 病 II 型

1. 定义
骨坏死是经常累及第 2 跖骨头的无菌性坏死，而较少累及第 3 或第 4 跖骨。Köhler 病 II 型也就是 Köhler-Freiberg 病。

2. 症状

- 疼痛和肿胀
- 关节迟发性增大，伴有绞索与活动受限
- 骨坏死：青少年疾病（发病高峰：11 — 17 岁）
- 经常在成年之后才出现的症状性骨性关节炎

3. 易患因素

- 第 2 跖骨过长
- 陈旧性创伤病史（反复的轻微创伤或单发创伤）
- 穿高跟鞋

4. 解剖学和病理学
第 2 跖骨过长容易引起负荷增加。反复的轻微创伤则导致了骨小梁骨折，造成血管闭塞，继而发生局部骨坏死。血管重建发生在骨膜和干骺端处。

5. 影像学表现

（1）X 线片：Bragard 分期是依据前足两个位置的 X 线片而制定的（表 5-5）。

表 5-5　骨坏死的 Bragard 分型

阶段	描　述
I	跖骨头扁平与软骨下骨密度减低
II	跖骨头硬化、碎裂与变形，骨皮质增厚
III	跖趾关节骨性关节炎伴关节内游离体，最常见于 20 — 30 岁女性；第 2 跖骨最常受累，第 3 跖骨偶尔受累

（2）超声：超声不被列为常规检查项目。骨坏死的超声检查可能会有以下表现。

- 软骨不光整
- 跖骨头背侧扁平
- 关节渗出
- 关节内游离体
- 滑膜炎
- 在急性期时，对第 2（或第 3）跖趾关节处的纵向扫描显示低回声关节渗出与跖骨头的粗糙高回声骨表面，当出现破坏性改变时则回声增强。

（3）CT，磁共振成像：当诊断已经明确之后，通常不需要断层影像学检查。MRI 可以被用于 X 线片无明确异常发现而原因不明的跖骨痛病人，应当熟知骨坏死的影像学特征。

①分析要点。

- 评估软骨下骨的质量

- 骨坏死程度
- 跖趾关节处的炎性反应程度
- 早期骨性关节炎的征象

②检查技术。

- 检查标准方案：俯卧位，高分辨率多通道线圈
- 扫描序列
  ○ 质子密度加权脂肪抑制冠状位与矢状位（对第 2 跖趾关节高分辨率扫描）
  ○ T_1 加权序列冠状位
  ○ T_1 加权序列轴位
  ○ T_1 加权脂肪抑制增强扫描，冠状位与矢状位

③磁共振表现（图 5-14 和图 5-15）。

- 与任何骨坏死的表现相似，都是首先出现骨髓水肿（难与骨应力性反应区别；骨质过度负荷可能会偶尔累及第 3 跖骨，并且有时会伴随足底皮肤角化）
- 跖趾关节渗出
- 滑膜炎
- 进展期骨坏死：跖骨头扁平、骨皮质破坏、关节对位不良，以及软骨下区域 T_1 像高信号消失
- 晚期：跖骨头进一步变形伴骨质硬化（所有序列信号缺失）
- 主要的表现可能是继发的退行性改变伴活动性骨性关节炎

（4）影像学检查方法推荐：选择的方式为 X 线片。模棱两可病例可以选择 MRI 检查。

6. 鉴别诊断

- 应力性骨折
- 关节炎
- 跖板撕裂
- Morton 神经瘤
- 痛风
- 神经性关节疾病
- 骨关节炎

7. 治疗方法

（1）保守治疗。

- 减低应力负荷
- 注射激素
- 缓冲衬垫
- 穿相对宽松的鞋

（2）手术治疗。

- 关节内游离体清除术与滑膜切除术
- 凿骨术
- 矫形截骨术
- 骨切除关节成形术（Stainsby 手术）

8. 预后及并发症 关节切除术后功能恢复不良。因此，只要有可能，就应当尽一切努力保留

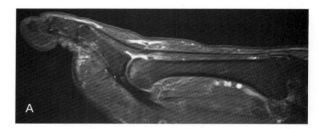

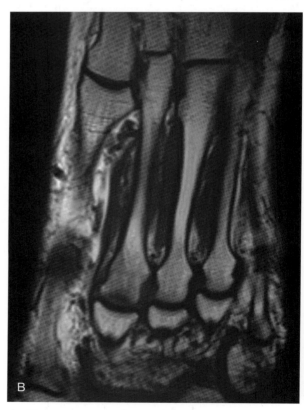

▲ 图 5-14 Florid Köhler 病 Ⅱ 型累及第 2 跖骨头

A. 矢状位脂肪抑制加权图像显示第 2 跖骨头局灶性骨髓水肿，伴跖趾关节轻度反应性渗出；B. 冠状位 T_1 加权图像显示 Köhler 病 Ⅱ 型的跖骨头扁平与骨皮质破坏

关节。跖趾关节处的功能缺陷通常会持续存在。

（五）籽骨疾病

1. 定义　这个籽骨疾病范畴内包括了许多种类的籽骨病变，比如骨折、人工草皮趾损伤、

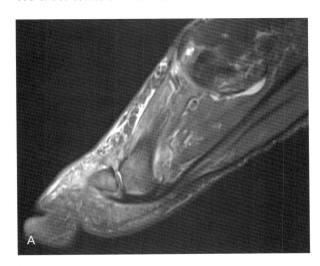

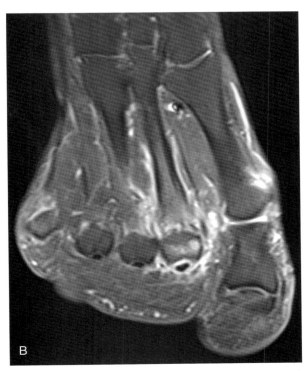

▲ 图 5-15　59 岁女性患 Köhler 病 Ⅱ 型进展期伴严重前足疼痛

A. 矢状位脂肪抑制 T_1 加权增强图像显示第 2 跖骨头内斑片状骨髓水肿和强化，伴软骨下骨皮质破坏，变形，以及跖趾关节对位不良；B. 冠状位脂肪抑制 T_1 加权增强图像显示跖趾关节广泛的应激性反应伴滑膜炎与邻近软组织的应激性反应

移动性二分籽骨、骨软骨病、籽骨下关节间隙退行性变、骨坏死，以及姆长屈肌腱附着处的病变，所有这些病变都呈现出大部分相似的临床症状。

2. 症状
- 第 1 跖骨头下跖底痛
- 第 1 跖趾关节背屈疼痛
- 人工草皮损伤：跖底结构可能会出现完全破裂，其表现为触摸性缺损

3. 易患因素
- 第 1 跖骨下陷（高弓足）
- 腓骨长肌功能亢进
- 跖底脂肪垫萎缩
- 二分籽骨
- 创伤
- 人工草皮趾损伤

4. 解剖学和病理学

（1）解剖学：籽骨与侧副韧带对姆趾跖趾关节的跖底侧起稳定作用。籽骨的背面与第 1 跖骨头的跖底面构成关节。

（2）病理学。

- 二分籽骨：二分籽骨是指内侧籽骨和（或）外侧籽骨是由两块单独的骨质结构组成，这种先天性变异本身并无病理学意义。然而，创伤或者慢性过度负荷可能会导致这两个骨化中心之间的纤维连接变得松弛起来，从而引起了临床症状。

- 籽骨骨折：通常是由于过度伸展性创伤或作用于足部的暴力直接而造成的横行骨折。

- 人工草皮趾：通常为过度伸展性损伤，很少为屈曲性损伤，表现为关节囊的轻微损伤（撕裂）甚至到完全性撕裂，还可能会伴有侧副韧带的损伤。

- 骨软骨病变：籽骨软骨缺损。

- 籽骨骨性关节炎：籽骨下关节间隙的退行性改变，通常与姆外翻、姆僵直、骨坏死或者籽骨骨折伴关节面塌陷之后的病理状态合并存在。其病理学特点为不断增加的软骨、跖骨头与籽骨实质性成分的丢失。

- 骨坏死：籽骨的无菌性坏死。反复的微小创伤被假设为发病因素。
- 踇短屈肌腱附着处病变：踇短屈肌腱附着于籽骨处的病变。

5. 影像学表现

（1）X 线片（图 5-16）：第 1 跖趾关节的籽骨轴位与侧位像。

- 骨折或活动性二分籽骨导致的裂隙
- 骨性关节炎造成的关节间隙变窄

（2）超声：超声不被作为常规检查项目。

（3）CT：当怀疑骨折或为了评价骨坏死出现的骨碎片情况时，则可以选用 CT 检查。CT 检查时，需采用高分辨率、0.5mm 薄层与多平面重建（MPR）技术。

（4）磁共振成像：籽骨炎并不是一个真正意义上的诊断，它只是籽骨被刺激后出现的一种非特异性炎性反应状态，籽骨炎可能有许多不同的诱因。许多病例与骨骼的过度负荷有关，而过度负荷可能最终导致了骨坏死伴继发骨质碎裂，并且累及踇短屈肌肌腱与第 1 跖趾关节。

①分析要点。

- 籽骨应激反应程度
- 骨髓水肿
- 对比增强
- 排除或者确认骨坏死
- 籽骨形状
- 位置

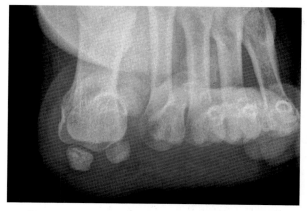

▲ 图 5-16　籽骨的特殊摄影位置显示籽骨无明确异常表现

- 二分籽骨
- 评估籽骨下关节间隙
- 骨性关节炎
- 评价踇长屈肌腱与踇短屈肌腱
- 肌腱附着处病变
- 肌腱变性
- 腱鞘炎
- 评估跖板
- 第 1 跖趾关节的关节囊与韧带

②检查技术。

- 检查标准方案：俯卧位，高分辨率多通道线圈
- 扫描序列
  ◦ 质子密度加权脂肪抑制冠状位与矢状位（对第 2 跖趾关节高分辨率扫描）
  ◦ T_1 加权序列冠状位
  ◦ T_2 加权序列轴位
  ◦ T_1 加权脂肪抑制增强扫描，冠状位与矢状位

③磁共振表现（图 5-17，图 5-18，图 5-19）。

- 内侧或者外侧籽骨骨髓水肿伴强化
- 合并骨坏死：非增强 T_1 加权序列显示因脂肪性骨髓缺乏而导致的低信号
- 形态变化
- 高度减低
- 骨质破碎伴可能出现的邻近炎性反应与强化
- 骨赘形成伴籽骨下关节间隙的活动性骨性关节炎
- 沿屈肌腱鞘的强化表现伴骨髓水肿，以及踇短屈肌腱纤维 - 骨连接处的强化改变；可能出现肌腱位置异常
- 由于代偿反应或异常负荷而导致的第 4 与第 5 骨头下方外侧部跖底角化

（5）影像学检查方法推荐：选择的方式为 X 线片。MRI 被用于诊断模棱两可病例。

6. 鉴别诊断

- 跖骨应力性骨折

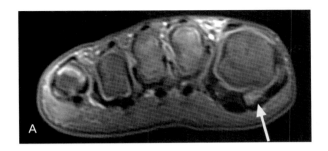

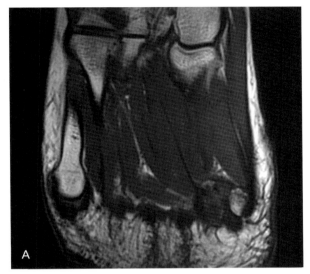

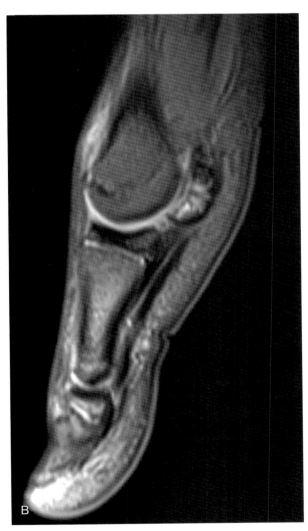

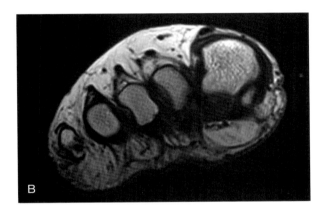

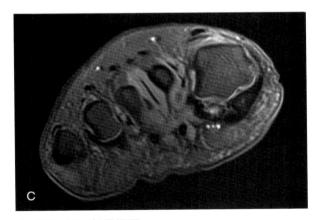

▲ 图 5-17 14 岁男孩的内侧籽骨炎性反应

A. 轴位脂肪抑制 T_1 加权增强图像显示内侧籽骨均匀强化（箭所示）与第 1 跖趾关节下方疼痛致使不平衡承重而引起的第 5 跖骨头下跖底角化；B. 矢状位脂肪抑制 T_1 加权增强图像排除了籽骨坏死和骨质碎裂，影像学表现符合籽骨慢性刺激反应

▲ 图 5-18 籽骨坏死

A. 与其他的骨性结构相比，冠状位 T_1 加权图像显示外侧籽骨缺失脂肪性黄骨髓高信号；B. 轴位 T_1 加权图像，外侧籽骨缺失脂肪性黄骨髓高信号符合完全性骨坏死的表现；C. 轴位脂肪抑制 T_1 加权增强图像，尽管外侧籽骨有局灶性强化改变，但是由于其内脂肪性黄骨髓信号完全缺失仍提示骨坏死

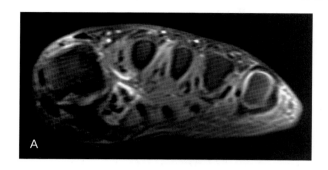

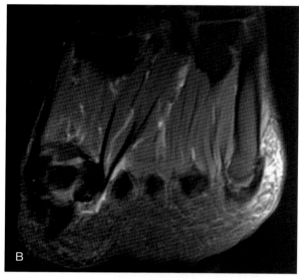

▲ 图 5-19　40 岁男性于行走时出现第 1 跖趾关节内侧面的慢性疼痛

籽骨肌腱附着处病变；A. 轴位脂肪抑制 T_1 加权增强图像显示踇短屈肌外侧头远端肌腱附着处病变的强化表现；B. 冠状位脂肪抑制 T_1 加权增强图像显示肌腱在外侧籽骨的纤维 - 骨连接处呈强化表现的纤维血管肉芽组织

- 滑膜炎
- 跖底筋膜纤维瘤病（Ledderhose 病）
- Morton 神经瘤（第 1 跖骨头内侧：Joplin 神经瘤）
- 踇僵直

7. 治疗方法

（1）保守治疗。

- 无断端分离的骨折：鞋底延伸到前部的短腿石膏
- 骨坏死：缓解压力，非甾体消炎药治疗
- 人工草皮趾：取决于严重程度；胶布固定，硬质鞋垫，宽鞋底短腿石膏
- 骨关节炎，二分籽骨：软质缓冲鞋垫，注射激素，非甾体消炎药治疗

（2）手术治疗。

- 骨折：新鲜裂隙状骨折可以使用内固定治疗（螺钉，如果需要行松质骨移植的话）
- 陈旧骨折，二分籽骨：切除小碎骨片
- 骨坏死破碎阶段，籽骨下关节间隙骨性关节炎：切除疼痛的籽骨

8. 预后及并发症　保守治疗通常能够改善籽骨病变的症状。如果疼痛持续存在，则可以考虑籽骨切除术。约 90% 的病人的疼痛症状可以得到减轻。然而，残余症状可能还会持续，以及踇趾跖屈力量的中等程度减弱。

参考文献

跖骨骨折

［1］Baierlein SA. Frakturklassifikationen. Stuttgart: Thieme; 2011

［2］Beck M, Mittlmeier T. Metatarsal fractures. [Article in German] Unfallchirurg 2008;111: 829–839, quiz 840

［3］Buddecke DE, Polk MA, Barp EA. Metatarsal fractures. Clin Podiatr Med Surg 2010;27: 601–624

［4］Cakir H, Van Vliet-Koppert ST, Van Lieshout EM, De Vries MR, Van Der Elst M,Schepers T. Demographics and outcome of metatarsal fractures. Arch OrthopTrauma Surg 2011; 131: 241–245

［5］Dameron TB. Fractures and anatomical variations of the proximal portion of the fifthmetatarsal. J Bone Joint Surg Am 1975; 57: 788–792

［6］Dameron TB. Fractures of the proximal fifth metatarsal: selecting the best treatmentoption. J Am Acad Orthop Surg 1995; 3: 110–114

［7］Goulart M, O'Malley MJ, Hodgkins CW, Charlton TP. Foot and ankle fractures in dancers. Clin Sports Med 2008; 27: 295–304

［8］Hatch RL, Alsobrook JA, Clugston JR. Diagnosis and management of metatarsal fractures.Am Fam Physician

2007; 76: 817–826

［9］Heckmann JD, Rockwood CA Jr, Green DP. Fractures and Dislocations of the Foot.Fractures in Adults. 2nd ed. Philadelphia: Lippincott; 1984: 1703–1832

［10］Jones R. Fracture of the base of the fifth metatarsal bone by indirect violence. AnnSurg 1902; 35: 697–700, 2

［11］Lehman RC, Torg JS, Pavlov H, DeLee JC. Fractures of the base of the fifth metatarsal distal to the tuberosity: a review. Foot Ankle 1987; 7: 245–252

［12］Meurman KO. Less common stress fractures in the foot. Br J Radiol 1981; 54: 1–7

［13］Müller-Mai CM, Ekkernkamp A. Frakturen. Klassifikation und Behandlungsoptionen.Heidelberg: Springer; 2010

［14］Quill GE. Fractures of the proximal fifth metatarsal. Orthop Clin North Am 1995; 26:353–361

［15］Rhim B, Hunt JC. Lisfranc injury and Jones fracture in sports. Clin Podiatr Med Surg 2011; 28: 69–86

［16］Schünke M, Schulte E, Schumacher U. Allgemeine Anatomie und Bewegungssystem.Prometheus LernAtlas der Anatomie. Stuttgart: Thieme; 2005

［17］Shrivastava N, Greisberg C, DiGiovanni W, Greisberg J. Metatarsal and Phalangeal Fractures. Foot and Ankle: Core Knowledge in Orthopaedics. Philadelphia: Elsevier;2007: 310–320

［18］Stewart IM. Jones's fracture: fracture of base of fifth metatarsal. Clin Orthop 1960;16: 190–198

［19］Torg JS, Balduini FC, Zelko RR, Pavlov H, Peff TC, Das M. Fractures of the base of the fifth metatarsal distal to the tuberosity. Classification and guidelines for non-surgicaland surgical management. J Bone Joint Surg Am 1984; 66: 209–214

［20］Turco VJ. Injuries to the foot and ankle. In: Nicholas JA, Hershmann EB. The Lower Extremity and Spine in Sports Medicine. St. Louis: Mosby; 1995: 1229–1250

［21］Van Laer L, Kraus R, Linhart WE. Frakturen der Metatarsalia. In: Van Laer L, ed. Frakturen und Luxationen im Wachstumsalter. Stuttgart: Thieme; 2007: 411–414

［22］Vorlat P, Achtergael W, Haentjens P. Predictors of outcome of non-displaced fracturesof the base of the fifth metatarsal. Int Orthop 2007; 31: 5–10

第 1 跖趾关节囊韧带损伤（人工草皮趾，沙滩趾），跖板撕裂

［23］Ashman CJ, Klecker RJ, Yu JS. Forefoot pain involving the metatarsal region: differen tial diagnosis with MR imaging. Radiographics 2001; 21: 1425–1440

［24］Bowers KD, Martin RB. Turf-toe: a shoe-surface related football injury. Med Sci Sports 1976; 8: 81–83

［25］Brophy RH, Gamradt SC, Ellis SJ et al. Effect of turf toe on foot contact pressures in professional American football players. Foot Ankle Int 2009; 30: 405–409

［26］Clanton TO, Ford JJ. Turf toe injury. Clin Sports Med 1994; 13: 731–741

［27］Coker TP, Arnold JA, Weber DL. Traumatic lesions of the metatarsophalangeal joint of the great toe in athletes. Am J Sports Med 1978; 6: 326–334

［28］Coughlin MJ, Kemp TJ, Hirose CB. Turf toe: soft tissue and osteocartilaginous injuryto the first metatarsophalangeal joint. Phys Sportsmed 2010; 38: 91–100

［29］Crain JM, Phancao JP, Stidham K. M R imaging of turf toe. Magn Reson Imaging Clin N Am 2008; 16: 93–103, vi

［30］Donnelly LF, Betts JB, Fricke BL. Skimboarder's toe: findings on high-field MRI. AJRAm J Roentgenol 2005; 184: 1481–1485

［31］Frey C, Andersen GD, Feder KS. Plantarflexion injury to the metatarsophalangeal joint ("sand toe"). Foot Ankle Int 1996; 17: 576–581

［32］Heckmann JD, Rockwood CA Jr, Green DP. Fractures and Dislocations of the Foot.Fractures in Adults. 2nd ed. Philadelphia: Lippincott; 1984: 1703–1832

［33］McCormick JJ, Anderson RB. The great toe: failed turf toe, chronic turf toe, and complicated sesamoid injuries. Foot Ankle Clin 2009; 14: 135–150

［34］McCormick JJ, Anderson RB. Rehabilitation following turf toe injury and plantar plate repair. Clin Sports Med 2010; 29: 313–323, ix

［35］Rao JP, Banzon MT. Irreducible dislocation of the metatarsophalangeal joints of the foot. Clin Orthop Relat Res 1979: 224–226

［36］Rodeo SA, O'Brien S, Warren RF, Barnes R, Wickiewicz TL, Dillingham MF. Turf-toe:an analysis of metatarsophalangeal joint sprains in professional football players.Am J Sports Med 1990; 18: 280–285

［37］Schünke M, Schulte E, Schumacher U. Allgemeine Anatomie und Bewegungssystem.Prometheus LernAtlas der Anatomie. Stuttgart: Thieme; 2005

［38］Shrivastava N, Greisberg C, DiGiovanni W, Greisberg J. Metatarsal and Phalangeal Fractures. Foot and Ankle: Core Knowledge in Orthopaedics. Philadelphia: Elsevier;2007: 310–320

［39］Valderrabano V, Engelhardt M, Küster H-H. Fu β und Sprunggelenk und Sport. Cologne:Deutscher Ärzteverlag; 2009

［40］Wilson L, Dimeff R, Miniaci A, Sundaram M. Radiologic case study. First metarsophalangeal plantar plate injury (turf toe). Orthopedics 2005; 28: 344–, 417–419

［41］Yao L, Do HM, Cracchiolo A, Farahani K. Plantar plate of the foot: findings on conventional arthrography and MR imaging. AJR Am J Roentgenol 1994; 163: 641–644

趾骨骨折

［42］Dauber W. Feneis Bildlexikon der Anatomie. 10th ed. Stuttgart: Thieme; 2008

［43］Lim KB, Tey IK, Lokino ES, Yap RT, Tawng DK. Escalators, rubber clogs, and severe foot injuries in children. J Pediatr Orthop 2010; 30: 414–419

［44］Merriman D, Carmichael K, Battle SC. Skimboard injuries. J Trauma 2008; 65: 487–490

［45］Nihal A, Trepman E, Nag D. First ray disorders in athletes. Sports Med Arthrosc 2009;17: 160–166

［46］Pagenstert GI, Valderrabano V, Hintermann B. Medial sesamoid nonunion combined with hallux valgus in athletes: a report of two cases. Foot Ankle Int 2006; 27:135–140

［47］Van Vliet-Koppert ST, Cakir H, Van Lieshout EM, De Vries MR, Van Der Elst M,Schepers T. Demographics and functional outcome of toe fractures. J Foot Ankle Surg 2011; 50: 307–310

［48］Wolansky R. Krankheitsbilder in der Podologie. Stuttgart: Hippokrates; 2006

［49］Zwipp H, Baumgart F, Cronier P et al. Integral classification of injuries (ICI) to the bones, joints, and ligaments—application to injuries of the foot. Injury 2004; 35 Suppl 2: SB3–SB9

踇外翻

［50］Cong Y, Cheung JT, Leung AK, Zhang M. Effect of heel height on in-shoe localized triaxial stresses. J Biomech 2011; 44: 2267–2272

［51］Huang PJ, Lin YC, Fu YC, et al. Radiographic evaluation of minimally invasive distal metatarsal osteotomy for hallux valgus. Foot Ankle Int 2011;32(5): S503–S507

［52］Kennedy JG, Collumbier JA. Bunions in dancers. Clin Sports Med 2008; 27: 321–328

［53］Shannak O, Sehat K, Dhar S. Analysis of the proximal phalanx size as a guide for an Akin closing wedge osteotomy. Foot Ankle Int 2011; 32: 419–421

［54］Shirzad K, Kiesau CD, DeOrio JK, Parekh SG. Lesser toe deformities. J Am Acad Orthop Surg 2011; 19: 505–514

［55］Trnka HJ, Zembsch A, Easley ME, Salzer M, Ritschl P, Myerson MS. The chevron osteotomy for correction of hallux valgus. Comparison of findings after two and five years of follow-up. J Bone Joint Surg Am 2000; 82-A: 1373–1378

踇僵直

［56］Botek G, Anderson MA. Etiology, pathophysiology, and staging of hallux rigidus. Clin Podiatr Med Surg 2011; 28: 229–243, vii

［57］DeCarbo WT, Lupica J, Hyer CF. Modern techniques in hallux rigidus surgery. Clin Podiatr Med Surg 2011; 28: 361–383, ix

［58］Fuhrmann RA. First metatarsophalangeal arthrodesis for hallux rigidus. Foot Ankle Clin 2011; 16: 1–12

［59］Galli MM, Hyer CF. Hallux rigidus: what lies beyond fusion, resectional arthroplasty,and implants. Clin Podiatr Med Surg 2011; 28: 385–403, ix

［60］Sanhudo JA, Gomes JE, Rodrigo MK. Surgical treatment of advanced hallux rigidus by interpositional arthroplasty. Foot Ankle Int 2011; 32: 400–406

锤状趾，爪形趾，以及槌状趾，慢性跖板撕裂

［61］Ashman CJ, Klecker RJ, Yu JS. Forefoot pain involving the metatarsal region: differential diagnosis with MR imaging. Radiographics 2001; 21: 1425–1440

［62］Baravarian B, Thompson J, Nazarian D. Plantar plate tears: a review of the modified flexor tendon transfer repair for stabilization. Clin Podiatr Med Surg 2011; 28:57–68

［63］Cong Y, Cheung JT, Leung AK, Zhang M. Effect of heel height on in-shoe localized triaxial stresses. J Biomech 2011; 44: 2267–2272

［64］Lui TH, Chan LK, Chan KB. Modified plantar plate tenodesis for correction of claw toe deformity. Foot Ankle Int 2010; 31: 584–591

［65］Lui TH. Correction of crossover deformity of second toe by combined plantar plate tenodesis and extensor digitorum brevis transfer: a minimally invasive approach.Arch Orthop Trauma Surg 2011; 131: 1247–1252[E-pub ahead of print]

［66］Shirzad K, Kiesau CD, DeOrio JK, Parekh SG. Lesser toe deformities. J Am Acad Orthop Surg 2011; 19: 505–514

［67］Walther M, Simons P, Nass K, Roeser A. Fusion of the first tarsometatarsal joint usinga plantar tension band osteosynthesis [Article in German] Oper Orthop Traumatol 2011; 23: 52–59

［68］Weil L, Sung W, Weil LS, Malinoski K. Anatomic plantar plate repair using the Wei lmetatarsal osteotomy approach. Foot Ankle Spec 2011; 4: 145–150

骨坏死，Köhler 病 Ⅱ 型

［69］Ashman CJ, Klecker RJ, Yu JS. Forefoot pain involving the metatarsal region: differential diagnosis with MR imaging. Radiographics 2001; 21: 1425–1440

［70］Blitz NM, Yu JH. Freiberg' s infraction in identical twins: a case report. J Foot Ankle Surg 2005; 44: 218–221

［71］Gregg JM, Schneider T, Marks P. MR imaging and ultrasound of metatarsalgia-the lesser metatarsals. Radiol Clin North Am 2008; 46: 1061–1078, vi–vii

籽骨病变

［72］Ashman CJ, Klecker RJ, Yu JS. Forefoot pain involving the metatarsal region: differential diagnosis with MR imaging. Radiographics 2001; 21: 1425–1440

［73］Boike A, Schnirring-Judge M, McMillin S. Sesamoid disorders of the first metatarsophalangeal joint. Clin Podiatr Med Surg 2011; 28: 269–285, vii

［74］Chou LB. Disorders of the first metatarsophalangeal joint: diagnosis of great-toepain. Phys Sportsmed 2000; 28: 32–45

［75］Cohen BE. Hallux sesamoid disorders. Foot Ankle Clin 2009; 14: 91–104

［76］Kanatli U, Ozturk AM, Ercan NG, Ozalay M, Daglar B, Yetkin H. Absence of the medial sesamoid bone associated with metatarsophalangeal pain. Clin Anat 2006; 19:634–639

［77］Lee S, James WC, Cohen BE, Davis WH, Anderson RB. Evaluation of hallux alignment and functional outcome after isolated tibial sesamoidectomy. Foot Ankle Int 2005; 26: 803–809

Chapter 6
足底部软组织异常

Abnormalities of the Plantar Soft Tissues

原著　A. Roesert　U. Szeimies

翻译　张　骞　谭丽丽　麻增林

一、足底筋膜炎、足底筋

　　膜破裂　　　　　　　201

二、足底跟骨骨刺　　　　204

三、Ledderhose 病　　　 205

四、足底脂肪垫萎缩　　　206

五、足底静脉血栓形成　　208

六、踇长屈肌腱与趾长屈肌

　　腱交叉综合征　　　　209

七、跖骨痛　　　　　　　211

八、足底疣　　　　　　　213

九、骨间肌筋膜间室综合征　214

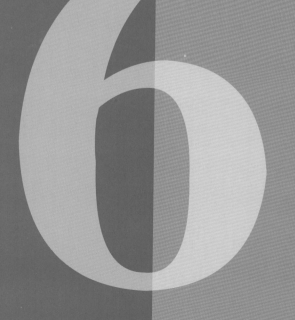

一、足底筋膜炎、足底筋膜破裂

1. 定义 足底筋膜炎是由于位于跟骨结节处的足底筋膜起始部的过度负荷引起的。它同时伴有足底筋膜与跟骨脂肪垫的炎症性病变与退行性改变。退行性改变的后期可能会发生足底筋膜的部分撕裂，而且对筋膜的创伤可能会导致部分撕裂或者完全破裂。

2. 症状

- 足跟底部负重性疼痛
- 早晨开始行走时疼痛加重
- 由于足底外侧神经第一支（Baxter 神经）受到刺激可能会导致疼痛向跟骨后结节周围外侧部放射
- 最大压痛点通常位于足跟下方前内侧区域的主要负重部位
- 出现破裂时：跖底血肿伴压痛

3. 易患因素

- 体重超重
- 反复牵拉（跑步，跳远，球类运动）

4. 解剖学和病理学 足底筋膜是一个较厚的多层腱膜，它在三个方向上横跨足底，并且通过五个纵向的纤维束附着于相对应的近节趾骨来主要支撑足部纵弓。横向纤维支撑着远端的纵向纤维束。垂直纤维扩展并围绕着趾短屈肌，并将足底分成三个区域（蹞趾区、小趾区、中央区），同时其他纤维则穿过脂肪垫抵达皮肤。脂肪垫的小腔样结构使其与皮肤保持相对固定。

足底筋膜起源于跟骨结节前内侧的宽阔区域。它向远端行走于足趾部时分成 5 条纤维束并附着于所有足趾的近节趾骨（前行与屈肌腱的纤维鞘融合）。

5. 影像学表现

（1）X 线片。

跟骨侧位像：跟骨足底部骨刺形成，趾短屈肌可能出现的肌肉内钙化。

足部三个位置的负重位：排除后足畸形。

（2）超声。

- 足底纵向超声扫描显示足底筋膜低回声增厚（当厚度超过 6mm 时考虑为病理性改变）。
- 足底跟骨骨刺表现为足底筋膜下方的高回声外生骨疣，当出现滑膜囊病变时则表现为低回声区域。
- 病变进展到慢性阶段的标志为筋膜不均匀崩解，这是由于部分撕裂导致了筋膜清晰轮廓的丧失。趾短屈肌肌腹受累可能会伴有低回声出血和肌束膜撕裂。

（3）磁共振成像。

①分析要点。

- 炎症程度
- 精确定位
- 描述纵向范围
- 纤维 - 骨连接受累
- 纤维 - 骨炎
- 腱膜内局部软化区域
- 破裂的风险
- 部分撕裂
- 足跟部邻近软组织的炎症程度
- 相关发现（后足部的其他肌腱，关节退行性变，骨水肿）

②检查技术：除了近期出现的急性破裂之外，为了更好地显示急性与慢性炎症伴肌腱内血管形成、腱鞘炎及纤维 - 骨炎，则推荐 MRI 增强扫描。

- 标准检查方案：俯卧位，高分辨率多通道线圈
- 扫描序列
- 质子密度加权脂肪抑制冠状位与矢状位（对第 2 跖趾关节高分辨率扫描）
- T_1 加权序列冠状位
- T_2 加权序列轴位
- T_1 加权脂肪抑制增强扫描，冠状位与矢状位

③磁共振表现（图 6-1，图 6-2，图 6-3）。

- 足底肌腱近端水肿与强化改变，其内侧部分通常表现得更明显，伴跟骨邻近软组织强化表现

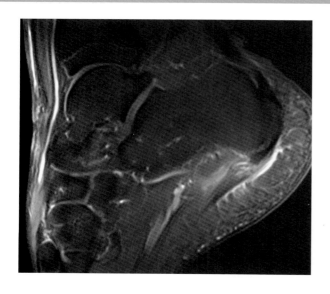

◀ 图 6-1　患足底筋膜炎的 39 岁女性，有逐渐加重的慢性跟骨痛

病人的职业需要长时间站立，矢状位 T_1 加权脂肪抑制增强序列显示足底筋膜的肌腱附着处炎症性病变（足底筋膜炎），伴足底腱膜纤维 - 骨连接处增厚，早期退行性变的血管再生，邻近软组织的强化表现，尤其是跟骨周围脂肪足趾的强化表现

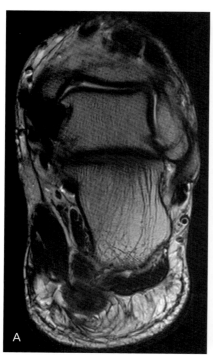

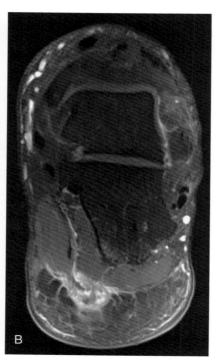

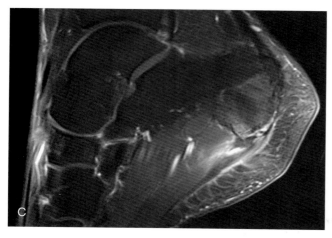

◀ 图 6-2　足底筋膜炎

A. 冠状位 T_2 加权图像显示内侧足底腱膜显著增厚；B. T_1 加权脂肪抑制增强图像显示肌腱内部与包括肌肉和跟部脂肪垫在内的邻近软组织显著强化；C. 矢状位 T_1 加权脂肪抑制增强图像显示足底筋膜炎的确切征象即纤维 - 骨性连接处的肌腱内强化

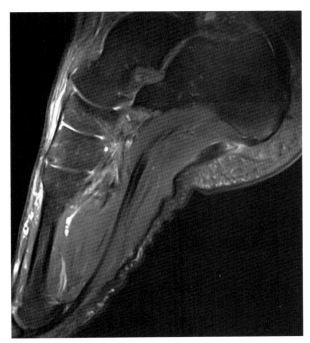

▲ 图 6-3　55 岁男性病人由于足底筋膜断裂引起急性刺痛

该病人未提供外伤史，矢状位质子密度加权脂肪抑制序列显示足底筋膜近嵌入处的完全断裂，并伴有肌腱末端的轻微回缩

- 肌腱内部黏液样变性区域
- 部分撕裂在质子密度加权脂肪抑制序列上表现为高信号
- 退变的肌腱血管再生呈现强化改变

! 注　意

　　即使微小的异常表现可能会常常引起明显的症状。炎症性反应的程度并不总是与临床表现相一致。

（4）影像学检查方法推荐：选择的方式为超声检查。必要时行 MRI 检查。

6. 鉴别诊断
- 跟骨应力性骨折
- 肿瘤
- 感染
- 脂肪垫萎缩
- 足底筋膜纤维瘤病
- 踇长屈肌肌腱炎
- 胫神经与足底外侧神经（Baxter 神经）压迫

- S_1 水平神经根病变
- 伴有慢性炎症与类风湿病因的疾病：血清反应阴性的脊柱关节病（人白细胞抗原 -B27），银屑病关节炎，反应性关节炎（效价检测）；通常为双侧的跟骨疼痛

7. 治疗方法

（1）保守治疗：保守治疗是足底筋膜炎首先选用的治疗方法。
- 矫形鞋垫支撑或者整齐地排列内侧纵弓，并移去筋膜束承受的所有重量
- 针对小腿与足底肌肉的偏心拉伸练习（每日 2 或 3 次的家庭训练计划）
- 夜间用夹板将踝关节固定在背屈位，特别适用于早晨开始行走就疼痛的病人
- 口服非甾体消炎药 / 环加氧酶 -2 抑制药
- 超声波透热疗法，横向摩擦按摩
- 注射治疗（局部麻醉药，激素，富含血小板的血浆，肉毒杆菌毒素）
- 局部麻醉，激素，血小板衍生生长因子
- 中电压 X 线治疗（深部 X 射线治疗）
- 震波治疗
- 急性破裂或部分撕裂：脱离体育运动，冰敷，非甾体消炎药，矫正术，超声波治疗

（2）手术治疗：如果所有的保守治疗都已经尝试过而且临床症状仍无显著改善并持续了 6 个月，则选择外科手术作为最后的治疗方法。
- 对足底外侧神经第 1 分支（Baxter 神经；外科手术前的病情检查包括神经系统测试，神经传导速度测量）的外科减压术与神经松解术
- 对足底筋膜内侧部分的起始部做一半厚度的切口，并行跟骨骨刺切除术（足底筋膜尚未完全分开）
- 内镜引导下足底筋膜释放术

8. 预后及并发症

（1）预后：该病本身为自限性疾病，但大约 80% 的病例的病程会延长。

（2）手术并发症。
- 持续性疼痛

- 表层或深层感染
- 瘢痕痛
- 深静脉血栓形成
- 在足底筋膜被完全分开之后，由于足底纵弓的张力发生了改变从而导致疼痛转移至足中部

二、足底跟骨骨刺

1. **定义**　足底跟骨骨刺是位于跟骨结节内下方的骨性赘生物。

2. **症状**　足跟疼痛的临床表现与前面描述的足底筋膜炎大致相似。足底跟骨骨刺导致了足跟疼痛；但是其根本原因是上面所述的足底筋膜与脂肪垫的退行性改变。跟骨骨刺的骨折可能会加剧疼痛。

3. **易患因素**　参见本章的足底筋膜炎，足底筋膜破裂。

4. **解剖学和病理学**　跟骨骨刺是趾短屈肌起始部靠近跟骨结节处的肌肉内钙化。足底与后部的跟骨骨刺的共同存在则提示系统性肌腱附着处病变。

5. **影像学表现**

（1）X线片（图6-4）。

- 跟骨骨刺通常指向前方，反映了对非生理性压力负荷的适应
- 足底骨刺可以与跟骨相连或者从跟骨上断开

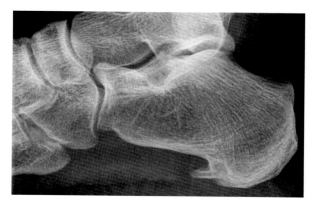

▲ 图6-4　足底跟骨骨刺
跟骨侧位片

- 拍摄三个位置的足部负重位 X 线片以除外后足畸形

（2）超声：足底纵向扫描显示足底筋膜下方跟骨下表面背向生长的高回声骨性突起。在骨刺与筋膜之间可能会发现低回声滑膜囊肿。

（3）磁共振成像。

①分析要点。

- 评估跟骨骨刺的炎性活动
- 骨髓水肿范围
- 足底肌腱受累情况
- 足跟部软组织炎症

②检查技术。

- 标准扫描方案：俯卧位，高分辨率多通道线圈
- 扫描序列
  ○ 矢状位 T_1 加权序列及质子密度加权脂肪抑制序列
  ○ 横断面 T_2 加权及质子密度加权脂肪抑制序列
  ○ 增强扫描矢状位及冠状位 T_1 加权脂肪抑制序列

③磁共振表现。

- 跟骨骨刺在矢状位 T_1 加权图像上可以清楚显示
- 骨刺可能会产生刺激性反应并伴有骨髓水肿及骨 - 纤维连接处的强化表现
- 跟骨骨刺下方的足底脂肪垫水肿

（4）影像学检查方法推荐：选择的方式为 X 线片；增强 MRI 以评估跟骨骨刺的刺激性反应，以及足底腱膜的完整性。

6. **鉴别诊断**

- 足底筋膜炎
- 滑囊病（黏液囊病）
- 跟骨应力性骨折
- 肿瘤
- 感染
- 胫神经或足底外侧神经（巴克斯特神经）的受压

- 骶 1 神经根病
- 伴有慢性炎症或者风湿性源的疾病：血清反应阴性脊柱关节病（HLA-B27），银屑病关节炎，反应性关节炎（效价实验）；足跟痛通常是双侧性的
  - 足底静脉血栓形成

7. 治疗方法

（1）保守治疗。

> **！注　意**
>
> 　　当制订治疗计划时，要注意足底的跟骨骨刺通常是由于足底筋膜炎引起的；它极少作为一个单独的疾病出现。

足底跟骨骨刺的初期治疗手段是保守治疗。冲击波治疗已经变得日益重要。

（2）手术治疗：急性跟骨骨刺的骨折可以通过剔除骨刺及切开足底筋膜来处理，但只是在尝试过保守治疗后进行。

8. 预后及并发症　参见本章"一、足底筋膜炎、足底筋膜破裂"。

三、Ledderhose 病

1. 定义　Ledderhose 病被定义为一种位于足底的良性的、坚固的、纤维性结节，通常沿着足底筋膜的内侧缘发生。

2. 症状

- 与鞋袜对结节的压迫有关的主诉
- 足底部与负重相关的疼痛

3. 易患因素

- 病因不明
- 主要是男性好发
- 与 Dupuytren 病有相关性
- 常合并有糖尿病
- 酒精消耗量的增加成为其中的患病因素

4. 解剖学和病理学（图 6-5）　足底筋膜的内缘最常受累。结节形成的进展分几个阶段（增殖期、成熟期）。分化好的成纤维细胞发展侵入足底筋膜深部的软组织结构或侵袭浅表皮肤。成纤维细胞的轻微收缩性导致足底筋膜的缩短及挛缩。

5. 影像学表现

（1）X 线片：X 线片并不能提高软组织肿块的诊断价值，但足底筋膜切除术后拍摄负重位 X 线片则可以评估足底内侧缘纵弓的继发性改变。

（2）超声：足底纵向及横向扫描显示足底筋膜内的单发或多发的、表浅的低回声结节。

（3）磁共振成像。

①分析要点。

- 对初步诊断予以证实

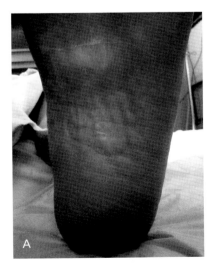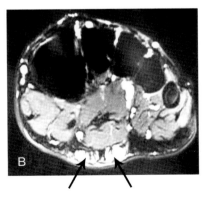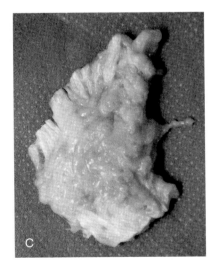

▲ 图 6-5　足底纤维瘤病累及足底筋膜内侧的中部 1/3
A. 临床表现；B. 磁共振表现；C. 足底纤维瘤病的外科手术切除区域

- 外科手术前的计划
- 注释结节的数目、大小，以及其确切位置
- 评估足底筋膜的完整性

②检查技术。

- 标准扫描方案：俯卧位，高分辨率多通道线圈
- 扫描序列
  - 矢状位 T_1 加权，以及质子密度加权脂肪抑制序列
  - 横断面 T_2 加权，以及质子密度加权脂肪抑制序列
  - 增强后矢状位，以及横断面 T_1 加权脂肪抑制序列

③磁共振表现（图 6-6）：沿着足底筋膜中部内侧 1/3 处的单发或多发的足底筋膜的结节样增厚，由于其组织细胞成分多而含水量少，在大多数 MR 序列上表现为等信号，因此在 MR 上通常难以被辨别出来。由于这些结节缺乏血管结构，在注射对比剂后通常显示欠佳。这些病变在质子密度加权脂肪抑制序列及平扫 T_2 序列上显示较清晰。

应该以超过足底筋膜的全长方式来完全地显示足底筋膜。如果有必要，可以在疼痛集中的区域放置一个皮肤标志物。

! 注 意

无明显 MR 异常表现的微小结节可能会非常疼痛，应该被识别出来。

（4）影像学检查方法推荐：首选的检查方法为 MRI。

6. 鉴别诊断 纤维肉瘤。

7. 治疗方法

（1）保守治疗。

- 使用矫形鞋垫以缓解足底结节的压力
- 非甾体消炎药（NSAID）

（2）手术治疗。

- 对于那些使用过矫形鞋垫但仍有压力增高症状的病人可以进行足底筋膜完全或部分性切除
- 不需要进行预防性的手术切除

8. 预后及并发症 可能存在以下并发症。

- 局限性结节切除术后有较高的复发率
- 瘢痕性疼痛
- 伴有感觉减退或感觉障碍的足底神经损伤，神经瘤形成

四、足底脂肪垫萎缩

1. 定义 足底跟骨处脂肪垫或位于跖骨头水平处脂肪垫的退行性改变可能会降低脂肪垫的弹力和含水量，从而降低了其作为冲击力吸

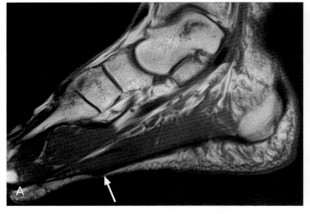
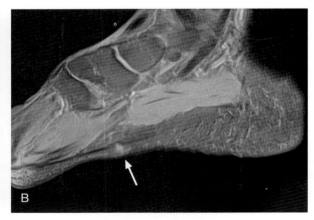

▲ 图 6-6 Ledderhose 病（足底纤维瘤病）的病人，在足弓下方沿着足底肌腱存在痛性结节样增厚

A. 矢状位 T_1 加权图像显示在足底肌腱内的梭形结节样增厚（箭所示）；B. 矢状位增强后 T_1 加权脂肪抑制图像显示病人足底处主要由细胞成分构成的纤维性结节的较为不寻常的部分强化；通常情况下，这些结节样增厚显示轻微或无明确强化（箭所示）

收器的作用。

2. 症状

- 负重时出现足跟疼痛或者跖骨疼痛
- 小趾出现继发性变形

3. 易患因素

- 扁平足畸形
- 外翻扁平足
- 超重
- 糖尿病

4. 解剖学和病理学

（1）解剖学：在行走时，足底脂肪垫在缓冲跟骨受到的冲击力时起到了非常重要的作用。足底脂肪垫因其解剖结构上的优势可以缓冲及分散足跟的剧烈冲击力：其纤维弹性组织呈蜂窝状排列并伴有分隔样结构，并锚定于皮肤和跟骨结节周围呈 U 形结构的骨骼上。

（2）病理学（图 6-7）：足底脂肪垫的退行性改变，其特点是弹力及含水量下降，导致缓冲撞击力的功能减低，从而增加了跟骨结节的负荷。另外，足底腱膜远端邻近插入部分的退行性改变可能会导致跖骨头水平的

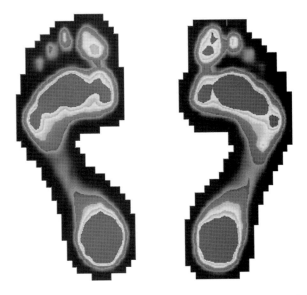

▲ 图 6-7　足底脂肪垫萎缩的 55 岁女性耐力运动员的足底压力异常分布
压力分布图显示压力的峰值（深灰色）集中在跖骨头及跟骨结节下方的区域，足弓非常明显，并且被脂肪不充足的组织占据

脂肪垫及跟骨盘的异常改变，而且还可能会导致跖趾关节的继发退行性改变，并伴有小趾的继发性变形。

5. 影像学表现

（1）X 线片：包括三个平面的足部负重 X 线片。

- 对足底纵弓的评估
- 扁平足畸形的存在
- 跖骨的排列
- 排除小趾的变形

（2）超声：足底的纵向及横向扫描显示足底脂肪垫回声变薄。

（3）磁共振成像：足底脂肪垫萎缩通常是临床诊断，并且不需要进行 MRI 检查。但是 MRI 可以用于缩小鉴别诊断的范围（足底筋膜炎，激活状态的跟骨骨刺，骨负荷过重，或者跟骨的疲劳性骨折）。

①分析要点。

- 评估足底脂肪垫
- 确定水肿及强化的范围
- 确定纤维化及慢性炎症的范围
- 发现或排除跟骨的骨髓水肿

②检查技术。

- 标准扫描方案：俯卧位，高分辨率多通道线圈
- 扫描序列
  ○ 矢状位 T_1 加权及质子密度加权脂肪抑制序列
  ○ 横断面 T_2 加权及质子密度加权脂肪抑制序列
  ○ 增强后矢状位及冠状位 T_1 加权脂肪抑制序列

③磁共振表现。

- 在明显变薄的足底脂肪垫中可见斑片状、有时呈不规则的水肿区域
- 平扫 T_1 加权序列可能显示慢性病变中低信号的纤维化区域
- 皮肤增厚

（4）影像学检查方法推荐：大部分病例经临床即可诊断，但是 MRI 可以用来解释模棱两可的症状，以及排除其他可能的诊断。

6. 鉴别诊断

- 足底筋膜炎
- 跟骨或距骨的应力性骨折
- Morton 神经瘤
- 外周多神经病
- 伴有内在肌萎缩的跗管综合征
- 慢性炎症性关节病变

7. 治疗方法

（1）保守治疗：矫形鞋垫以减轻距骨头及脚后跟的压力。

（2）手术治疗。

- 给扁平足畸形的病人行跟腱延长术
- 对于距骨头水平处的大范围脂肪垫萎缩伴明显跖骨痛，以及距骨头的跖侧隆起：可以实施跖骨远端的升高性截骨术或者关节髁切除术
- 通常有必要在术后使用缓冲性矫形鞋垫

8. 预后及并发症

（1）预后：该病将是一个慢性过程，并且通常的处理方法是使用缓冲性鞋垫，以及手术治疗。

（2）可能的并发症。

- 持续性的跖骨痛
- 手术后的跖趾关节活动受限
- 出现继发性的小趾变形
- 同时存在多神经病的病人常有足底溃疡形成

五、足底静脉血栓形成

1. 定义
足底静脉血栓形成指的是由于血栓引起足底静脉丛的闭塞。

2. 症状

- 足底疼痛
- 足底肿胀

3. 易患因素

- 足部外伤伴有软组织肿胀

- 以前有过手术史
- 伴有慢性静脉功能障碍的静脉曲张
- 凝血功能紊乱
- 肿瘤
- 抗心磷脂综合征
- 使用雌激素

4. 解剖学和病理学

（1）解剖学：足底静脉丛位于跗骨与趾短屈肌之间。

（2）病理学：制动和小腿肌肉泵（calf muscle pump）的无力则导致静脉与淋巴引流减少，并伴有血流的改变。血液黏度的改变及内皮细胞的变化则被认为是足底静脉血栓形成的附加因素。

5. 影像学表现

（1）X 线片：对于足底静脉血栓来说，并不建议做 X 线片。足底静脉血栓形成的主要影像学检查方法是超声与 MRI。

（2）超声：多普勒超声波检查法可以发现足底静脉内异常的血流信号。静脉内的栓子可以阻止超声探头对静脉血管的挤压。

（3）磁共振成像。

> **! 注 意**
>
> 检查者在操作 MRI 时应该仔细考虑病变的诊断，并且将典型影像学特征保存在头脑中。关于后足及中足的影像学评估，应该始终包括对于软组织结构的评估（血管、神经、肌肉）。

对于解释不清的弥漫性后足及中足疼痛，并且主要累及足底的病人，应该考虑到足底静脉血栓形成的诊断。

①分析要点。

- 缩小鉴别诊断的范围
- 血栓的范围
- 血凝块的评估
- 新鲜或是陈旧
- 血管再通的范围（程度）

②检查技术。

- 标准扫描方案：俯卧位，高分辨率多通

道线圈

- 扫描序列
  。 矢状位 T_1 加权及质子密度加权脂肪抑制序列
  。 横断面 T_2 加权及质子密度加权脂肪抑制序列
  。 增强后矢状位及横断面 T_1 加权脂肪抑制序列

③磁共振表现（图 6-8）。

- 在足底深静脉中有低信号的血栓物质
- 平扫序列中血流信号消失或异常

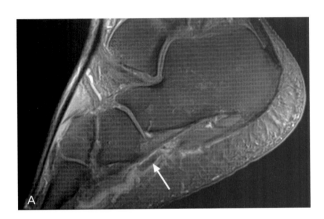

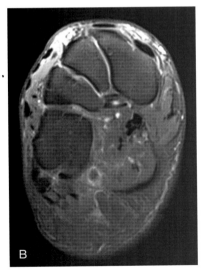

▲ 图 6-8　68 岁老年男性，患亚急性足底静脉血栓形成，伴非特异性的中足部疼痛

A. 增强后矢状位 T_1 加权脂肪抑制图像显示血栓（箭所示）位于扩张及充满对比剂的足底静脉中，并可见其周围开始再通；B. 增强后横断面 T_1 加权脂肪抑制序列显示中心部位的低信号血栓及其周围显示模糊的管腔内对比剂，静脉壁及其周围的强化表现提示炎性改变

- 正常静脉在 T_2 加权序列呈高信号，而血栓呈低信号或黑色
- 静脉扩张
- 增强扫描呈静脉内充盈缺损：血栓呈低信号，而静脉壁呈强化

> **！注　意**
>
> 通常血栓形成只局限于一条静脉内，这就是主诉的责任血管。

（4）影像学检查方法推荐：首选复式超声检查。

6. 鉴别诊断

- 血肿或脓肿
- 足底筋膜室综合征
- 肿瘤

7. 治疗方法　保守治疗。

- 足部与小腿肌肉泵的激活
- 压力袜
- 血栓的药物治疗

8. 预后及并发症

- 病程为良性过程，呈自限性
- 并发症：慢性静脉功能不全

六、跚长屈肌腱与趾长屈肌腱交叉综合征

1. 定义　该综合征包括在足底部跚长屈肌腱与趾长屈肌腱交叉处的跚长屈肌腱的刺激症状或者较为少见的趾长屈肌腱的刺激症状。在病理学上的变化包括从肌腱退变到肌腱破裂（退变或外伤）。

2. 症状

- 交叉点远端的屈肌腱断裂：跚趾或小趾远节趾骨的足底屈曲活动出现疼痛性无力
- 交叉点近端的屈肌腱断裂：肌腱末端的近段回缩导致断裂水平处的肿胀及压痛
- 即便发生断裂，但由于肌腱间在交叉水平处的交叉结合，使得跚趾或小趾远节趾骨仍然残存一些足底屈曲活动

- 跛趾向下用力触地时感到无力
- 当出现陈旧性破裂时：由于鞋的干扰，使得跛趾趾间关节产生过度伸展畸形

3. 易患因素

- 肌腱的退行性改变（高危的活动：跳舞、跑步、跳跃）
- 由于足底穿透性的刺伤或者撕裂伤引起罕见创伤性破裂
- 类风湿关节炎，慢性炎症性病变

4. 解剖学和病理学
跛长屈肌腱在载距突水平的刺激症状具有与跛趾屈曲挛缩类似的临床特点。跛长屈肌腱走行区有三个主要部位，这些部位易受到刺激或者发生其他的肌腱病变。

- 在载距突水平（跛长屈肌腱进入到纤维 - 骨性通道内）
- 在籽骨与肌腱交叉处之间
- 刺激邻近肌腱嵌入部的籽骨远端

由于屈肌腱交叉处存在肌腱间的结合（亨利结），这两根肌腱都引起远节趾骨（交叉点的远端）的屈曲活动。当该水平处的肌腱出现断裂时，交叉点处肌腱间的结合将会阻止肌腱末端的显著回缩。当交叉点的近端肌腱发生断裂时，肌腱末端的近段肌腱可能会发生显著的回缩。

5. 影像学表现

（1）X 线片。

- 三个平面的足部 X 线片：用于排除骨折，不稳定，以及籽骨病变
- 两个平面的踝关节 X 线片：用于排除后内侧足后部在距下关节及踝关节水平骨的撞击（跗三角骨，关节内游离体，关节周围钙化，软组织钙化）

（2）超声：超声扫描在横断切面上显示跛长屈肌腱周围正常的低回声环，以及在纵向切面上显示液体边界。超声可以显示断裂肌腱的残余部分，通常被液体包围。远端的残余部分随着足底屈曲及足趾背屈而被动地移动。

（3）磁共振成像：MRI 通过显示受刺激或断裂部位的跛长屈肌腱的腱鞘炎来诊断。

- 载距突
- 籽骨与亨利结之间（肌腱的交叉点）
- 籽骨的远端

> **！注 意**
> 位于载距突与肌腱交叉处水平间的跛长屈肌腱周围积液是在 MRI 上非常常见的伴随征象。但它不具有病理学意义，并不需要治疗。

① 分析要点。

- 手术前评估腱鞘炎的部位与范围
- 评估肌腱质量
- 部分撕裂
- 裂开

② 检查技术。

- 标准扫描方案：俯卧位，高分辨率多通道线圈
- 扫描序列
  - 矢状位及冠状位质子密度加权脂肪抑制序列
  - 冠状面 T_1 加权序列
  - 横断面 T_2 加权序列
  - 增强后 T_1 加权脂肪抑制序列，斜横断面（向肌腱平面成角）及矢状面

③ 磁共振表现：病变的磁共振表现能够在增强后斜横断面 T_1 加权脂肪抑制序列上得到最为清晰的显示。肌腱表现是扁平的，并且表面不规则。由于缺乏腱旁组织的保护，腱鞘炎的典型强化征象并不显著，但不应该被误诊。交叉综合征与腱鞘炎相比，肌腱表面不规则伴变扁及变细则更具特征性。

（4）影像学检查方法推荐：首选检查方法为 MRI。

6. 鉴别诊断
需要与位于载距突水平的跛长屈肌腱近端受到刺激及腱鞘炎进行鉴别，而跛长屈肌腱的近端受到刺激及腱鞘炎则是由于肌腱增厚、肌腹位于低位或者是跗三角骨所致。

7. 治疗方法

（1）保守治疗：跛长屈肌腱与趾长屈肌腱之间的交叉连接可能使脚趾残留有较好的功能，

对于这些病例并不需要进一步的治疗。

（2）手术治疗：最常见的干预是通过骨纤维管的切开及腱鞘切除术来对肌腱进行减压。以下方法可能会适用于由于刺伤引起的外伤性破裂，以及年轻、运动较活跃的病人。

- 新鲜断裂进行端 - 端连接修复
- 近端断裂：将𧿹长屈肌腱的残余部分换位至趾长屈肌腱
- 使用插入移植物的方法来进行肌腱重建（使用阔筋膜或者类似的材料、小趾的趾长屈肌腱、第 2 趾的趾长屈肌腱）

8. **预后及并发症**　可能的并发症如下。

- 肌腱固定术的高风险是伴有活动受限，以及趾间关节无力
- 趾间关节的过伸畸形并伴有鞋的干扰，可以通过趾间关节固定术来治疗，如有必要，则可以将𧿹长屈肌腱拉近并固定至第 1 跖骨上。

七、跖骨痛

1. **定义**　跖骨痛定义为由于行走或跑步引起的中足水平的疼痛。跖骨痛从严格意义上来说并不是一种疾病，而是中足过度使用的损伤而引起的一种症状。该病的原因是多因素的，并且需要进一步的研究（前足及中足的变形）。

2. **症状**

- 鸡眼及过度角化区位于力学承重增大的足底区域
- 由于持续长时间的步行及站立引起中足疼痛加重，休息后可以改善

3. **易患因素**　最常见的致病因素是扁平足，但是其他一些前足及中足畸形也是重要的因素。

- 超重
- 紧身鞋（趾盒狭窄）
- 高跟鞋
- 结缔组织薄弱

4. **解剖学和病理学**　扁平足畸形的产生是由于足内在肌的薄弱或缺陷所引起的。跖骨间韧带的超负荷与退行性改变导致跖骨头的功能

衰退，这反过来使得较大的压力集中在跖骨头上，并引起疼痛性的足底角化过度。跖骨头的位置下塌（下沉）引起跖趾关节水平处跖板的超负荷与拉伸。这就导致跖趾关节产生半脱位或者脱位（背跖向或内外向位移），并伴有固定的足趾变形与鸡眼，其范围超出近节及远节趾间关节。跖趾关节内产生积液与滑膜肿胀，并常常在足的内侧和外侧合并有黏液囊，以及外生骨疣（𧿹外翻，裁缝的𧿹趾滑液囊肿）。

5. **影像学表现**

（1）X 线片（图 6-9）：足的负重位 X 线片包括三个平面，用于排除跖骨痛的机械性（力学）因素。以下所有提及的病变都可以在 X 线片上表现出来。

- 个别跖骨相对过长
- 第 1 跖跗关节不稳定
- 跖骨头明显向足底突起
- 扁平足畸形
- 𧿹外翻
- 第 5 趾内翻
- 扁平足，高弓足，或者外翻扁平足畸形
- 跟骨外翻或内翻成角

（2）超声：超声检查可以帮助缩小鉴别诊断的范围：关节积液，足底筋膜的改变，Morton 神经瘤，等等。

（3）磁共振成像：跖骨痛并不是 MRI 的基本适应证。MRI 检查主要用于研究该病的诱因。

①分析要点：MRI 主要用于研究该病的病因，如下。

- 跗跖关节（Lisfranc）关节线不稳定的间接征象
- 跖趾关节或趾骨间关节的不稳定或骨关节炎
- 跖板的不稳定或破裂
- 跖骨的超负荷，特别是跖骨头的超负荷
足底角化病常被认为是由于前脚掌压力分布改变所引起的。
- 第 1 跖趾关节的活动性骨关节炎
- Morton 神经瘤

● 第 2 趾（D Ⅱ）跖板的缺陷导致第 5 跖骨头下方的足底角化病

　　②检查技术。

● 标准扫描方案：俯卧位，高分辨率多通道线圈，以前足为中心

● 扫描序列

　○ 横断面及冠状面 T_1 加权序列

　○ 冠状位质子密度加权脂肪抑制序列（或 STIR）

　○ 矢状位质子密度加权脂肪抑制序列（在第 2 跖趾关节上方，使用高分辨率）

　○ 增强后横断位及冠状位 T_1 加权脂肪抑制序列

　　③磁共振表现（图 6-10 和图 6-11）：MRI

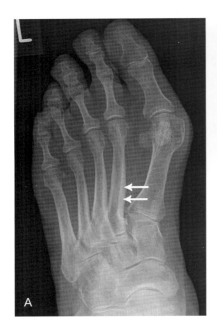

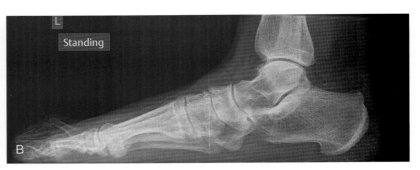

▲ 图 6-9　临床表现为跖骨痛病人的第 2 跖骨的骨皮质增厚，其第 2 趾呈固定的锤状趾畸形

A. 左足背跖位片；B. 站立位侧位片

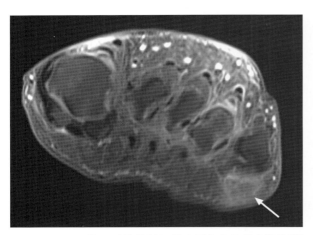

▲ 图 6-10　第 4 趾的慢性跖骨痛引起足的外侧缘渐增的疼痛

增强后横断面 T_1 加权脂肪抑制序列图像显示第 4 跖趾关节活动性的病变，为了减轻疼痛，该病人已经通过改变步态将身体重心转移至足的外侧，导致足外侧发生足底角化病，呈增强后强化表现

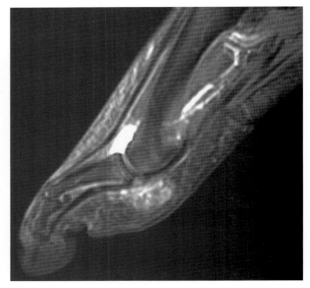

▲ 图 6-11　跖骨痛中的角化病

一位 67 岁的老年女性病人，其主诉是步行时前脚掌下方疼痛；增强后矢状位 T_1 加权脂肪抑制序列显示第 3 跖趾关节处呈强化表现，伴有滑膜炎，并且位于前脚掌的足底软组织明显超负荷

可以明确跖骨痛的病因（例如，Morton 神经瘤，应力性骨折，关节不稳定，或者活动性骨关节炎）。在 T_1 加权图像上，足底角化病表现为高信号脂肪组织内的低信号、边界不清的病灶，在注入对比剂后常常可见强化。

（4）影像学检查方法推荐：该病的诊断主要依靠临床表现。

6. 鉴别诊断

- 跖骨头明显向足底突起
- 第 2 或第 3 跖骨过长
- 跖骨应力性骨折
- 创伤后的跖骨变形
- Morton 神经瘤
- 前足由于风湿引起的变形
- 跖骨头的骨坏死
- 跗跖关节关节线或第 1 跖跗关节不稳定
- 痛风性关节炎
- 足底疣
- 跖趾关节畸形
- 中足的内翻或外翻改变
- 马蹄内翻足，高弓足，或者扁平足畸形
- 姆外翻矫正后或者第 1 跖趾关节截骨成形术后的转移性跖骨痛

7. 治疗方法

> **！注　意**
>
> 根据对足进行的详细的检查，并做出机械性超负荷的精确定位是治疗成功的必要条件。

（1）保守治疗：大部分病人通过保守治疗反应良好。

- 选择能够缓解压力、缓冲性矫形鞋垫，以及带有切口的摇滚底（"蝴蝶形摇滚底"），用于减轻第 2 及第 3 跖骨头的压力
- 选择合适的鞋子
- 使用含有可的松的麻醉药对跖趾关节进行浸润
- 对皮肤硬结进行切除或者修整（刨子，手术刀片）；对于已知伴有糖尿病或存在糖尿病

足综合征的病人要进行足部医学护理

- 选择感觉运动性嵌入物及物理疗法来增强足部内生肌肉的力量
- 非甾体消炎药

> **！注　意**
>
> 应避免对足底脂肪垫反复注射类固醇，因为存在萎缩的风险。

（2）手术治疗。

- DuVries 或 Coughlin 关节髁突切除术：减轻特定跖骨髁的局部压力
- 对跖骨的远端、近端或骨干进行截骨手术用于抬高跖骨头的位置
- Girdlestone 趾长屈肌转移术，以纠正脚趾变形并稳定跖趾关节
- 截骨性关节成形术（切除第 2 － 5 跖骨头），特别是伴有软骨面破坏的类风湿关节炎
- Stainsby 手术适用于关节炎性疾病合并跖板伸展性破裂时的足底关系的重建

8. 预后及并发症

（1）预后：如果保守治疗或者手术治疗能将物理性致病因素消除掉，那该病的预后将是非常好的。在足底压力性病变的治疗中，足底脂肪垫的萎缩与腓肠肌的短缩通常是限制性因素。

（2）手术并发症。

- 骨不连接
- 跖趾关节活动受限
- 随着压力负荷的转移而使跖骨痛转移至邻近的跖骨
- 矫正过度
- 跖骨头的缺血性坏死

八、足底疣

1. 定义　足底疣是足底部内含血管、疼痛且穿透较深的上皮组织过度增生。该病是由人类乳头状瘤病毒感染而引起的良性病变。

2. 症状

- 位于脚底的疼痛而过度角化的区域

● 存在中央毛孔

3. 易患因素 通过被浸软的皮肤区域而产生的病毒感染。

4. 解剖学和病理学（图 6-12） 带有中央毛孔的过度角化区域可以发生在足底的各个部位。切除表面组织可以暴露出代表形成血栓的毛细血管的黑斑。足底疣破坏了正常皮肤的外形。足底疣可以是单发的，或者形成簇状。该病的生长特点是，在足底非负重处呈外生型，而在负重处则呈内生型。

5. 影像学检查

（1）超声：不需要。

（2）磁共振成像（图 6-13）：不需要。

（3）影像学检查方法推荐：依据临床表现即可做出诊断。

6. 鉴别诊断 足底疣需要与鸡眼进行鉴别，鸡眼的产生可以由于足的变形与过度使用等多种机制引起。请看本章跖骨痛。鸡眼内不包括血管，并且也不破坏皮肤的外形。

7. 治疗方法 足底疣的治疗取决于病人的年龄，病变的部位，临床主诉，以及病变的数目与大小。

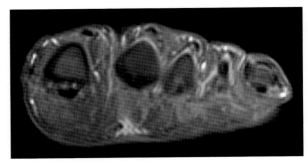

▲ 图 6-13 足底疣的磁共振表现

在增强后横断面 T_1 加权脂肪抑制序列上，足底疣表现为足底软组织内的皮下深部的局限性强化；对足底疣的评估并不是 MRI 的常规适应证，而对足底负重处存在明显疼痛的病人进行 MRI 检查是为了排除跖骨痛

● 角蛋白溶解（水杨酸）

● 释压与缓冲性软垫，订制舒适的鞋子

● 切线位手术切除或修剪皮肤硬结（刨子，手术刀片）；对于已知有糖尿病或已知有糖尿病足综合征的病人禁用

● 抑制病毒的药物（氟尿嘧啶）

● 手术切除

● 激光汽化疗法，冷冻疗法

8. 预后及并发症

● 在儿童中通常能自然消退

● 有复发的风险

九、骨间肌筋膜间室综合征

1. 定义 骨间肌筋膜间室综合征是由引起足部肌肉内筋膜间室压力逐渐增高的中足与后足复合型损伤所致。

2. 症状

● 中足肿胀

● 足底血肿

● 足部变形、短缩或变宽

● 皮内出血

● 跖趾关节的疼痛性被动背屈

3. 易患因素

● 严重，复杂的中足与后足部的损伤或骨折

● 昏迷的病人，多处损伤，警觉性下降

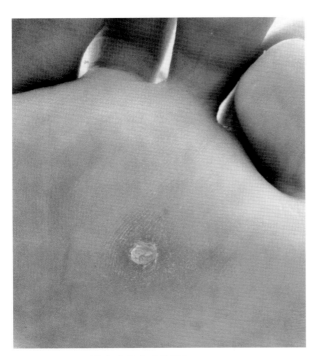

▲ 图 6-12 足底疣的临床表现

那些不能通过阿片类镇静药缓解的严重足部疼痛通常怀疑是骨间肌筋膜间室综合征。与小腿的骨间肌筋膜间室综合征不同，足部的神经功能缺损通常很难通过体格检查去评估。因此，当怀疑骨间肌筋膜间室综合征时，需要测量筋膜间室的压力。如果怀疑存在此病，则应开始施行外科减压术。

4. 解剖学和病理学

（1）解剖学：在足部有以下五个筋膜间室。

- 前足筋膜间室：四条骨间肌，姆外展肌
- 中部筋膜间室：姆外展肌，姆短屈肌
- 外侧筋膜间室：小趾屈肌，小趾外展肌
- 表面筋膜间室：趾短屈肌，蚓状肌
- 跟骨筋膜间室：足底方肌

（2）病理学：深部胫骨后筋膜间室与表浅的筋膜间室及跟骨筋膜间室之间存在着交通。这就意味着，即便是复合性后足部损伤的病人，足部也有发生骨间肌筋膜间室综合征的风险。

由于积液或者肌肉水肿所引起的筋膜间室内组织压的增高，则会损害肌肉和神经血管结构的血流，从而导致缺血性损伤。由于肌肉筋膜缺乏顺从性，它们难以扩展去补偿筋膜间室内压力的增高。肌红蛋白血症与肾功能受损则提示肌肉细胞的破坏。

5. 影像学表现

（1）X线片。

- 两个平面的踝关节平片
- 三个平面的足部平片
- Broden 位 X 平片可以用于排除骨折

（2）超声：不需要。

（3）磁共振成像：MRI 检查对该病没有帮助，并且是通过临床做出诊断的。安排耗费时间的检查是不明智的，因为可能延误治疗。

（4）影像学检查方法推荐：该病的诊断依靠临床表现与组织压的测定。压力高于 30mmHg 或者大于其低于舒张压的 10 ～ 30mmHg 都是不正常的（正常为 8mmHg）。

6. 鉴别诊断

- 急性动脉闭塞
- 足底静脉血栓形成
- 周围神经病变（腓神经，胫神经，足底神经）

7. 治疗方法

及时做出诊断对于防止严重的组织损伤与足或足趾变形后遗症的产生是非常重要的。

两种经背侧入路的手术对于前足筋膜间室的减压是有效的：第 1 与第 2 跖骨之间，以及第 3 与第 4 跖骨之间。内侧切开用于内侧、外侧，以及浅表筋膜间室的减压。

8. 预后及并发症

（1）预后：良好的预后归根于能够及时做出诊断并且切开。组织压的持续升高超过 6 小时，将会导致肌肉及神经不可逆的损伤。

（2）可能的并发症。

- 由于挛缩引起锤状趾畸形及跖趾关节功能受损
- 罕见的情况是：由于严重的缺血及坏死而必须进行截肢术
- 溃疡与感觉障碍
- 原始皮肤切开而进行的皮肤移植术后的肌腱固定术或粘连松解术

参考文献

足底筋膜炎，足底筋膜破裂

[1] Chimutengwende-Gordon M, O' Donnell P, Singh D. Magnetic resonance imaging in plantar heel pain. Foot Ankle Int 2010; 31: 865–870

[2] Drake M, Bittenbender C, Boyles RE. The short-term effects of treating plantar fasciitis with a temporary custom foot orthosis and stretching. J Orthop Sports Phys Ther 2011; 41: 221–231

[3] Fabrikant JM, Park TS. Plantar fasciitis (fasciosis) treatment outcome study: plantar fascia thickness

measured by ultrasound and correlated with patient self-reported improvement. Foot (Edinb) 2011; 21: 79–83

［4］ Gerdesmeyer L, Frey C, Vester J et al. Radial extracorporeal shock wave therapy is safe and effective in the treatment of chronic recalcitrant plantar fasciitis: results of a confirmatory randomized placebo-controlled multicenter study. Am J Sports Med 2008; 36: 2100–2109

［5］ Hafner S, Han N, Pressman MM, Wallace C. Proximal plantar fibroma as an etiology of recalcitrant plantar heel pain. J Foot Ankle Surg 2011; 50: 153–157

［6］ Ibrahim MI, Donatelli RA, Schmitz C, Hellman MA, Buxbaum F. Chronic plantar fasciitis treated with two sessions of radial extracorporeal shock wave therapy. Foot Ankle Int 2010; 31: 391–397

［7］ Jeswani T, Morlese J, McNally EG. Getting to the heel of the problem: plantar fascia lesions. Clin Radiol 2009; 64: 931–939

［8］ League AC. Current concepts review: plantar fasciitis. Foot Ankle Int 2008; 29: 358–366

［9］ Louwers MJ, Sabb B, Pangilinan PH. Ultrasound evaluation of a spontaneous plantar fascia rupture. Am J Phys Med Rehabil 2010; 89: 941–944

［10］ McNally EG, Shetty S. Plantar fascia: imaging diagnosis and guided treatment. Semin Musculoskelet Radiol 2010; 14: 334–343

［11］ Metzner G, Dohnalek C, Aigner E. High-energy Extracorporeal Shock-Wave Therapy(ESWT) for the treatment of chronic plantar fasciitis. Foot Ankle Int 2010; 31:790–796

［12］ Patel A, DiGiovanni B. Association between plantar fasciitis and isolated contracture of the gastrocnemius. Foot Ankle Int 2011; 32: 5–8

［13］ Soomekh DJ. Current concepts for the use of platelet-rich plasma in the foot and ankle.Clin Podiatr Med Surg 2011; 28: 155–170

［14］ Stoita R, Walsh M. Operative treatment of plantar fasciitis preserving the function of the plantar fascia: technique tip. Foot Ankle Int 2009; 30: 1022–1025

［15］ Walther M, Radke S, Kirschner S, Ettl V, Gohlke F. Power Doppler findings in plantar fasciitis. Ultrasound Med Biol 2004; 30: 435–440

［16］ Watson TS, Anderson RB, Davis WH, Kiebzak GM. Distal tarsal tunnel release with partial plantar fasciotomy for chronic heel pain: an outcome analysis. Foot Ankle Int 2002; 23: 530–537

足底跟骨骨刺

［17］ Gerdesmeyer L, Frey C, Vester J et al. Radial extracorporeal shock wave therapy is safe and effective in the treatment of chronic recalcitrant plantar fasciitis: results of a confirmatory placebo-controlled multicenter study. Am J Sports Med 2008; 36: 2100–2109

［18］ Ibrahim MI, Donatelli RA, Schmitz C, Hellman MA, Buxbaum F. Chronic plantar fasciitis treated with two sessions of radial extracorporeal shock wave therapy. FootAnkle Int 2010; 31: 391–397

［19］ Lohrer H, Nauck T, Dorn-Lange NV, Schoell J, Vester JC. Comparison of radial versus focused extracorporeal shock waves in plantar fasciitis using functional measures.Foot Ankle Int 2010; 31: 1–9

利德霍斯病（Ledderhose病）

［20］ Bancroft LW, Peterson JJ, Kransdorf MJ. Imaging of soft tissue lesions of the foot and ankle. Radiol Clin North Am 2008; 46: 1093–1103, vii

［21］ de Palma L, Santucci A, Gigante A, Di Giulio A, Carloni S. Plantar fibromatosis: an immunohistochemical and ultrastructural study. Foot Ankle Int 1999; 20: 253–257

［22］ Dürr HR, Kroedel A, Trouillier H, Lienemann A, Refior HJ. Fibromatosis of the plantar fascia: diagnosis and indications for surgical treatment. Foot Ankle Int 1999; 20:13–17

［23］ Heyd R, Dorn AP, Herkstroeter M, Roedel C, Müller-Schimpfle M, Fraunholz I. Radiation therapy for early stages of morbus Ledderhose. Strahlenther Onkol 2010; 186:24–29

［24］ Jeswani T, Morlese J, McNally EG. Getting to the heel of the problem: plantar fascia lesions. Clin Radiol 2009; 64: 931–939

［25］ McNally EG, Shetty S. Plantar fascia: imaging diagnosis and guided treatment. Semin Musculoskelet Radiol 2010; 14: 334–343

［26］ Murphey MD, Ruble CM, Tyszko SM, Zbojniewicz AM, Potter BK, Miettinen M. From the archives of the AFIP: musculoskeletal fibromatoses: radiologic-pathologic correlation.Radiographics 2009; 29: 2143–2173

［27］Sammarco GJ, Mangone PG. Classification and treatment of plantar fibromatosis.Foot Ankle Int 2000; 21: 563–569

足底脂肪垫萎缩

［28］Cichowitz A, Pan WR, Ashton M. The heel: anatomy, blood supply, and the pathophysiology of pressure ulcers. Ann Plast Surg 2009; 62: 423–429

［29］Coughlin MJ, Mann R, Saltzman C. Surgery of the Foot and Ankle. Vol. I. 8thed. Philadelphia:Mosby / Elsevier; 2007

［30］Miller-Young JE, Duncan NA, Baroud G. Material properties of the human calcaneal fat pad in compression: experiment and theory. J Biomech 2002; 35: 1523–1531

［31］Snow SW, Bohne WH. Observations on the fibrous retinacula of the heel pad. Foot Ankle Int 2006; 27: 632–635

［32］Waldecker U, Lehr HA. Is there histomorphological evidence of plantar metatarsal fat pad atrophy in patients with diabetes? J Foot Ankle Surg 2009; 48: 648–652

［33］Wearing SC, Smeathers JE, Urry SR, Sullivan PM, Yates B, Dubois P. Plantar enthesopathy:thickening of the enthesis is correlated with energy dissipation of the plantar fat pad during walking. Am J Sports Med 2010; 38: 2522–2527

足底静脉血栓形成

［34］Barros MV, Labropoulos N. Plantar vein thrombosis—evaluation by ultrasound and clinical outcome. Angiology 2010; 61: 82–85

［35］Bernathova M, Bein E, Bendix N, Bodner G. Sonographic diagnosis of plantar vein thrombosis: report of 3 cases. J Ultrasound Med 2005; 24: 101–103

［36］Elsner A, Schiffer G, Jubel A, Koebke J, Andermahr J. The venous pump of the first metatarsophalangeal joint: clinical implications. Foot Ankle Int 2007; 28: 902–909

［37］Geiger C, Rademacher A, Chappell D, Sadeghi-Azandaryani M, Heyn J. Plantar vein thrombosis due to busy night duty on intensive care unit. Clin Appl Thromb Hemost 2011; 17: 232–234

［38］Siegal DS, Wu JS, Brennan DD, Challies T, Hochman MG. Plantar vein thrombosis: a rare cause of plantar foot pain. Skeletal Radiol 2008; 37: 267–269

踇长肌及趾长肌交叉综合征

［39］Buck FM, Gheno R, Nico MA, Haghighi P, Trudell DJ, Resnick D. Chiasma crurale: intersectionof the tibialis posterior and flexor digitorum longus tendons above the ankle. Magnetic resonance imaging-anatomic correlation in cadavers. Skeletal Radiol 2010; 39: 565–573

［40］Coughlin MJ, Mann R, Saltzman C. Surgery of the Foot and Ankle. Vol. I. 8thed. Philadelphia:Mosby/Elsevier; 2007

［41］Lee RP, Hatem SF, Recht MP. Extended MRI findings of intersection syndrome. SkeletalRadiol 2009; 38: 157–163

［42］Michelson J, Dunn L. Tenosynovitis of the flexor hallucis longus: a clinical study of the spectrum of presentation and treatment. Foot Ankle Int 2005; 26: 291–303

［43］Sanhudo JA. Stenosing tenosynovitis of the flexor hallucis longus tendon at the sesamoidarea. Foot Ankle Int 2002; 23: 801–803

跖骨痛

［44］Coughlin MJ, Mann R, Saltzman C. Surgery of the Foot and Ankle. Vol. I. 8thed. Philadelphia:Mosby/Elsevier; 2007

［45］Espinosa N, Maceira E, Myerson MS. Current concept review: metatarsalgia. Foot AnkleInt 2008; 29: 871–879

足底疣

［46］Coughlin MJ, Mann R, Saltzman C. Surgery of the Foot and Ankle. Vol. I. 8thed. Philadelphia:Mosby/Elsevier; 2007

［47］Lichon V, Khachemoune A. Plantar warts: a focus on treatment modalities. Dermatol Nurs 2007; 19: 372–375

［48］Wirth CJ, Zichner L. Orthopaedie und orthopaedische Chirurgie –Fuß. Stuttgart:Thieme; 2002: 382

骨间肌筋膜间室综合征

［49］Fulkerson E, Razi A, Tejwani N. Review: acute compartment syndrome of the foot.Foot Ankle Int 2003; 24: 180–187

［50］Myerson MS. Management of compartment syndromes of the foot. Clin Orthop RelatRes 1991: 239–248

［51］Wirth CJ, Zichner L. Orthopaedie und orthopaedische Chirurgie –Fuß. Stuttgart:Thieme; 2002: 382

Chapter 7
足踝部神经病变

Neurologic Diseases

原著　M. Walther　U. Szeimies

翻译　谭丽丽　李嘉辰　麻增林

一、Morton 神经瘤　　219

二、其他神经压迫综合征　　220

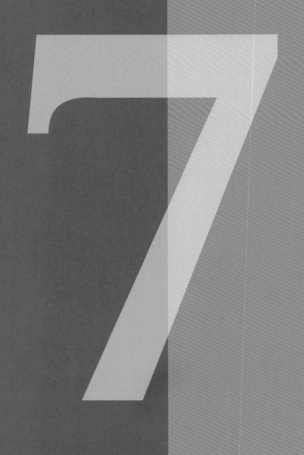

一、Morton 神经瘤

1. **定义**　Morton 神经瘤是足底跖骨间神经的良性肿胀，最常发生在第 3 与第 4 跖骨之间。

2. **症状**

* 负重时足底疼痛
* 在坚硬的地面上或者穿挤脚的鞋子走路时疼痛加重
* 疼痛放射到足趾
* 足趾间感觉迟钝
* Mulder 点击试验（Mulder click test）呈阳性
* "门铃"征（doorbell sign，跖骨之间点状压痛，是对足底压力的反应）呈阳性

3. **易患因素**

* 足底脂肪垫薄
* 好发年龄段为 40 — 60 岁
* 女性常见

4. **解剖学和病理学**　足底跖骨间神经分支被深部的跖骨间韧带压迫。神经正常的直径约 2mm；增粗到超过 5mm 确定为异常。组织学检查显示神经与施万细胞（Schwann cell）的纤维化。晚期的突出表现为神经周围与神经外膜纤维化，伴过度增大。

5. **影像学检查**

（1）X 线片：不需要做。

（2）超声：通常在第 3 或第 4 跖骨背侧进行纵向及横断面扫描，表现为椭圆形低回声肿块。

（3）磁共振成像：MRI 用于证实临床印象，并排除其他跖骨痛（应力性骨折，Köhler 病 Ⅱ 型，跖板功能不全）。

①分析要点。

* 显示 Morton 神经瘤
* 排除第二个 Morton 神经瘤
* 评估其他结构：跖趾关节与趾骨间关节（退行性改变，活动性病变）；在骨结构处负荷增加，特别是跖骨头处；由于非痛步态引起的足底角化病

②检查技术：增强扫描对于显示 Morton 神经瘤并不是必需的，但对于缩小鉴别诊断的范围是有帮助的。

* 标准扫描方法：俯卧位，高分辨率多通道线圈
* 扫描序列
  。 冠状面及矢状面质子密度加权脂肪抑制序列
  。 冠状面及横断面 T_1 加权序列（最重要的序列）
  。 增强后冠状面及横断面 T_1 加权脂肪抑制序列

③磁共振表现（图 7-1 和图 7-2）。

* 趾间的软组织增生，通常位于第 2 与第 3 或者第 3 与第 4 跖趾关节之间，并向足底方向延伸
* 在平扫冠状面及横断面 T_1 加权序列上显示得最为清楚（细胞成分丰富的低信号结节，呈球根状或纺锤形，与足底含高信号脂肪的软组织形成鲜明对比）
* 注入对比剂后的强化程度是可变的，依据病变内血管成分的多少，其强化程度表现为从无强化到明显强化

（4）影像学检查方法推荐：首选 MRI。

6. **鉴别诊断**

* 跖骨应力性骨折
* 足底脂肪垫萎缩
* 跖板破裂
* 骨质疏松症（Köhler 病 Ⅱ 型）
* 跗管综合征
* 神经纤维瘤
* 趾骨间滑膜炎

7. **治疗方法**

（1）保守治疗。

* 避免穿高跟鞋
* 穿脚趾盒宽松的鞋子
* 使用前脚掌缓冲鞋垫
* 局部注射（皮质激素，局部使用麻醉药 -

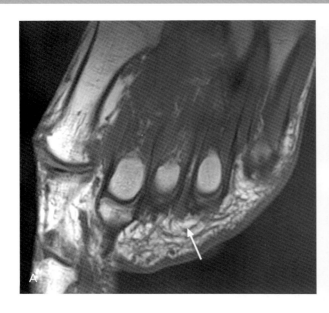

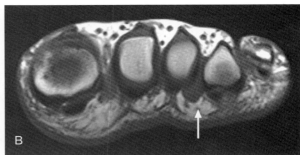

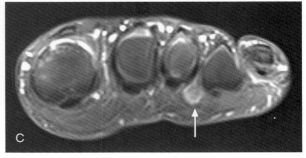

▲ 图 7-1　第 3 与第 4 跖骨之间 Morton 神经瘤的典型 MRI 表现

A. 冠状面 T_1 加权序列显示一个位于第 3 及第 4 跖趾关节之间的小的，低信号，棒形的软组织肿块（箭所示）；B. 横断面 T_1 加权序列显示一个低信号的结构延伸至足底，该肿块与高信号的足底脂肪（箭所示）形成鲜明对比；C. 增强后横断面 T_1 加权脂肪抑制序列显示 Morton 神经瘤明显强化（箭所示）

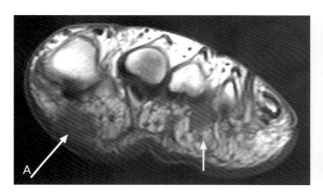

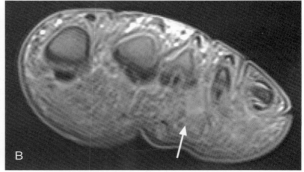

▲ 图 7-2　54 岁慢性跖骨痛的女性，第 3 与第 4 跖骨头之间存在点击疼痛与压痛

A. 横断面 T_1 加权序列显示一个足底趾间的软组织肿块，位于第 3 与第 4 跖骨头之间（短箭所示），该图像同时显示在第 1 跖趾关节下方的足底角化区（长箭所示），只是由于要将体重移开该疾病区域的缘故；B. 增强后横断面 T_1 加权脂肪抑制序列显示 Morton 神经瘤的轻度强化，这是由于其具有中等程度的血供（箭所示）

乙醇混合物）

（2）手术治疗。

- 通过分离趾骨间深韧带以解除对神经的压力
- 切除神经瘤

8. 预后及并发症　可能的并发症如下。

- 由于反复注射皮质激素会导致皮肤与足底脂肪垫的萎缩

- 切除 Morton 神经瘤后形成残端神经瘤
- 持久的慢性疼痛

二、其他神经压迫综合征

1. 定义　表 7-1 列出累及足部的最常见的卡压综合征（由于内在或外在的原因导致周围神经卡压而引起的机械性损伤）。

表 7-1　足部的神经卡压综合征

受累神经	卡压部位	病 因	症 状	注 释
胫神经	跗管	• 外伤(骨折,瘢痕形成) • 占位效应(腱鞘囊肿,脂肪瘤,静脉曲张,附属的肌肉例如附属的跛长屈肌) • 足部畸形(后足外翻,扁平足,融合畸形) • 系统性疾病(糖尿病,动脉阻塞性疾病)	足底烧灼样疼痛及感觉异常,可延伸至脚趾,随承重的增加而加剧	跗管综合征主要引起感觉神经损伤;肌肉的损伤少见
巴克斯特神经(=跟骨下神经;足底外侧神经的第一支)	位于跛展肌筋膜的下方,在以下三个部位引起神经卡压 • 在肥厚的跛展肌筋膜(例如长跑运动员) • 在足底方肌内侧 • 在足底筋膜纤维-骨结合处的跟骨内侧	• 被邻近的骨刺压迫 • 足底筋膜炎时,被纤维血管反应组织压迫 • 偶尔由于跟骨骨刺卡压(图 6-4)	• 跟骨周围疼痛 • 疼痛可能放射到外侧 • 罕见的感觉丧失	巴克斯特神经支配小趾展肌、部分足底方肌及趾短肌
足底内侧神经	在亨利结处(位于舟骨粗隆区域的跛长屈肌与趾长屈肌腱的交叉处)	• 通常有明显的后足外翻及前足内旋 • 由于反复外伤及过度使用(慢跑),该部位的神经容易损伤 • 对足底纵弓起支撑作用的鞋垫对神经的压迫	• 足跟与中足疼痛 • 足底内侧缘的感觉异常 • 霍夫曼征与 Tinel 征(叩击试验)阳性	慢跑者的足部可能增加第 1 跖趾关节过早发生骨关节炎的风险,并且损伤足底内侧神经
跟骨分支	位于跗管或远端的软组织内	• 静脉 • 神经节 • 瘢痕 • 来自鞋的外部压力	• 跟骨内缘疼痛,靠近足底筋膜的嵌入处 • 跟骨内缘可能发生敏感度减弱	胫神经的感觉支;在跗管近端由胫神经发出,并且为跟骨内缘提供感觉神经支配
腓神经	可发生于神经走行的任何位置	• 神经节 • 扭伤后的瘢痕处 • 跟腱病变 • 神经走行区的手术瘢痕	• 足外侧面的感觉丧失 • 低敏感性的区域的大小变化较大	腓神经常常被用于神经损伤后重建的移植物
腓浅神经	位于小腿外侧深筋膜急性损伤处,位于踝关节近端一个手的宽度	• 肌肉疝 • 由筋膜边界直接引起的神经受压	• 疼痛,放射至足背部 • 神经贯穿小腿腹外侧的筋膜时有压痛,约位于踝关节近端约10cm • 霍夫曼叩击试验阳性	• 可以类似中足的退行性骨关节炎 • 外侧支的损伤可能由于踝关节扭伤引起

（续 表）

受累神经	卡压部位	病 因	症 状	注 释
腓深神经	• 下方的支持带（跗管综合征的前方） • 与跚长伸肌腱的交叉处 • 与跚短伸肌腱的交叉处	• 慢性压迫 • 系紧鞋带 • 肌腱	• 第1趾与第2趾之间的区域感觉丧失	
隐神经	神经走行区的任何部位	• 直接外伤 • 外科手术	• 从内踝到跚趾的感觉丧失	
足底外侧神经	在跚展肌的深筋膜与足底方肌之间	• 由足底跟骨骨刺或增厚的足底筋膜引起的受压 • 静脉 • 神经节 • 脂肪瘤	• 足底外侧面的感觉减弱 • 小趾周围的肌肉萎缩 • 由于小趾内收功能丧失，第5趾处于外展位	疼痛放射到足的外侧面

2. 症状

- 疼痛沿着神经的走行放射到近端或远处
- 神经分布区的感觉减退
- 神经支配的肌肉萎缩
- 神经受压部位的局限性压痛
- 霍夫曼叩击试验阳性
- 神经传导速率的延缓并不能被相应地检测出来

3. 易患因素

- 内部压迫
- 解剖变异
- 骨赘或其他骨性突起
- 神经节
- 瘢痕
- 肌腱肥大
- 静脉曲张
- 过度旋前
- 外部压迫
- 紧的鞋子
- 鞋带绑得过紧
- 鞋垫

4. 解剖学和病理学

神经对于局限性的压迫，其敏感性在程度上是相当可变的。在手术时可能会发现受累神经的漏斗样缩窄。

5. 影像学表现

（1）X线片：X线片能排除骨质来源的挤压（跟骨骨刺）。

（2）超声：非适应证。

（3）磁共振成像。

①分析要点。

- 描述受损神经的部位
- 辨别病因（软组织肿块，挤压，解剖变异，融合畸形，附属肌肉，邻近炎症，足底筋膜炎）
- 评估神经支配的肌肉（早期的损伤，失神经支配的水肿，进展期，脂肪的卷绕）
- 排除其他可能性诊断

②检查技术。

- 标准扫描方案：俯卧位，高分辨率多通道线圈
- 扫描序列
- 冠状位及矢状位质子密度加权脂肪抑制序列
- 冠状位及横断位 T_1 加权序列
- 增强后矢状位及横断面 T_1 加权脂肪抑制序列
- 该方案适用于特定神经的靶向研究，使用高分辨率层厚（2.0～2.5mm）与小扫描野

③磁共振表现。

- 跗管综合征（图7-3）

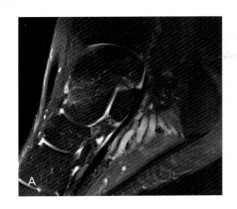
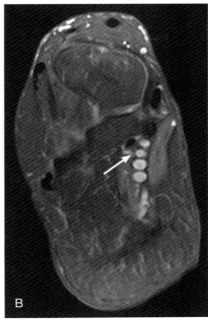

◀ 图 7-3　跗管综合征
A. 矢状位质子密度脂肪抑制序列显示明显的静脉曲张伴跗管水平的胫神经受压；B. 扩张的静脉及趾长屈肌肌腱引起胫神经的挤压（箭所示）

○ 位于跗管内（附属的趾长屈肌）或跗管外（附属的比目鱼肌）的附属肌肉

○ 高分辨率扫描（2.0～2.5mm）可以直接显示神经及其病理变化（水肿，肿胀，邻近的神经周围脂肪内的水肿，增强扫描后可能出现的强化）

○ 肌肉的失神经性水肿非常罕见，因为主要累及神经的感觉部分；留意位于前足与中足肌肉的远处的水肿形成

● 足底内侧神经（慢跑者的脚）
○ 位于亨利结的腱鞘可见异常强化
○ 蹈展肌与趾短屈肌在脂肪抑制水敏感序列上可见到由于失神经性水肿引起的高信号
○ 在 T_1 与 T_2 加权序列可见脂肪的卷绕与脂肪变性

● 巴克斯特神经病（图 7-4）
○ 失神经性水肿，特别是小趾展肌
○ 继发性的脂肪内卷与萎缩
○ 清晰可见明显的足底筋膜炎

!注意

存在足底筋膜炎的病人，需要特别注意描述小趾展肌在 T_1 加权序列上的表现（早期的水肿改变）。巴克斯特神经病的临床特征通常是非特异性的，并且难以区分。甚至于连肌电图也不能确定其结果。

（4）影像学检查方法推荐：首选 MRI。

高分辨率的成像系统（3T，高分辨率关节专用线圈，薄层）可以直接显示神经，以及任何存在的异常表现（水肿，强化）。MRI 可以对神经的卡压进行定位，并评估其原因，并且可以对后遗症（肌肉的失神经性水肿）提供早期的察觉。

!注意

神经的卡压及其影响通常在足部 MRI 上被忽略。在对不明原因的足部疼痛进行鉴别诊断时，应当总是考虑为受压或包绕所引起的周围神经病变。

如果一位病人主诉为不明原因的疼痛与烧灼感，在行走或静止时、伴有或不伴有活动受限，

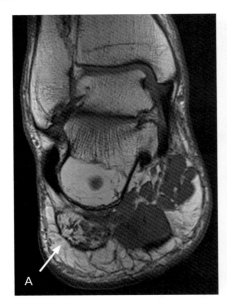

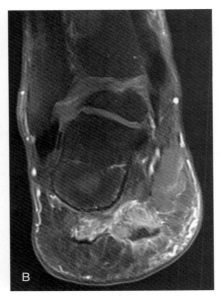

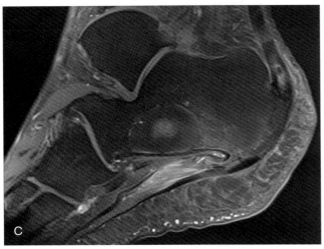

◀ 图 7-4 巴克斯特神经受挤压

A. 冠状面 T_1 加权图像显示脂肪对小趾展肌（箭所示）的卷绕，偶见位于跟骨内并且伴有中央变性的脂肪瘤；B. 冠状面增强后 T_1 加权脂肪抑制图像显示小趾展肌与足底方肌的部分强化，这是由于明显的失神经支配所致；C. 矢状位增强后 T_1 加权脂肪抑制序列图像，活动性的跟骨骨刺伴有足底筋膜炎引起位于踇展肌筋膜下方的足底外侧神经第一支的受压与刺激，小趾展肌由于急性的失神经支配而相应地表现为强化征象

并且之前的 X 线片或断层扫描的结果是阴性的，而临床上的检查结果将通常是模棱两可的。对于神经卡压综合征的病人，如果进行了神经传导速度及肌电图的检查，其结果通常是异常的。MRI 图像显示无水肿、无积液、无占位等，并且其增强扫描检查仍无明显的异常强化，其结果又是另一项阴性的检查。通常，在 T_1 加权平扫序列图像上，一般对于足部肌肉的关注较少，并且肌肉的萎缩也很容易被忽视掉。因此，在处理不明原因的此类主诉病人时，足部肌肉的情况（脂肪变性或者肌肉萎缩？）需要被仔细地观察，以便发现可能的引起神经卡压的征象（图 7-5 和图 7-6）。

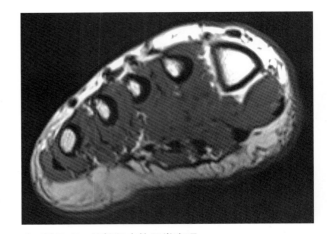

▲ 图 7-5 足部肌肉的正常表现

横断面 T_1 加权图像显示了距骨水平的正常、完整的足部肌肉

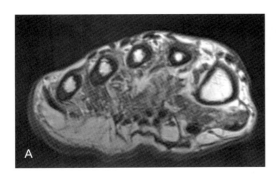 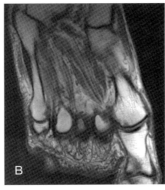

◀ 图 7-6　肌肉萎缩
A. 横断面 T_1 加权图像显示位于距骨水平的所有肌肉的萎缩与脂肪浸润；B. 冠状面 T_1 加权图像显示骨间肌的条纹状脂肪卷绕

6. 鉴别诊断

- 位于近端的神经病变
- 疼痛区域的其他局限性病理改变

7. 治疗方法

- 解除外部的挤压
- 注射皮质激素

- 如果主诉一直持续并且确定为机械性原因：手术进行神经减压

8. 预后及并发症　如果神经卡压的病因能被解除的话，据报道达到 80% 的病例预后良好。然而，50% 的病人的神经再生需要 6 个月或更长时间。

参考文献

Morton 神经瘤

［1］Adams WR. Morton's neuroma. Clin Podiatr Med Surg 2010; 27: 535–545

［2］Beltran LS, Bencardino J, Ghazikhanian V, Beltran J. Entrapment neuropathies III:lower limb. Semin Musculoskelet Radiol 2010; 14: 501–511

［3］Giannini S, Bacchini P, Ceccarelli F, Vannini F. Interdigital neuroma: clinical examinationand histopathologic results in 63 cases treated with excision. Foot Ankle Int2004; 25: 79–84

［4］Hughes RJ, Ali K, Jones H, Kendall S, Connell DA. Treatment of Morton's neuroma with alcohol injection under sonographic guidance: follow-up of 101 cases. AJR Am J Roentgenol 2007; 188: 1535–1539

［5］Lee KS. Musculoskeletal ultrasound: how to evaluate for Morton's neuroma. AJR Am J Roentgenol 2009; 193: W172

［6］Markovic M, Crichton K, Read JW, Lam P, Slater HK. Effectiveness of ultrasoundguided corticosteroid injection in the treatment of Morton's neuroma. Foot Ankle Int 2008; 29: 483–487

［7］Pace A, Scammell B, Dhar S. The outcome of Morton's neurectomy in the treatment of metatarsalgia. Int Orthop 2010; 34: 511–515

［8］Sharp RJ,Wade CM, Hennessy MS, Saxby TS. The role of MRI and ultrasound imagingin Morton's neuroma and the effect of size of lesion on symptoms. J Bone JointSurg Br 2003; 85: 999–1005

［9］Stamatis ED, Karabalis C. Interdigital neuromas: current state of the art—surgical.Foot Ankle Clin 2004; 9: 287–296

［10］Villas C, Florez B, Alfonso M. Neurectomy versus neurolysis for Morton's neuroma.Foot Ankle Int 2008; 29: 578–580

［11］Womack JW, Richardson DR, Murphy GA, Richardson EG, Ishikawa SN. Long-term evaluation of interdigital neuroma treated by surgical excision. Foot Ankle Int2008; 29: 574–577

［12］Zanetti M, Saupe N, Espinosa N. Postoperative MR imaging of the foot and ankle:tendon repair, ligament repair, and Morton's neuroma resection. Semin Musculoskelet Radiol 2010; 14: 357–364

［13］Zelent ME, Kane RM, Neese DJ, Lockner WB. Minimally invasive Morton's intermetatarsal neuroma decompression. Foot Ankle Int 2007; 28: 263–265

其他神经压迫综合征

［14］Aktan Ikiz ZA, Ucerler H, Bilge O. The anatomic features of the sural nerve with anemphasis on its clinical importance. Foot Ankle Int 2005; 26: 560–567

[15] Allen JM, Greer BJ, Sorge DG, Campbell SE. MR imaging of neuropathies of the leg,ankle, and foot. Magn Reson Imaging Clin N Am 2008; 16: 117–131, vii

[16] Beltran LS, Bencardino J, Ghazikhanian V, Beltran J. Entrapment neuropathies III:lower limb. Semin Musculoskelet Radiol 2010; 14: 501–511

[17] Chhabra A, Subhawong TK, Williams EH et al. High-resolution MR neurography:evaluation before repeat tarsal tunnel surgery. AJR Am J Roentgenol 2011; 197:175–183

[18] Daniels TR, Lau JT, Hearn TC. The effects of foot position and load on tibial nerve tension.Foot Ankle Int 1998; 19: 73–78

[19] Dirim B, Resnick D, Ozenler NK. Bilateral Baxter's neuropathy secondary to plantar fasciitis. Med Sci Monit 2010;16(4): CS50–CS53

[20] Donovan A, Rosenberg ZS, Cavalcanti CF. MR imaging of entrapment neuropathies of the lower extremity. Part 2. The knee, leg, ankle, and foot. Radiographics 2010;30: 1001–1019

[21] Gondring WH, Shields B, Wenger S. An outcomes analysis of surgical treatment of tarsal tunnel syndrome. Foot Ankle Int 2003; 24: 545–550

[22] Peck E, Finnoff JT, Smith J. Neuropathies in runners. Clin Sports Med 2010; 29: 437–457

[23] Takakura Y, Kumai T, Takaoka T, Tamai S. Tarsal tunnel syndrome caused by coalition associated with a ganglion. J Bone Joint Surg Br 1998; 80: 130–133

[24] Watson TS, Anderson RB, Davis WH, Kiebzak GM. Distal tarsal tunnel release with partial plantar fasciotomy for chronic heel pain: an outcome analysis. Foot AnkleInt 2002; 23: 530–537

Chapter 8
非局限于特殊部位的疾病

Diseases Not Localized to a Specific Site

原著 U. Szeimies

翻译 谭丽丽 麻增林

一、反射性交感神经营养不良、
　　复杂性局部痛综合征　　　　228

二、骨髓水肿综合征　　　　　　230

三、过度使用性水肿　　　　　　233

四、应力性骨折、微小骨折　　　234

五、儿童骨髓水肿
　　（虎斑纹图案）　　　　　　236

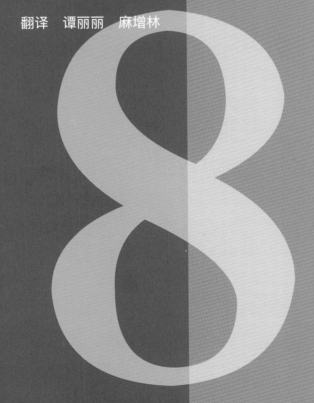

一、反射性交感神经营养不良、复杂性局部痛综合征

1.定义与异名

复杂性局部痛综合征（CRPS）也被称为反射性交感神经营养不良，或骨萎缩，是一种慢性疼痛状态，累及骨骼、关节与软组织。

2.症状

复杂性局部痛综合征的分期在表8-1中进行了回顾。

表 8-1　复杂性局部痛综合征根据症状分为三期

期别	名　称	症　状
I	炎性充血期	• 数天的急性发作 • 烧灼样疼痛 • 皮肤改变（红或紫色，湿润并且温暖） • 软组织肿胀 • 僵硬 • 皮肤的超敏反应 • 休息或运动时疼痛 • 皮肤溃疡形成 • 局部温暖 • 软组织水肿 • 超过四周后复发的持久疼痛 • 缺乏明显皮肤受侵的表现 • 无炎症性标记物 • 斑片状，显著的骨髓水肿
II	营养障碍期	• 外创伤后数周至数月内发作 • 运动受限 • 皮肤发凉，苍白并且干燥 • 伴有营养失调的皮肤改变（毛发，指甲，纤维化） • 挛缩 • 疼痛逐渐减轻 • 感觉寒冷 • 松质骨表现为斑点状、不均匀、放射线透亮影
III	萎缩期	• 纤维化 • 挛缩 • 皮肤坚韧 • 皮下脂肪萎缩 • 皮肤光滑 • 肌肉萎缩 • 骨质在 X 线片上表现为边缘光滑

> **！注　意**
>
> 该病的临床症状特点是感觉、交感神经及运动功能障碍三联征。

3.易患因素

• 约 90% 的病例是在创伤后产生的，并且之前有过软组织损伤、骨折或挫伤

• 有些病例是非创伤性原因——主要是心肌梗死或休克

• 创伤的严重性与复杂性局部痛综合征的产生并不存在相关性

• 女性多见

• 发病的高峰年龄在 40 — 50 岁，但是复

杂性局部痛综合征可发生于任何年龄

- 其他的易患因素：全身性骨质病变（骨质疏松症、骨软化症、甲状旁腺功能亢进、成骨不全）
- 先前有过手术史
- 关节镜检查
- 感染
- 电击损伤
- 冷或热损伤
- 神经系统损伤
- 血管病变
- 药物（抗结核药，甲状腺拮抗药，镇静催眠药，环孢素）
- 代谢紊乱（糖尿病，高脂血症，痛风）
- 滥用酒精

4. 解剖学和病理学　Dihlmann 将复杂性局部痛综合征描述为血管舒缩调节异常，伴有交感神经系统的功能障碍。一个可感受到疼痛的刺激（由骨折，挫伤等触发）经由感觉纤维激活脊索的后角，而这又反过来激活位于脊索侧角的交感干。这种调节异常通过脊神经上的传出交感神经，以及血管扩散到外围，引起血流与通透性的改变，这些可能会引起骨骼与软组织的变化（水肿，增厚，萎缩，纤维化，骨质缺损）。

5. 影像学表现

（1）X 线片：在早期，X 线片表现为正常。数周后，X 线片显示松质骨的骨质丢失，伴有透光度增高与斑片状骨质软化改变，骨的轮廓明显，以及最终出现软骨下板的缺失，骨皮质变薄，以及骨膜下吸收改变。关节间隙的不变窄可以将 CRPS 与关节炎相鉴别。Ⅰ 期与 Ⅱ 期的改变仍是可逆性的。Ⅲ 期的 X 线片表现为"玻璃状"骨，伴有偶然肥大的骨质萎缩与增粗、稀疏的骨小梁。

（2）超声：非适应证。

（3）CT（图 8-1）：在早期，CT 的表现是阴性的。之后，CT 扫描显示为斑片状的骨质软化与稀疏的骨小梁，与 X 线片显示的一样。这些变化难以与失用性骨质疏松相鉴别。

（4）磁共振成像。

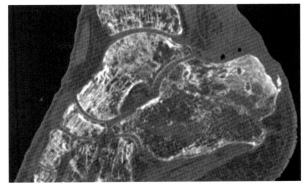

▲ 图 8-1　严重且进展型的反射性交感神经营养不良
伴明显脱钙的后足的矢状位 CT 重建图像

①分析要点。

- 诊断
- 对于模棱两可疼痛症状的病人进行早期诊断
- 通过 MRI 表现来缩小鉴别诊断的范围

②检查技术：反射性交感神经营养不良的 MRI 检查并不需要静脉注射对比剂。扫描参数依据疼痛的部位而定（后足，中足，前足）。

- 标准扫描方案：俯卧位，高分辨率多通道线圈
- 扫描序列
  ◦ 病变在 STIR 与质子密度加权脂肪抑制序列上显示最佳
  ◦ 后足
  - 矢状位 STIR 序列
  - 矢状位 T_1 加权序列
  - 横断面 T_2 加权序列
  - 冠状面质子密度加权脂肪抑制序列
  ◦ 中足与前足
  - 斜冠状位 STIR 序列
  - 斜冠状位 T_1 加权序列
  - 横断面 T_2 加权序列
  - 矢状位质子密度加权脂肪抑制序列

③磁共振表现（图 8-2）：其 MRI 图像表现为典型的斑片状弥漫性分布的遍及骨骼的骨髓水肿。骨皮质下的水肿表现为软骨下或皮质下的细小线状或点状影，这是病变早期的特征性征象，

并且伴随有软组织水肿、中等量积液，以及可能会出现的滑膜增厚与水肿。该病与失用性骨质疏松鉴别困难，但是可通过临床表现来辅助诊断（失用性骨质疏松的疼痛较少见，并无皮肤改变，不存在于皮下水肿，而且骨髓水肿不明显）。对于一过性骨髓水肿综合征来说，其骨髓水肿是局限性的并且局限于在一块骨头内，信号相当高并且均匀。复杂性局部痛综合征与 0 级的夏科关节病的鉴别特征是：复杂性局部痛综合征的水肿更加弥漫并且分布遍及踝骨；这与夏科关节病的单关节受累与局限性水肿的表现不同。

（5）影像学检查方法推荐：首选 MRI，用于早期发现病变与鉴别诊断。

6. 鉴别诊断

● 关节炎（炎症标记物）

● 弥漫性骨质疏松（鉴别特征：软组织较少受累及）

● 0 期的糖尿病夏科足（通过疼痛来鉴别）

● 一过性骨髓水肿综合征（病变更加局限）

● 骨髓炎（骨髓的脂肪信号消失）

7. 治疗方法　除了物理治疗与镇痛药之外，双膦酸盐类在近年来变得越来越重要了。药物种类的使用取决于疼痛的性质。药物包括非甾体消炎药（NSAID），加巴喷丁诱导药，选择性血清素再摄取抑制药，以及阿片类物质。使用利多卡因与辣椒素的局部治疗也有过报道。推荐的治疗方法近年来变化了数次，一些新的制剂目前正处于试验中。

8. 预后及并发症　该病的病程通常呈自限性，并且功能的缺陷是可逆的。也会发生一些不可逆的改变（关节挛缩，继发性变形，功能丧失），有些病人可能会出现严重的残疾。

二、骨髓水肿综合征

1. 定义　一过性骨髓水肿综合征是短暂性的骨质疏松，一种疼痛性的接近关节的骨质病变，伴随有可逆的骨髓水肿。

2. 症状

● 承重时疼痛

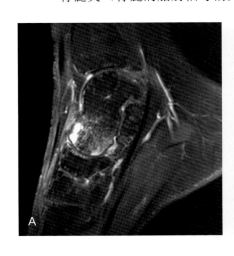

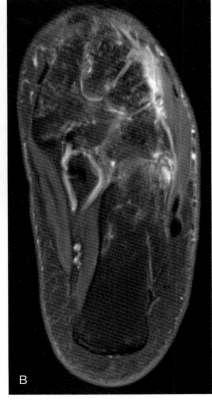

◀ 图 8-2　踝关节扭伤后 2 个月的反射性交感神经营养不良
这种情况通常不需要注入对比剂，MRI 的水敏感脂肪抑制序列足以进行诊断；A. 增强后矢状位 T_1 加权脂肪抑制序列图像显示斑片状骨髓水肿信号伴有典型的斑点状及线状高信号，并且在软骨下区域可见强化；B. 增强后横断面 T_1 加权脂肪抑制序列图像，与一过性骨髓水肿综合征不同，反射性交感神经营养不良累及所有的骨质区域，并且显示为弥漫的软组织受累

- 休息时疼痛
- 按压时压痛

3. 易患因素

- 通常是自发性的，并无诱发因素
- 怀孕（妊娠后三个月）
- 通常之前有过较轻外伤

4. 解剖学和病理学　骨髓水肿综合征的病因并未完全了解。据推测，它可能是一种与反射性交感神经营养不良相关的代谢性骨病。血管舒缩功能不良导致炎性介质的释放与血管通透性的紊乱，并伴有疼痛性骨髓水肿。该综合征已被证明发生在承重关节，最常累及股骨头、膝关节及足。相伴随的症状是软组织肿胀与关节积液。

5. 影像学检查

（1）X 线片：在早期，X 线片的表现是阴性的，在随后的几周内将出现骨质缺损与 X 线透过度增高的征象。

（2）超声：非适应证。

（3）磁共振成像。

①分析要点。

- 做出明确的诊断，发现不明原因疼痛的病因
- 评价病变范围
- 仔细评估软骨下区域与骨皮质层的情况（即将发生的骨皮质塌陷，伴有小的不完全性骨折，或者对坏死区域的早期划分）

②检查技术：MRI 评估骨髓水肿综合征时并不需要注入对比剂进行增强扫描。扫描参数根据疼痛的位置而定（后足，中足，前足）。

- 标准扫描方案：俯卧位，高分辨率多通道线圈
- 扫描序列
  ○ 病变在 STIR 与质子密度加权脂肪抑制序列上显示最佳
  ○ 后足
  - 矢状位 STIR 序列
  - 矢状位 T_1 加权序列

- 横断面 T_2 加权序列
- 冠状面质子密度加权脂肪抑制序列
  ○ 中足
- 斜冠状位 STIR
- 斜冠状位 T_1 加权序列
- 横断面 T_2 加权序列
- 矢状面质子密度加权脂肪抑制序列

③磁共振表现（图 8-3 和图 8-4）。

- 明显骨髓水肿的区域一律累及一处骨骼或是骨质区域，通常局限于一处骨骼（例如舟骨或距骨顶）伴有邻近骨骼的轻微水肿或者邻近骨骼无水肿
- 伴有软组织水肿
- 将一过性骨髓水肿综合征与过度使用水肿进行鉴别
  ○ 骨髓水肿综合征存在明显的水肿，通常累及整块骨头或者多块跗骨，伴有邻近软组织水肿与关节积液
  ○ 由于压力所引起的骨髓水肿集中在生物力学沿线上，而且范围更加局限
  ○ 纤细的低信号线提示初期的应力性骨折，但有时会见于一过性骨髓水肿综合征

（4）影像学检查方法推荐：首选为 MRI。

6. 鉴别诊断

- 单关节炎
- 骨坏死
- 骨梗死
- 骨髓炎
- 机械性超负荷

7. 治疗方法

- 骨髓水肿综合征通常在 3 ~ 6 个月时自发性消退
- 让患肢处于休息中，再加上治疗疼痛（镇痛药、非甾体消炎药或者降钙素、二碳磷酸盐化合物、前列腺素类似物，例如依洛前列素）

8. 预后及并发症

- 病程可能拖延至 12 ~ 18 个月
- 由于慢性水肿引起不完全性骨折

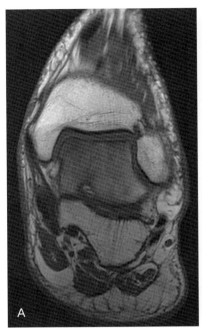
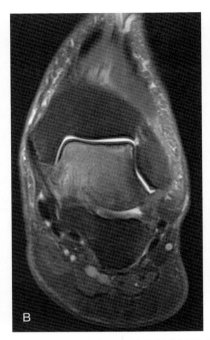
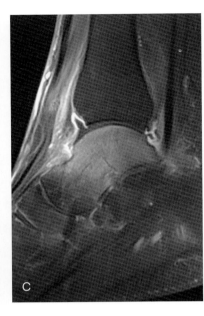

▲ 图 8-3　在静止时与锻炼时均疼痛的 54 岁女性，伴有距骨的骨髓水肿综合征

A. 冠状位 T_1 加权图像显示距骨弥漫性低信号，仍存在一些骨髓的脂肪信号，这就排除了骨坏死；B. 冠状位质子密度加权脂肪抑制图像显示一块骨质区域（这里指的是距骨顶）典型的信号均匀的骨髓水肿，邻近骨质信号正常；在距骨的外侧肩部的软骨下方可见轻微的信号不均匀；没有皮质塌陷的证据；C. 增强后矢状位 T_1 加权脂肪抑制序列显示距骨顶与距骨颈部有明显、均匀的强化，而距骨头则除外；邻近软组织亦可见典型的强化表现

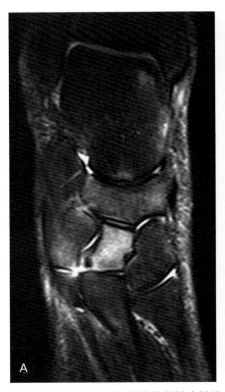
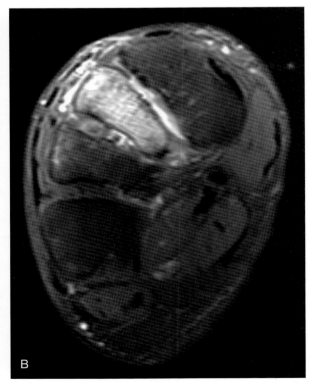

▲ 图 8-4　累及中间楔骨的骨髓水肿综合征的典型表现

A. 冠状位 STIR 序列显示中间楔骨的明显水肿，伴有舟状骨与外侧楔骨轻微的信号增高；B. 增强后横断面 T_1 加权脂肪抑制序列图像显示中间楔骨均匀强化伴有邻近软组织的明显增强

- 病变可能会迁移（跳跃性的或者迁移性的水肿），伴有其他骨质的水肿
- 复发罕见

三、过度使用性水肿

1. **定义**　过度使用性水肿是一种由于过度或非生理性负荷所引起的骨髓水肿。

2. **症状**
- 活动时疼痛
- 局限性压痛
- 肿胀

3. **易患因素**
- 缺乏恢复期的单侧反复的负荷
- 超重
- 骨质疏松症
- 经历了一个较长恢复期的创伤性损伤
- 足部畸形

4. **解剖学和病理学**　过度使用性水肿发生在遭受机械性或直接压力增加的骨质区域。它可能是应力性骨折的前兆，常常是作为改变生物力学的代偿性反应（例如，在第 1 跖趾关节骨性关节炎的活动期，为了避免行走时的疼痛将体重转移至足的外侧边，使得第 5 跖骨头过度负荷）。

5. **影像学检查**
（1）X 线片：X 线片显示无异常。
（2）超声：非适应证。
（3）磁共振成像。
①分析要点。
- 确定病变的精确解剖位置
- 鉴别过度使用性水肿与应力性骨折
- 缩小鉴别诊断的范围
- 如果可能，查明引起骨质过度负荷的原因（肌腱的病变，韧带的功能不全）
②检查技术：通过 MR 来评估过度使用性水肿并不需要注射对比剂。扫描参数根据疼痛的部位而定（后足，中足，前足）。

- 标准扫描方案：俯卧位，高分辨率多通道线圈
- 扫描序列
。病变在 STIR 及质子密度脂肪抑制序列上显示最佳
。后足
- 矢状位 STIR 序列
- 矢状位 T_1 加权序列
- 横断面 T_2 加权序列
- 冠状面质子密度脂肪抑制序列
。中足及前足
- 斜冠状位 STIR 序列
- 斜冠状位 T_1 加权序列
- 斜横轴位 T_2 加权序列
- 矢状位质子密度脂肪抑制序列
③磁共振表现（图 8-5）。
- 位于骨的关节端或者一个或多个跗骨且边界模糊的弥漫性骨髓水肿区域
- 邻近软组织轻微水肿或者无水肿
- 在 T_1 加权序列上保留有脂肪性的骨髓信号
- 关节软骨表现正常
（4）影像学检查方法推荐：首选 MRI

6. **鉴别诊断**
- 应力性骨折
- 骨髓水肿综合征
- 骨坏死
- 骨髓炎

7. **治疗方法**
- 休息
- 固定
- 根据习惯制定的鞋垫来缓解局部压力
- 通过内侧或外侧的楔形物来调整行走的压力
- 一些畸形需要矫正手术

8. **预后及并发症**　该病预后良好，并且当致病的压力解除后，病变则完全恢复。

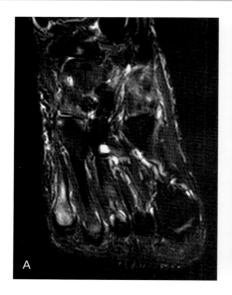
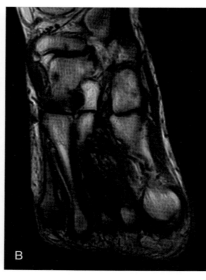

◀ 图 8-5　过度使用性骨髓水肿
A. 冠状面 STIR 序列显示第 5 跖骨远端由于慢性非生理性的压力引起的骨髓水肿（行走时将重量转移至外侧）；B. 冠状位 T_1 加权序列显示脂肪信号明显减低，但并无明确的骨折线

四、应力性骨折、微小骨折

1. 定义　应力性骨折不是由直接创伤而引起的骨折，而是由不正常的负荷所引起的。分为以下两种类型。

- 应力性或疲劳性骨折：正常的骨骼承受异常的压力

- 不全性骨折：虽然压力正常，但骨骼不稳定（例如：由于骨质疏松症，骨软化，夏科关节，风湿性关节炎）

2. 症状

- 由于承重性活动引发疼痛加重

- 休息时疼痛

- 肿胀

- 可能有局部的发热

3. 易感因素

- 过度使用（急行军骨折，马拉松运动员，芭蕾舞演员）

- 超重

- 骨力线不良

- 非生理性的负重

4. 解剖学和病理学　应力性骨折好发于跖骨（田径运动员最常发生在第 2 与第 3 跖骨，足球与网球运动员最好发于第 5 跖骨）、胫骨远端、跟骨、距骨颈部、籽骨以及舟骨。当足球运动员开始迅速加速和切断时，不同的力量施加在跖骨基底部与跖骨头处，沿着跖骨干则产生了屈曲的压力，而最强的压力施加在第 5 跖骨上。发生于第 2 跖骨的应力性骨折好发于以下两个部位：接近基底部的跖骨干近端与跖骨干远端。跖骨干近端的骨折更像是一个慢性过程，伴有骨皮质的增厚，更加贴近于不全性骨折的分类。常见的伴随因素包括骨密度减低，跟腱短缩，第 1 与第 2 跖骨不等长，以及多发的应力性骨折。第 2 跖骨较为远端的骨折更像是"真正"的应力性骨折，是由于异常的负荷（训练程度的增加）引起的。

根据愈合的趋势将骨折分为高危险性骨折（舟骨、第 2 跖骨基底部、第 5 跖骨、籽骨、内踝）或者低危险性骨折（跟骨、距骨远端）。高危险性骨折的延迟愈合与再发骨折的风险较高。

5. 影像学检查

（1）X 线片：X 线片的最初表现是阴性的。随后，X 线片将显示出骨质的异常反应，即骨膜增厚、硬化带、硬化的骨折线及软组织肿胀。

（2）超声：对受累骨（通常是第 2 跖骨或距骨）所进行的纵向扫描则显示出高回声区的上方有低回声的增厚区，这可能是断裂的骨折线与其相应的骨膜出血或者骨膜水肿。随后的检查将会显示出高回声的骨痂形成。超声检查的阳性表现早于X线片。

（3）磁共振成像。

①分析要点。

• 应力性骨折的分期（早期的边缘性骨折或是完全性骨折）

• 确定病变活动或愈合的程度

• 排除其他鉴别诊断

②检查技术：应力性骨折可以通过MRI平扫来显示和评估，并不需要注入对比剂进行增强检查。扫描参数根据疼痛的位置而定（后足，中足，前足）。

• 标准扫描方案：俯卧位，高分辨率多通道线圈

• 扫描序列

◦ 病变在STIR序列与T_1加权序列上显示最佳

◦ 后足

- 矢状位STIR序列

- 矢状位T_1加权序列

- 横轴位T_2加权序列

- 冠状位质子密度加权脂肪抑制序列

◦ 中足及前足

- 斜冠状位STIR序列

- 斜冠状位T_1加权序列

- 斜横轴位T_2加权序列

- 矢状位质子密度加权脂肪抑制序列

③磁共振表现（图8-6）：最初的表现是明显的骨髓水肿，并且伴随有邻近软组织的水肿。通常在稍晚时才进行MRI检查，就是说，并不是在几天内而是在2～3周后或是更晚。特别是在距骨，应力性骨折的征象（明显水肿）与骨膜的增厚是骨折修复的证据。应力性骨折的水肿通常表现为明显的中心高信号区并向周围延伸，这一点可以与骨髓水肿综合征（累及整块骨头，并且信号十分均匀）相鉴别。应力性骨折的标志是在T_1加权图像上存在一处或多处低信号、纤细的波形线（例如，位于跟骨）。由骨髓水肿所引起的T_1像上的骨髓低信号影中仍可见脂肪性的骨髓高信号影，借此正好将应力性骨折与骨髓炎及肿瘤所致的病理性骨折相鉴别。

（4）影像学检查方法推荐：首选X线片与超声，对于可疑病例还可以选择MRI，因其早期的敏感性就较高。另外，MRI可以区别过度使用性水肿与应力性骨折。

6. 鉴别诊断

• 活动性骨关节炎

• 骨髓水肿综合征

• 关节炎

• 骨髓炎

• 病理性骨折

• 第5跖骨：Jones骨折（第5跖骨近端干骺端-骨干连接处的骨折，不累及跖跗关节）

7. 治疗方法

• 休息，固定6周，然后逐步增加直到负荷全身重量

• 通常在低于疼痛阈值的条件下进行训练是可行的（例如，跑步运动员可以通过自行车测力计或在水中进行锻炼）

• 如果发现骨质密度减低，则诊断为骨质疏松症

• 高危险性的应力性骨折可能是内固定术的适应证

• 通过改良式锻炼来预防，如果必要，可以使用矫正鞋垫

8. 预后及并发症　通过适当的固定，骨折通常将会完全稳固结实地愈合。发展为不稳定性骨折或者骨不连接也是可能的，特别是当致病性压力持续存在时。

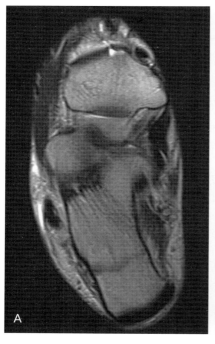
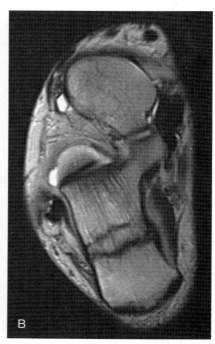
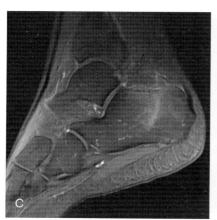
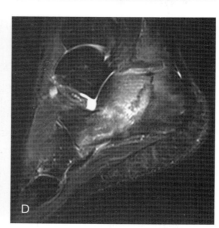

◀ 图 8-6 跟骨的应力性骨折，并随访 3 个月

这位爱好慢跑的女性，发生了跟骨的疲劳性骨折，并没有得到适当的治疗；A．横断面 T_2 加权图像显示穿过跟骨的稍低信号影；B．矢状位增强后 T_1 加权脂肪抑制序列显示在过度压力的骨质区域有中度的强化表现，并且十分明显地沿着骨折线分布；C．3 个月后横断面 T_2 加权图像显示完整的骨折线，并且在其远端可见另一处通过跟骨的不完全性疲劳性骨折；D．3 个月后矢状位 STIR 序列显示延伸到前突的明显的跟骨内骨折水肿，伴随有距下积液及明显的骨折线

五、儿童骨髓水肿（虎斑纹图案）

儿童跗骨的骨髓水肿之所以称为"虎斑纹"图案，是由于该病斑驳状的影像表现，通常对临床医生及放射科医生造成挑战：当年轻病人伴有不明原因的自发性疼痛或者持续的创伤后不同程度的前中足疼痛时，并且随着体育运动而加重时，需要进行 MRI 检查。对于儿童，在前足及跗骨发现斑点状的骨髓信号是正常的，表现为在脂肪抑制序列呈高信号，这是由于持续存在的红骨髓引起的。这种表现可以是局灶性或者斑片状。有时则难以判断这种表现是正常的，还是病理性的。甚至儿童可能会表现为反射性营养障碍及迁移性的骨髓水肿。对该病的研究在症状描述、严重性、进展性、相关性，以及治疗的指征等方面，均有着相当大的差异，并且尚未建立标准化的建议。

1. 定义 "虎斑纹"图案是一种斑点状、弥散分布的骨髓水肿，在儿童中发现，主要累及后足，较少累及跗骨。

2. 症状

* 不明原因的弥漫性疼痛
* 外伤后持续的疼痛
* 在没有疼痛的儿童中可以被偶然发现

3. 易患因素

● 之前有外伤史

● 自发性

4. **解剖学和病理学** 大约在 15 岁之前，在后足发现造血的骨髓都是正常的（通常在跟骨，偶尔在距骨和舟骨）。

5. 影像学检查

（1）X 线片：X 线片显示无异常。

（2）超声：非适应证。

（3）磁共振成像。

①分析要点。

● 尝试将骨髓水肿进行归类

● 信号强度

● 分布特点

● 主要位于软骨下

● 软组织成分

②检查技术：对"虎斑纹"图案行 MRI 检查不需要注入对比剂进行增强扫描。扫描参数根据疼痛部位而定（后足，中足，前足）。

● 标准扫描方案：俯卧位，高分辨率多通道线圈

● 扫描序列

○ 病变在 STIR 及 T_1 加权序列显示最佳

○ 后足

- 矢状位 STIR 序列

- 矢状位 T_1 加权序列

- 横断面 T_2 加权序列

- 冠状位质子密度加权脂肪抑制序列

○ 中足及前足

- 斜冠状位 STIR 序列

- 斜冠状位 T_1 加权序列

- 斜横轴位 T_2 加权序列

- 矢状位质子密度加权脂肪抑制序列

③磁共振表现（图 8-7 和图 8-8）。

● 斑点状的骨髓水肿图案弥漫分布在距骨与跟骨内（与造血的骨髓进行鉴别：水肿的病灶在 STIR 序列呈更高信号，并且分布范围较广）

● 位于舟骨与软骨下区域的明显骨髓水肿

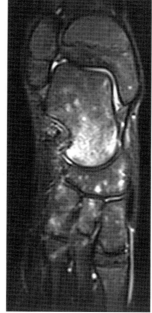
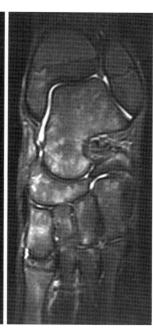

▲ 图 8-7 13 岁女孩患有"虎斑纹"图案的儿童骨髓水肿

双足的冠状面 STIR 序列图像；水敏感序列显示明显的斑点状高信号，以距骨最为明显；由于该病人无临床症状，这种表现最可能是代表了生长发育的过程，并没有实际的病理学意义

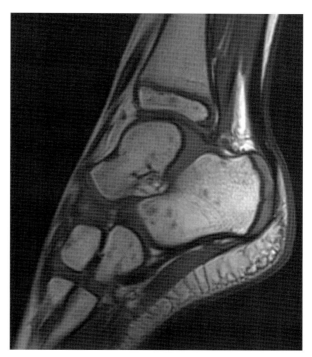

▲ 图 8-8 5 岁女孩的儿童骨髓水肿（虎斑纹图案），并无临床主诉（随访检查）

矢状位 T_1 加权图像显示骨髓内散在的局灶性信号减低区，并无病理学意义

病灶：通常是可疑的

- 软组织肿胀
- 软组织水肿与关节积液少见

（4）影像学检查方法推荐：首选 MRI。

6. 鉴别诊断

- 骨挫伤水肿
- 慢性复发性多灶性骨髓炎
- 骨坏死
- 过度使用性骨髓水肿

- 活动性的骨融合畸形

7. 治疗方法

- 固定（存在争议）
- 对于疼痛的针对性治疗
- 物理治疗
- 暂时性的减轻压力

8. 预后及并发症 该病的预后根据病因而不同。从病变完全消除到慢性疼痛综合征或者病变减轻以及复发，这些结果都有可能。

参考文献

非局限于特殊部位的病变

反射性交感神经营养不良，复杂性局部痛综合征 (CRPS)

[1] Bohndorf K, Imhoff H, Fischer W. Radiologische Diagnostik der Knochen und Gelenke.2nd ed. Stuttgart: Thieme; 2006: 26

[2] Darbois H, Boyer B, Dubayle P, Lechevalier D, David H, Ait-Ameur A. MRI symptomologyin reflex sympathetic dystrophy of the foot [Article in French] J Radiol 1999;80: 849–854

[3] Dihlmann W, Staebler A. Gelenke des Fuβes einschlieβlich des oberen Sprunggelenks.In: Dihlmann W, Staebler A, eds. Gelenke –Wirbelverbindungen. 4th ed. Stuttgart:Thieme; 2010: 729

[4] Mackey S, Feinberg S. Pharmacologic therapies for complex regional pain syndrome.Curr Pain Headache Rep 2007; 11: 38–43

[5] Poll LW, Weber P, Böhm HJ, Ghassem-Zadeh N, Chantelau EA. Sudeck's disease stage 1, or diabetic Charcot's foot stage 0? Case report and assessment of the diagnostic value of MRI. Diabetol Metab Syndr 2010; 2: 60

[6] Schmid MR, Hodler J, Vienne P, Binkert CA, Zanetti M. Bone marrow abnormalities of foot and ankle: STIR versus T1-weighted contrast-enhanced fat-suppressed spinecho MR imaging. Radiology 2002; 224: 463–469

[7] Schürmann M, Zaspel J, Löhr P et al. Imaging in early posttraumatic complex regional pain syndrome: a comparison of diagnostic methods. Clin J Pain 2007;23: 449–457

骨髓水肿综合征

[8] Dihlmann W, Staebler A. Gelenke des Fuβes einschlieβlich des oberen Sprunggelenks.In: Dihlmann W, Stäbler A, eds. Gelenke –Wirbelverbindungen. 4th ed. Stuttgart:Thieme; 2010: 729

[9] Fernandez-Canton G, Casado O, Capelastegui A, Astigarraga E, Larena JA, Merino A.Bone marrow edema syndrome of the foot: one year follow-up with MR imaging.Skeletal Radiol 2003; 32: 273–278

[10] Hayes CW, Conway WF, Daniel WW. MR imaging of bone marrow edema pattern:transient osteoporosis, transient bone marrow edema syndrome, or osteonecrosis.Radiographics 1993; 13: 1001–1011, discussion 1012

[11] Hofmann S, Engel A, Neuhold A, Leder K, Kramer J, Plenk H. Bone-marrow oedemasyndrome and transient osteoporosis of the hip. An MRI-controlled study oftreatment by core decompression. J Bone Joint Surg Br 1993; 75: 210–216

[12] Judd DB, Kim DH, Hrutkay JM. Transient osteoporosis of the talus. Foot Ankle Int2000; 21: 134–137

[13] Kim YM, Oh HC, Kim HJ. The pattern of bone marrow oedema on MRI in osteonecrosis of the femoral head. J Bone Joint Surg Br 2000; 82: 837–841

[14] Miltner O, Niedhart C, Piroth W, Weber M, Siebert CH. Transient osteoporosis of the navicular bone in a runner. Arch Orthop Trauma Surg 2003; 123: 505–508

[15] Toms AP, Marshall TJ, Becker E, Donell ST, Lobo-Mueller EM, Barker T. Regional migratory osteoporosis:

a review illustrated by five cases. Clin Radiol 2005; 60:425–438

[16] Wilson AJ, Murphy WA, Hardy DC, Totty WG. Transient osteoporosis: transient bonemarrow edema? Radiology 1988; 167: 757–760

过度使用性水肿

[17] Elias I, Zoga AC, Raikin SM et al. Bone stress injury of the ankle in professional ballet dancers seen on MRI. BMC Musculoskelet Disord 2008; 9: 39

[18] Niva MH, Sormaala MJ, Kiuru MJ, Haataja R, Ahovuo JA, Pihlajamaki HK. Bone stress injuries of the ankle and foot: an 86-month magnetic resonance imaging-based study of physically active young adults. Am J Sports Med 2007; 35: 643–649

[19] Schweitzer ME, White LM. Does altered biomechanics cause marrow edema? Radiology1996; 198: 851–853

[20] Weishaupt D, Schweitzer ME. MR imaging of the foot and ankle: patterns of bonemarrow signal abnormalities. Eur Radiol 2002; 12: 416–426

[21] Zanetti M, Steiner CL, Seifert B, Hodler J. Clinical outcome of edema-like bone marrow abnormalities of the foot. Radiology 2002; 222: 184–188

应力性骨折，微小骨折

[22] Arni D, Lambert V, Delmi M, Bianchi S. Insufficiency fracture of the calcaneum: Sonographic findings. J Clin Ultrasound 2009; 37: 424–427

[23] Banal F, Gandjbakhch F, Foltz V et al. Sensitivity and specificity of ultrasonography in early diagnosis of metatarsal bone stress fractures: a pilot study of 37 patients. J Rheumatol 2009; 36: 1715–1719

[24] Boden BP, Osbahr DC. High-risk stress fractures: evaluation and treatment. J AmAcad Orthop Surg 2000; 8: 344–353

[25] Brockwell J, Yeung Y, Griffith JF. Stress fractures of the foot and ankle. Sports Med Arthrosc 2009; 17: 149–159

[26] Bui-Mansfield LT, Thomas WR. Magnetic resonance imaging of stress injury of the cuneiform bones in patients with plantar fasciitis. J Comput Assist Tomogr 2009;33: 593–596

[27] Chuckpaiwong B, Cook C, Pietrobon R, Nunley JA. Second metatarsal stress fracture in sport: comparative risk factors between proximal and non-proximal locations.Br J Sports Med 2007; 41: 510–514

[28] Ekstrand J, Torstveit MK. Stress fractures in elite male football players. Scand J Med Sci Sports 2012; 22: 341–346

[29] Gregg JM, Schneider T, Marks P. MR imaging and ultrasound of metatarsalgia—the lesser metatarsals. Radiol Clin North Am 2008; 46: 1061–1078, vi–vii

[30] Hetsroni I, Nyska M, Ben-Sira D et al. Analysis of foot structure in athletes sustaining proximal fifth metatarsal stress fracture. Foot Ankle Int 2010; 31: 203–211

[31] Mann JA, Pedowitz DI. Evaluation and treatment of navicular stress fractures, including nonunions, revision surgery, and persistent pain after treatment. Foot Ankle Clin 2009; 14: 187–204

[32] Miller T, Kaeding CC, Flanigan D. The classification systems of stress fractures: a systematic review. Phys Sportsmed 2011; 39: 93–100

[33] Muthukumar T, Butt SH, Cassar-Pullicino VN. Stress fractures and related disorders in foot and ankle: plain films, scintigraphy, CT, and MR Imaging. Semin Musculoskelet Radiol 2005; 9: 210–226

[34] Orendurff MS, Rohr ES, Segal AD, Medley JW, Green JR, Kadel NJ. Biomechanical analysis of stresses to the fifth metatarsal bone during sports maneuvers: implications for fifth metatarsal fractures. Phys Sportsmed 2009; 37: 87–92

[35] Rossi F, Dragoni S. Talar body fatigue stress fractures: three cases observed in elitefemale gymnasts. Skeletal Radiol 2005; 34: 389–394

[36] Spitz DJ, Newberg AH. Imaging of stress fractures in the athlete. Radiol Clin NorthAm 2002; 40: 313–331

[37] Yu JS, Solmen J. Stress fractures associated with plantar fascia disruption: two casereports involving the cuboid. J Comput Assist Tomogr 2001; 25: 971–974

儿童骨髓水肿（虎斑纹图案）

[38] Kellenberger CJ, Epelman M, Miller SF, Babyn PS. Fast STIR whole-body MR imagingin children. Radiographics 2004; 24: 1317–1330

[39] Kröger L, Arikoski P, Komulainen J, Seuri R, Kroeger H. Transient bone marrow oedema in a child. Ann

Rheum Dis 2004; 63: 1528–1529

[40] Orr JD, Sabesan V, Major N, Nunley J. Painful bone marrow edema syndrome of the foot and ankle. Foot Ankle Int 2010; 31: 949–953

[41] Shabshin N, Schweitzer ME, Morrison WB, Carrino JA, Keller MS, Grissom LE. Highsignal T2 changes of the bone marrow of the foot and ankle in children: red marrow or traumatic changes? Pediatr Radiol 2006;

36: 670–676

[42] Shabshin N, Schweitzer ME. Age dependent T2 changes of bone marrow in pediatric wrist MRI. Skeletal Radiol 2009; 38: 1163–1168

[43] Zanetti M, Steiner CL, Seifert B, Hodler J. Clinical outcome of edema-like bone marrowabnormalities of the foot. Radiology 2002; 222: 184–188

Chapter 9
累及足部的系统性疾病

Systemic Diseases that Involve the Foot

原著　A. Roeser　A. Staebler　S. Kessler

翻译　冯莉莉　麻增林

一、炎症性关节疾病　　　　　242

二、痛风性关节病　　　　　　254

三、糖尿病性骨关节病、

　　夏科关节病　　　　　　　256

四、骨炎、骨髓炎　　　　　　266

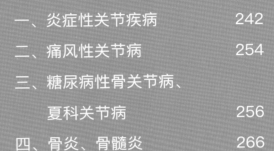

一、炎症性关节疾病

（一）类风湿关节炎

1. 定义 类风湿关节炎是慢性炎性系统性疾病，增生的炎性组织导致滑膜炎伴关节渗出、腱鞘炎和滑囊炎。该病呈渐进性、间歇性的发病过程，其特征性表现为关节与腱鞘的破坏，并进展为典型的关节变形。还可以累及关节外器官（如眼、血管、皮肤、指甲、肾、肺、心脏或神经）。

2. 症状

- ACR 标准（美国风湿协会制定）
- 关节肿胀，渗出，成角畸形
- 腱鞘炎，肌腱断裂，形成继发性关节变形
- 后足：外翻扁平足，距骨头下内侧足底老茧
- 前足：踇外翻，第 5 趾骨内翻，第 1 或第 5 跖骨远端滑囊炎，小趾的外侧移位，小趾的跖趾关节背侧半脱位或脱位，固定的锤状趾畸形，足底老茧，溃疡，失去了与地面接触的脚趾，跖骨区压痛（Gaenslen 试验）
- 与银屑病关节炎进行鉴别：受累方式呈辐射状

3. 易患因素

- 人群中发病率为 1%～2%，男女比例为 1:3
- 家族史阳性
- 实验室检查发现抗 -CCP 抗体（抗环瓜氨酸肽抗体），诊断该病的特异性为 96%～98%

4. 解剖学和病理学 类风湿关节炎是自身免疫性反应的结果，其诱发因素尚未完全知晓。

抗原的呈递反应唤起了辅助性 T 细胞的活化（同时伴有抑制性 T 细胞活性的减少），从而引起 B 细胞分化为可以产生免疫球蛋白的浆细胞。该过程最终导致了包括类风湿因子在内的自身抗体的形成。

慢性滑膜炎（血管翳组织）激起补体和细胞因子活化（白细胞介素 1，淋巴因子），从而引发炎症介质和胶原酶的释放。这些反过来导致软骨，肌腱，腱鞘，韧带和关节囊的破坏性改变。

5. 影像学表现

（1）X 线片（图 9-1 至图 9-9）。

- 根据 Larsen-Dale-Eek 分级标准（1977）对 X 线片的关节破坏进行分期：LDE 分为 0～Ⅴ期，其中包括对前足、中足、后足的参考标准
- 足部三方位的负重成像：评估骨质破坏与变形的程度
- 踝关节两方位的负重成像，Saltzman 位（后足列位）：评估骨质破坏与变形的程度

（2）超声。以下情况适合于所有患有关节

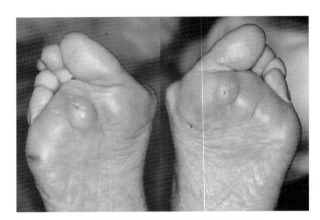

▲ 图 9-1 类风湿关节炎前足变形的临床表现

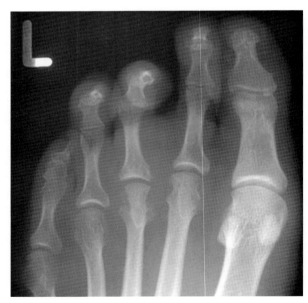

▲ 图 9-2 第 2、3 跖趾关节破坏，LDE Ⅱ期

这就预示着可以行保留关节的治疗：行滑膜切除术与第 2、第 3 跖骨远端矫正性截骨术

炎的关节：渗出性类风湿关节炎的超声纵轴与
横轴扫描（同样适合于活动性的骨性关节炎）
将在疾病的早期就显示出低回声的渗出与扩张
的关节囊。高回声纤维囊下方的滑膜纹增厚，
增厚的滑膜纹可以为低回声至中度回声，并且
多普勒信号为阳性。由于含有飘浮的绒毛与纤
维成分，在超声加压检查时会产生"水族箱"

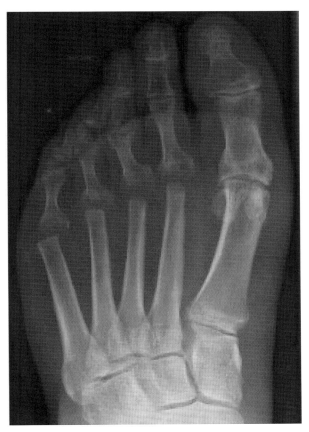

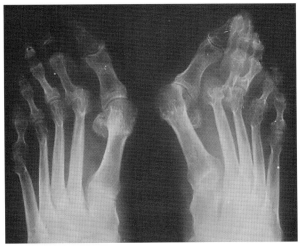

▲ 图 9-3　类风湿前足变形伴显著骨质破坏，LDE Ⅳ期
这一征象预示着需行第 1 — 5 跖趾关节切除成形术

▲ 图 9-4　类风湿前足变形
第 1 — 5 跖趾关节切除成形术后的影像学表现

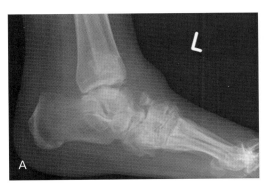

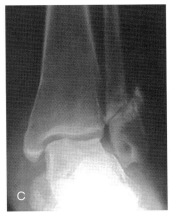

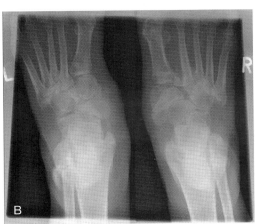

◀ 图 9-5　踝关节、距下关节、
跗跖关节线的破坏，LDE Ⅳ期
伴有腓骨病理性骨折，该些征象
表明需要重新调整后足并行距跗
关节融合术；A. 侧位像：跗横关
节不稳定；B. 直接垂直投影像：
舟骨向内侧脱位；C. 踝关节的直
接垂直投影像：距骨的外侧缘缺
损和腓骨不完全骨折

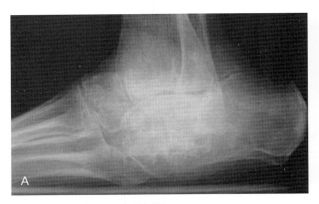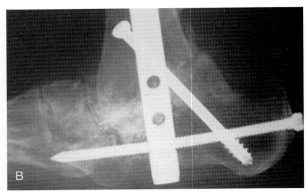

▲ 图 9-6　类风湿后足变形

A. 距下关节脱位；B. 逆行钉距下关节固定术

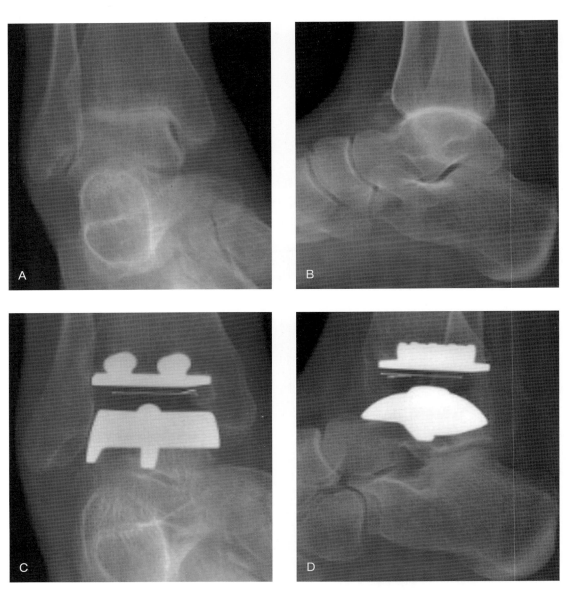

▲ 图 9-7　踝关节的类风湿关节炎后的骨性关节炎，LDE Ⅳ期，行全关节置换术

A. 踝关节前后位 X 线片：LDE Ⅳ期，关节间隙消失；B. 为 A 图病人的踝关节侧位 X 线片；C. 踝关节完全置换术后前后位 X 线片；D. 为 C 图病人的踝关节侧位 X 线片

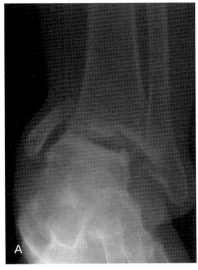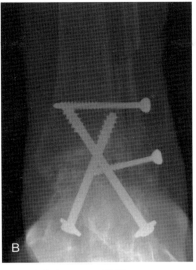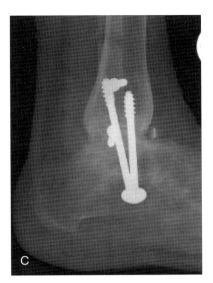

▲ 图 9-8　踝关节的类风湿关节炎后的骨性关节炎，LDE IV 期

全关节置换术对于这名病人来说是禁忌证，随即采用了关节融合术；A. 踝关节前后位 X 线片：骨性关节炎的后期（LDE IV 期）；B. 踝关节融合术后的踝关节与距下关节的前后位 X 线片；C. 为 B 图踝关节的侧位 X 线片，跗骨间关节的间隙消失

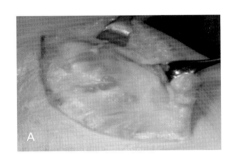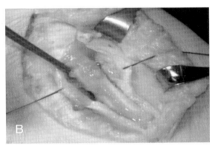

◀ 图 9-9　胫骨后肌腱与趾长屈肌腱腱鞘炎的术中改变

A. 因广泛腱鞘炎而导致的腱鞘肿胀；B. 腱鞘被打开后暴露出包绕着胫骨后肌腱与趾长屈肌腱的腱鞘炎

现象。对于慢性病例来说，纤维性关节囊的回声逐渐增强，同时其轮廓也变得越来越不规则。当病变进入增殖期时，滑膜的回声也会变得越来越强，并显示出不均匀的增厚，其与关节囊分界不清，特别是当病变波及关节软骨和骨质时。骨质的异常改变包括邻近关节的侵蚀，关节旁病变可能会伴有多普勒信号的阳性改变。在疾病的后期，由于继发性的退行性改变与原本强回声的关节表面的破坏，从而导致了骨赘强回声的形成。

对于有渗出性改变的关节应用超声探头加压与减压的方法进行检查，从而得到容积与黏度的信息，借此来指导细针穿刺。单纯依靠超声欲将类风湿关节炎与其他感染性关节炎相鉴别是并不可靠的。在超声引导下可以进行注射

与穿刺性操作，对于位置较深的关节或者具有显著退行性改变的关节可能会很有帮助。还可以在超声监视下进行关节内注射，帮助提高观察者的可靠性与病人的依从性。

（3）磁共振成像。

①分析要点。

- 有无滑膜炎
- 有无实性、增强的滑膜增生
- 关节软骨的变薄
- 有无骨质缺损或侵蚀破坏
- 类风湿关节炎的典型累及特征

②检查技术：用于评估后足的序列，如下。

- 冠状面 T_2 加权和质子密度加权脂肪抑制像
- 矢状面质子密度加权脂肪抑制像
- 轴位 T_2 加权

● 矢状面及轴位 T_1 加权增强后脂肪抑制像

增强后轴位 T_1 加权脂肪抑制像应与肌腱走行垂直成一定角度。扫描足时采取俯卧位，能使后足的肌腱容易伸直。增强后脂肪抑制序列能够最清晰地显示滑膜增生与血管翳组织。

③磁共振表现（图9-10，图9-11，图9-12）：类风湿滑膜炎导致关节积液和滑膜增殖区的强化。在急性炎症期，炎症性血管翳在水敏感序列上呈高信号，但是，在那些病程较长的病例中，随着纤维化成分的形成，从而导致了高信号强度的减低。如果炎症性血管翳侵犯了骨质，它将会取代高信号的脂肪类骨髓组织，使得骨质的侵蚀破坏区域在 T_1 加权序列上呈低信号影。关节的软骨则呈均匀一致、同心的变薄。

在后足，距舟关节特别容易受到类风湿关节炎的累及（图9-10）。距舟关节间隙出现变窄，但不伴有显著的骨赘增生，还可见多发的囊肿与骨质侵蚀。随着病程的延长，在关节炎的影像学表现的基础之上又出现了继发性的退行性改变。

腱鞘内的滑膜炎导致腱鞘内的积液，并伴有周边强化。实性增生性病灶显示明显的造影剂摄取（明显强化）。增强后轴位 T_1 加权脂肪抑制图像还能够根据强化表现最好地评估跗跖关节（Lisfranc）与跖趾关节的情况。

（4）影像学检查方法推荐：选择的方式为 X 线片及超声波扫描。滑膜切除术前可以行 MRI 增强扫描，来对滑膜的增生性改变做准确的评估和定位。

6. 鉴别诊断　活动性的骨关节炎，关节炎

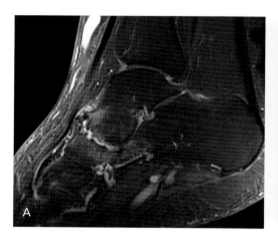
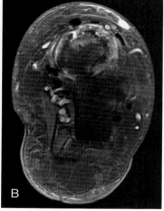

▲ 图 9-10　患有类风湿关节炎的 69 岁女性，伴有距舟关节受累，此为距舟关节的典型影像学表现　A. 增强后矢状面 T_1 加权脂肪抑制相显示距舟关节的显著关节炎性骨质破坏，伴距下关节的轻度受累；关节间隙狭窄，但不伴有明显的骨赘形成；还可见多发的骨质侵蚀破坏；B. 增强后轴位 T_1 加权脂肪抑制像显示类风湿滑膜炎，伴有关节积液与滑膜增殖区域的明显强化

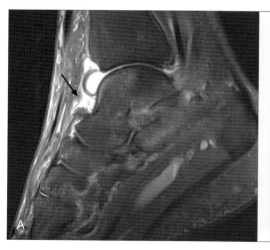
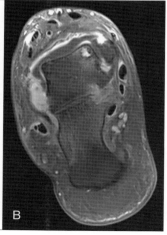

▲ 图 9-11　65 岁类风湿关节炎男性病人的踝关节的类风湿滑膜炎　A. 增强后矢状面 T_1 加权脂肪抑制像显示踝关节的透明关节软骨显著变薄；增强后的图像显示炎症性血管翳组织的显著强化（箭所示）；另外的典型影像学征象是细小的斑片状骨髓水肿，伴有相应区域的强化表现；B. 增强后轴位 T_1 加权脂肪抑制像显示积液，周围的滑膜增生和炎症性血管翳组织，以上征象在外侧显示得最突出

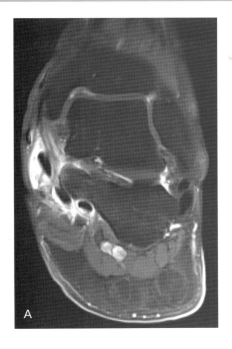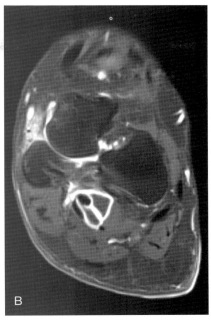

◀ 图 9-12　类风湿关节炎累及腱鞘
A. 增强后冠状面 T_1 加权脂肪抑制像显示腱鞘滑膜炎，其实性增生性病灶有明显强化；B. 增强后冠状面 T_1 加权脂肪抑制像显示姆长屈肌和趾长屈肌腱鞘周围的滑膜强化（较远端水平）；通常情况下，姆长屈肌腱鞘积液是非病理性的，而其周围的强化表现则是一种不正常的表现

的各种反应形式，痛风和感染性关节炎。

● 检测到抗核抗体：结缔组织疾病

● 人类白细胞抗原（HLA）-B27：强直性脊柱炎

● 反应性关节炎（衣原体，耶尔森菌，志贺菌，或者伯氏菌属），瑞特病

● 结晶性关节病（焦磷酸钙）

● 尿酸性关节炎（痛风）

● 血色素沉着症，褐黄病

● 活动性骨关节炎，多关节病

● 化脓性关节炎（确定病因为细菌引起，一般只局限于一个关节）

7. 治疗方法　对于类风湿关节炎，通常采用系统性用药、矫形外科治疗和预防性措施（康复运动、矫形鞋、运动疗法）相结合的方法进行治疗。

（1）保守治疗。

● 鞋垫

● 定制鞋

● 康复运动

（2）手术治疗：对于下肢多个关节受累与畸形来说，这些问题按人体由近至远的次序来进行处理。处理方式包括预防性的和重建性的。

① 预防性的手术：缓解病情抗风湿药（DMARD）是被用来延缓病程并减慢退行性改变进展的。然而在通常情况下，在影像学上的关节侵蚀性改变在疾病的早期（最初诊断该病后＜2年）仍然能被观察到。在开始使用缓解病情抗风湿药的3～6个月之后，如果减轻炎症性活动的药理作用是不佳的，并伴有持续的滑膜炎或者腱鞘炎，或者出现了 LDE 0～Ⅱ期或者Ⅲ期的影像学表现，这些影像学征象均是进行早期滑膜切除术或者早期腱鞘切除术的适应证（开放性的或者是关节镜的手术）。术后推荐行6～8周的放射性滑膜切除术治疗。晚期的滑膜切除术也可以通过开放性的或者是关节镜的技术，之后再行6～8周的放射性滑膜切除术。

② 重建性的手术。

● 目的：行走时让跖骨与地面接触稳定

● 特定的受累关节的治疗建议

◦ 切除成形术：第1－5跖趾关节（Hoffmann/Tillmann 或 Lelievre 技术）

◦ 关节固定术：踝关节与距下关节，跗骨，近端和远端趾间关节，第1跖趾关节

◦ 关节成形术：第1跖趾关节，踝关节

- 具体 LDE 各期的处理建议
  - 踝关节
- LDE 0～Ⅱ期 / Ⅲ期：滑膜切除术
- LDE Ⅲ～Ⅴ期：关节融合术或关节置换术（第三代，非骨水泥）
  - 距下关节
- LDE 0～Ⅱ期 / Ⅲ期：处方鞋（定制鞋）
- LDE Ⅲ～Ⅴ期：适用于关节受累和畸形的调整性关节固定术（单纯的距舟关节融合或距下关节融合，距舟和距下双关节融合，距舟、距下和跟骰三关节融合）
  - 跗跖（跖跗关节）关节线
- LDE Ⅲ～Ⅴ期：关节融合术
- LDE 0～Ⅱ期：处方鞋（定制鞋）
  - 跖趾关节，LDE 0～Ⅲ期
- 第 1－5 跖趾关节：滑膜切除术
- 第 1 跖骨：保留关节的跖外翻矫正（远端，骨干，近端截骨术；对于第 1 跖跗关节不稳定：Lapidus 手术）
- 第 2－5 跖骨：半脱位或跖骨痛的远端矫正截骨术
- 第 5 跖骨：第 5 趾内翻畸形的远端、骨干或近端的矫正截骨术
  - 跖趾关节，LDE Ⅳ～Ⅴ期：
- 第 2－5 或第 1－5 跖骨：切除关节成形术
- 第 1 跖趾关节：关节融合术或关节成形术（硅胶支架）
  - 近端和远端趾间关节
- LDE Ⅲ～Ⅳ期：切除关节成形术或关节融合术
- LDE 0～Ⅱ期：处方鞋（定制鞋），滑膜切除术
- 针对不同级别外翻扁平足的治疗建议
  - 第Ⅳ级外翻扁平足伴踝关节及距下关节破坏：距骨关节融合术（钉子）
  - 第Ⅲ级外翻扁平足伴距下关节破坏：双关节融合术

- 第Ⅱ级外翻扁平足：通过跟骨移动截骨行保留关节后足矫正术，必要时用外侧延长截骨和趾长屈肌腱转移术
  - 第Ⅰ级外翻扁平足：胫后肌腱腱鞘切除术，必要时联合应用内移跟骨截骨术
- 前足：肌腱延长或转位，暂时克氏针软组织夹板或贯穿术固定

8. 预后及并发症 为了避免伤口愈合问题和感染，应保留手术期间缓解病情抗风湿药的应用。其他风险包括骨折不愈合与继发性脱位，这是因为长期使用皮质激素和固定制动所引起的骨质疏松的缘故。处方鞋类（定制鞋）的应用通常是手术后必不可少的。

类风湿关节炎不能被治愈。其治疗的目标是做出早期诊断，并实现部分缓解（ACR-20，ACR-50，ACR-70 治疗效果的应答标准）。部分缓解意味着所指定的参数至少达到20%的改善，如肿胀或疼痛的关节数目和急性期参数的减少（例如：C 反应蛋白）。部分缓解只能是通过全身系统性疾病的复合性治疗方案来实现，最好是在专门的类风湿疾病中心或医疗单位来治疗。

（二）血清阴性脊柱关节病

1. 定义 血清阴性脊柱关节病是血清学检查阴性的慢性炎症性关节病。

约有 20% 的慢性炎症性关节病的血清学实验室检查结果为阴性，如类风湿因子阴性，而组织相容性抗原 HLA-B27 常为阳性，而且有遗传倾向。与血清反应阳性关节炎相比较的话，血清阴性脊柱关节病通常表现为良性的病程。这一组血清阴性脊柱关节病包括以下疾病。

- 强直性脊柱炎伴外周关节受累
- 有或没有皮肤表现的银屑病关节炎
- 反应性关节炎（瑞特病的特殊形式，瑞特病的特点为肠炎，尿道炎，结膜炎和关节炎）
- 肠病性关节炎（出现在克罗恩病和溃疡性结肠炎）
- 少年少关节炎型 2 型

- 未分化脊柱关节病

2. 症状

- 强直性脊柱炎：慢性足跟痛与肌腱端病是相一致的；在青少年中，踝关节的单个关节炎可能是强直性脊柱炎的关节炎前兆信号
- 银屑病
- 寻常型银屑病的皮肤改变
- 边界清楚的干灶、红色皮肤损害，最常见于肘部和膝部伸展面
  - 银屑病的头皮表现
- 指甲改变
- 白色斑点
- 横脊
- 增厚
- 关节
- 放射状的受累特点；受累不对称，这与风湿性关节炎不同
- 腊肠趾：远端与近端趾间关节以及跖趾关节受累，伴软组织肿胀和发红
- 所有远端指间关节横向受累，而近端趾间关节和跖趾关节没有改变
- 关节囊坚硬肿胀（而类风湿关节炎呈柔软面团样肿胀）
- 插入跟骨的肌腱病变

3. 易患因素

- 强直性脊柱炎
- 男性居多
- 阳性家族史

HLA-B27 关联

- 银屑病
- 所有病人的 6% ～ 39% 有寻常型银屑病
- 占所有血清阴性关节炎病人的 20%
- 可检测到 HLA-B13 或 HLA-B17

4. 解剖学和病理学

- 强直性脊柱炎：病变主要影响骶髂关节和脊柱；疾病晚期的外周关节破坏性改变最常累及髋关节和膝关节，同时踝关节也可能受累。纤维 - 骨性连接处的受累（肌腱附着点炎）是其

典型表现。

- 银屑病：慢性炎症性关节疾病，一般与寻常型银屑病并存。除了关节破坏性改变外，还往往有骨赘和增生组织形成。也可能在此之前有过血清阴性多关节炎；也可能累及骶髂关节和脊柱。细胞因子，TNF- α（肿瘤坏死因子），和活化的 T 细胞在银屑病的发病机制中起到了特殊的作用，其显著的特点是关节破坏性改变（骨质侵蚀）和增殖性改变（骨质突起）混合存在。可能的形式如下。
- 主要累及指间关节和指甲
- 伴有强直性变化或毁损性变化的严重关节破坏
- 类似风湿性关节炎的对称性多关节炎；良性过程
- 单一性关节炎或者少关节炎
- 脊柱受累（银屑病脊柱关节炎）
- 足部银屑病最常累及后足，特别是跟腱滑膜囊，跟腱附着处，足底筋膜和跟腱本身。绝大多数无症状银屑病病人在 MRI 上显示后足受累。

5. 影像学表现（图 9-13 至图 9-21）

（1）X 线片：血清阴性脊柱关节病的特点是新骨形成与相关骨质硬化。在邻近跟骨的肌腱附着部位可发现钙化和骨化。但也有特征性侵蚀性破坏，例如，从跟腱滑囊到跟骨结节的上部。强直性脊柱炎通常表现为跟腱的远端部分受累，而银屑病关节炎更常累及跖趾关节和趾间关节。

银屑病具有以下影像学特征。

- 前足：放射状或横向受累模式
- 侵蚀和突起并存
- 铅笔帽畸形
- 很少的，邻近关节的骨质疏松

（2）超声：最常侵犯的部位为手指和脚趾的小关节，但胸锁关节和膝关节也可能受累。超声检查显示增殖和破坏性病变混合并存。

（3）磁共振成像。

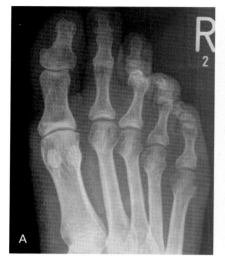
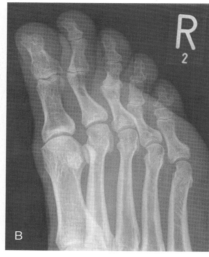

图 9-13　第 3 趾骨的钮孔畸形和第 2 趾近端趾间关节的关节炎后的骨性关节炎

平片示异常软组织阴影和第 4、第 5 趾骨远端的突起；A. 垂直方向投影像；B. 斜位投影像

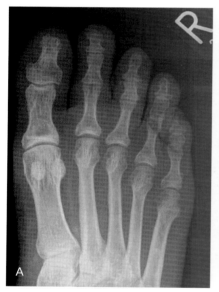
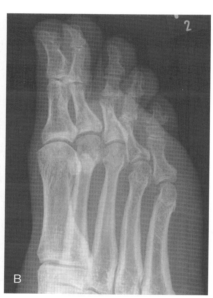

图 9-14　与图 9-13 为同一病例，为第 2 和第 3 近端趾间关节、第 3 远端趾间关节的切除关节成形术后表现

A. 垂直方向投影像；B. 斜位投影像

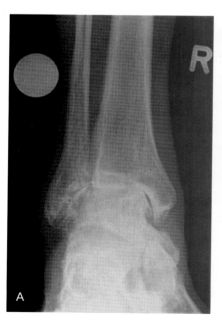
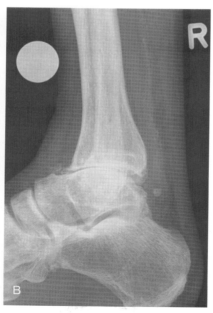

图 9-15　踝关节银屑病关节炎后的骨关节病

A. 垂直方向投影像；B. 斜位投影像

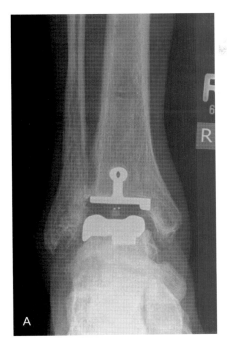
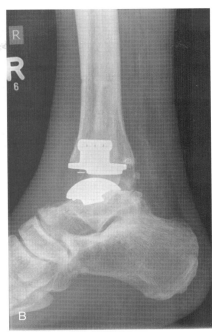

◀ 图 9-16　踝关节银屑病关节炎后的骨关节病的全踝关节置换后
A. 垂直方向投影像；B. 斜位投影像

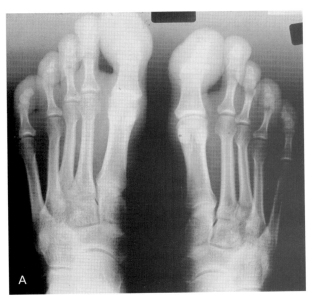

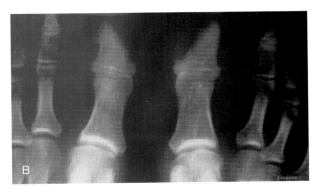

◀ 图 9-17　银屑病的骨关节病，跗趾受累
A. 双前足垂直方向投影 X 线片显示两跗趾软组织显著肿胀，这是典型的银屑病骨关节病的表现（腊肠趾）；B. 在跗趾的末节趾骨的内侧面可见骨质侵蚀破坏

①分析要点。

- 有关节炎性骨水肿
- 关节软骨和关节支柱完整
- 有软组织反应性增厚和水肿

②检查技术：水敏感序列对显示软组织的病变很重要。增强扫描有助于发现滑膜炎，滑囊炎和肌腱的附着点炎。

③磁共振表现：类风湿关节炎很少发现骨水肿，而骨水肿则是银屑病关节炎的一个特征。

此外，如在手指，软组织沿着轴线的肿胀形成"香肠趾"的外观。血清阴性脊柱关节病一般表现为跟腱的肌腱端病与跟腱滑囊炎，还可能伴有骨质侵蚀或增生性骨质改变。

（4）影像学检查方法推荐：选择的方式包括 X 线片，超声，核素扫描，MRI。

6. 鉴别诊断

- 足跟痛：跟骨背侧骨刺，慢性跟腱炎，足底筋膜炎，足底跟骨骨刺

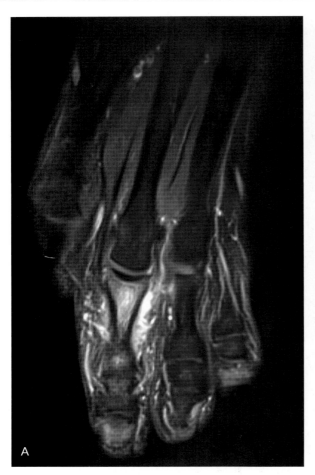

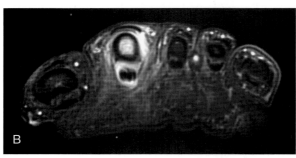

▲ 图 9-18　银屑病骨关节病第 2 趾的软组织受累

A. 增强后冠状面 T_1 加权脂肪抑制像显示软组织增强与骨髓水肿，这是银屑病的典型表现；强化表现集中于第 2 趾近节趾骨周围；B. 增强后横断面 T_1 加权脂肪抑制像显示滑膜炎，并伴有屈肌腱鞘受累

　　• 血清阳性类风湿关节炎

　　该组血清阴性脊柱关节病中的任何疾病都可能会表现出类似的影像学特征。

7. 治疗方法

　　• 强直性脊柱炎

　　◦ 缓解病情抗风湿药（DMARD）

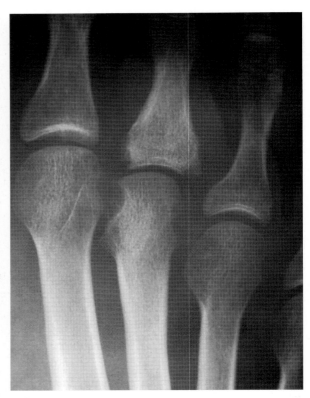

▲ 图 9-19　银屑病关节病前足的垂直方向 X 线片显示跖骨头典型的边缘性骨侵蚀破坏

斑片状硬化区域则提示慢性骨髓水肿

　　◦ 物理治疗和坚持运动锻炼

　　◦ 少数病例可能需要足和踝关节的滑膜切除术

　　• 银屑病

　　◦ 缓解病情抗风湿药（DMARD）

　　◦ 远端和近端趾间关节：关节融合术或者切除关节成形术结合滑膜切除术

　　◦ 跖跗关节或距下关节：关节融合术

　　◦ 踝关节：关节融合术或关节成形术

　　◦ 保守治疗：处方鞋类（定制鞋）、鞋垫

　　◦ 皮肤和指甲改变的伴随治疗

8. 预后及并发症

　　• 强直性脊柱炎：脊柱运动受限和呼吸功能受损是强直性脊柱炎的限制因素，因此目标是早期诊断与部分缓解。

　　• 银屑病：通常是一个缓慢渐进的过程，而不是像类风湿关节炎样那样的复发和缓解过程。目标是早期诊断和治疗，以防止关节的进一步

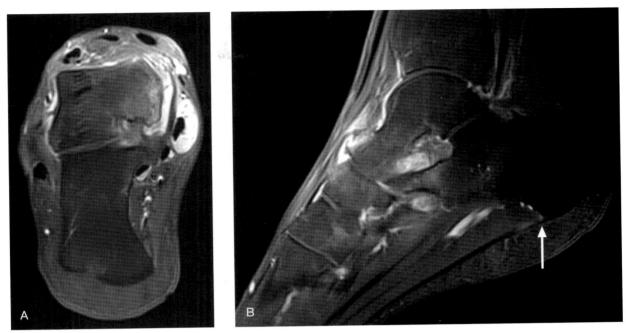

▲ 图 9-20 患血清阴性脊柱关节病的 40 岁女性，伴肌腱受累

A. 增强后斜轴位 T_1 加权脂肪抑制像显示滑膜炎明显强化；B. 矢状面 T_1 加权脂肪抑制像显示距舟关节炎和关节软骨缺失，炎性血管翳形成，以及典型的距骨头、舟骨和跟骨前突的轻微骨髓水肿；还可见轻度足底腱膜（箭所示）末端病；例如，肌腱端病累及跟腱或足底筋膜是典型的血清阴性脊柱关节病的表现，这有助于其与类风湿关节炎相鉴别

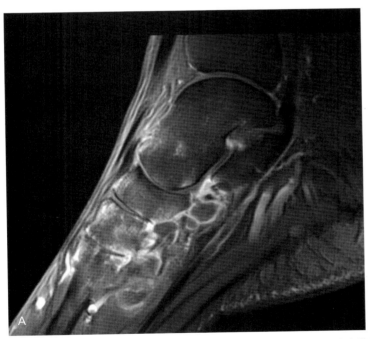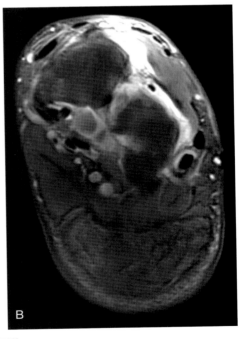

▲ 图 9-21 患慢性足部疼痛的 70 岁女性，对于骨关节炎的治疗效果不佳

几个月后被确诊为血清阴性脊柱关节病；A. 增强后矢状面 T_1 加权脂肪抑制像示足中部大范围炎性反应与跗骨斑片状骨髓水肿，以及跗骨间、跗跖关节和距下关节积液；整个足中部特别是在足底的滑膜炎显著强化，同时可见炎性血管翳组织；骨髓水肿区是其与类风湿关节炎鉴别的典型特征；B. 增强后斜矢状位 T_1 加权脂肪抑制像示距舟关节滑膜炎的显著强化与血管翳组织

破坏。对部分缓解的评估是以银屑病关节炎反应标准为基础。缓解病情抗风湿药（DMARD）应在手术期间保留，以避免伤口愈合问题，感染，骨不连，由于长期使用皮质激素导致的骨质疏松症而引起的二次错位，以及固定不能活动。

二、痛风性关节病

1. 定义 痛风性关节病的特点是尿酸晶体的沉积造成关节炎症，可能会进展为软骨破坏和骨关节炎。

痛风是嘌呤代谢性疾病，其特征为血液中（高尿酸血症）尿酸水平的升高，可升高到 387μmol/L（6.5mg/dl）以上。尿酸结晶的沉积发生在代谢徐缓的组织，特别是关节囊和韧带，软骨，滑囊和肌腱。术语"痛风性关节炎"或"尿酸关节炎"是指该病累及关节。痛风与羟基磷灰石和焦磷酸钙二水化合物结晶沉积病均属于结晶性关节病。

2. 症状 尿酸水平的升高并不一定要导致症状的出现（无症状期）。痛风一般以急性发作形式出现症状，最常累及第1跖趾关节（足痛风）。足部其他关节，包括踝关节，也可以受累。关节发红，肿胀，感觉十分疼痛及触痛。除了尿酸水平升高外，实验室检查显示白细胞计数和红细胞沉降率升高。痛风发作后病人可能保持多年无症状。慢性痛风未经处理的话，可能最终会导致肾损害和痛风石形成，而痛风石可能会仅仅形成于皮肤下，或者也可能会喷发出来，即排出含尿酸结晶的似白垩的物质肿块。

3. 易患因素

- 男性多见，男女比例为 20:1
- 1%～2%、40－60岁的经济富裕地区的男性受累
- 大量饮酒、食用大量肉类和富含嘌呤的食物

4. 解剖学和病理学 痛风被分类为原发性或继发性，原发先天性痛风约占该病的1%。诊断基于实验室结果；单凭尿酸水平在正常范围内并不能排除痛风。该病可以通过X线片的表现来做出诊断，如果必要的话，可以通过关节的针吸活检直接发现尿酸盐结晶。

5. 影像学表现

（1）X线片（图9-22）：急性痛风发作的X线片的表现是正常的。对于慢性痛风来说，含钙的尿酸盐晶体沉积形成痛风石，则表现为软组织内的阴影。

痛风的关节间隙会在一段时间内保持相对正常，这时的主要变化为关节边缘下的骨侵蚀

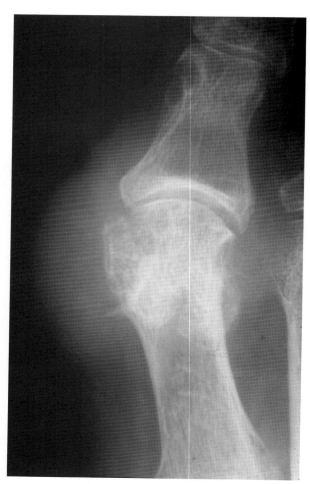

▲ 图9-22 痛风

放大的第1趾骨直接垂直位像示第1跖趾关节痛风性关节炎的典型X线征象：尿酸钙结晶沉积在软组织内引起的软组织阴影；内侧骨质边缘下可见骨质侵蚀与溶解破坏，在近端关节缘处形成痛风石骨针；痛风性关节病的特点为关节炎性改变显著，但关节间隙尚保持正常

灶和骨溶解灶。骨溶解可能会刺激引起局部的骨质增生，导致锐利的骨刺形成。典型的表现是针状痛风石，突出于骨的边缘，毁损关节的改变，以及穿凿样的骨质破坏。

（2）超声：当踝关节受到累及后，第1跖趾关节或膝关节也是最常见的受累部位，在关节前缘的纵向扫描将显示一个低回声肿块影，伴有关节囊的膨出和有可能出现的低回声滑膜边缘，其多普勒信号为阳性。

（3）CT：CT可以显示溶骨性病变和尿酸钙沉积（痛风石）。该沉积物平均CT值大约160HU（亨氏单位）。基于阈值的CT数据3D重建图像能显示痛风石的详细情况。

（4）磁共振成像。

①分析要点。

- 有无痛风
- 只有滑膜炎，或相关组织内有无痛风石
- 骨侵蚀或破坏
- 关节仍然完整

②检查技术：当第1跖趾关节受累时，例如，使用高分辨率多通道线圈采用以下序列对前足进行成像。

- 冠状位 T_1 加权和质子密度加权脂肪抑制序列
- 矢状位质子密度脂肪抑制序列
- 轴位 T_1 加权序列
- 增强后轴位和冠状位 T_1 加权脂肪抑制序列
- 如果必要的话，行冠状面磁敏感梯度回波序列

③磁共振表现（图 9-23）：急性痛风并无特异性的发现，其表现为软组织炎性反应，在水敏感序列信号强度增加，关节周围的软组织明显强化，并伴有相关的滑膜炎。当痛风石性痛风伴尿酸盐结晶沉积在软组织时（痛风石），其痛风石在 T_1 加权序列上呈与软组织相等的信号。在水敏感序列上，其信号强度是多变的，信号范围从伴有重质钙沉积的低信号至高信号不等。增强后的图像显示为不均匀局限性的明显强化，

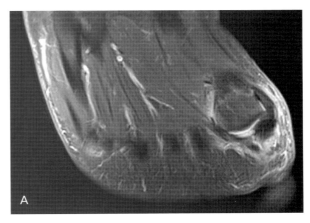

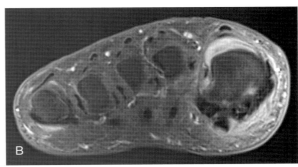

▲ 图 9-23　57 岁男性，临床表现为急性痛风发作，第 1 跖趾关节区疼痛显著

A. 增强后冠状面 T_1 加权脂肪抑制像示第 1 跖趾关节周围及沿关节囊和韧带的软组织水肿与明显强化；B. 增强后轴位 T_1 加权脂肪抑制像示急性痛风时显著的外周滑膜炎

而钙化区域则显示为低信号。

（5）影像学检查方法推荐：选择的方式（诊断级联）为 X 线片、超声、CT、MRI。

6. 鉴别诊断

- 双水焦磷酸钙结晶沉积（假性痛风，肿瘤钙化）
- 感染性关节炎
- 类风湿关节炎和其他形式的风湿性关节炎
- 血清阴性脊柱关节病
- 蜂窝织炎

7. 治疗方法

- 急性痛风发作
  - 非甾体消炎药
  - 皮质激素
  - 秋水仙碱

- 慢性痛风
  - 限制饮食
  - 减肥
  - 限制酒精摄入
  - 促尿酸排泄药
  - 尿酸合成抑制药

8. **预后及并发症** 该病经过药物治疗及饮食控制预后较好。

三、糖尿病性骨关节病、夏科关节病

1. **定义** 夏科足的特点为足部或胫骨远端骨折导致显著的，经常疼痛性畸形。畸形导致溃疡及严重感染。早期表现为骨水肿、软组织水肿及不典型骨折。缺乏经验的检查者经常将其误诊为骨髓炎。

此病的别名包括：夏科足、糖尿病性骨关节病、神经性骨关节病（NOAP）和糖尿病性神经性骨关节病（DNOAP）。

2. **症状** 当病人伴有神经疾病时，就可以在临床上诊断为夏科足，它常常继发于糖尿病，表现为自发肿胀和无痛性变形。然而，所有其他累及周围神经系统的疾病均可导致 NOAP（例如，酗酒、滥用药物、细菌或病毒感染）。为了避免并发症的发生，该病需早期诊断。鉴别诊断包括：恶性肿瘤和炎症性疾病，特别是骨髓炎，但这些情况很少被考虑到。尽管具有典型的症状，但绝大多数夏科病病人还是被误诊为骨髓炎，并被当作骨髓炎来治疗。

原发性骨髓炎（血源性）表现出完全不同的特点。除了非常少见之外，骨髓炎通常为急性发病、疼痛、进展很快，伴炎性标记物升高。早期抗生素治疗有效。在没有手术引流的病人中很快发生液化坏死及自发穿孔。

对于那些先前无明显创伤史而发展为疼痛性肿胀和畸形的神经疾病病人来说，约 98% 的病人存在夏科足，甚至先前并没有做出神经疾病的诊断。其他诊断，特别是骨髓炎，如果没有先前的软组织损伤病史，则会非常少见。

3. **易患因素** 病因尚不明确。一个重要的因素为神经疾病，其存在于所有的夏科足中，通常由糖尿病引起。许多夏科病病人有着严重的并发疾病。

- 糖尿病
- 周围动脉闭塞性疾病
- 肾衰竭
- 冠心病
- 慢性阻塞性肺疾病，等等

4. **解剖学和病理学**

（1）原发性改变。

水肿期：发病初期的显著特点为单发或多发骨骼及其周围软组织的水肿。这种水肿可能只累及骨的一部分（图 9-24）。

骨质减少期：如果继续承重，将发生由于矿物质的缺失和破骨细胞的激活而导致的大量骨质丢失（图 9-25 和图 9-26）。

修复期：对于没有出现骨及软骨缺损的病人，其水肿及骨质减少将会完全恢复。当患足

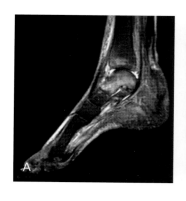
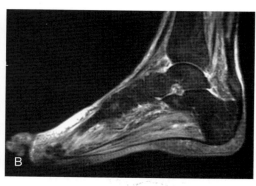

◀ 图 9-24 早期糖尿病性骨关节病

A. MRI 示整个距骨水肿；B. 7 个月后的影像证明水肿完全缓解

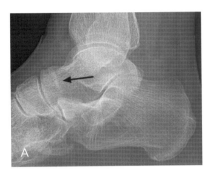
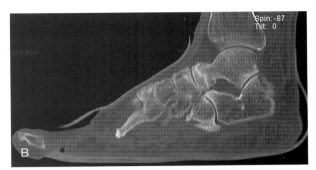

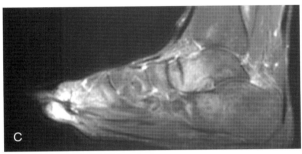
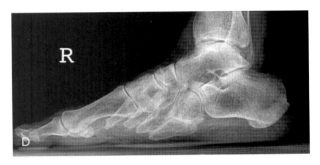

▲ 图 9-25　糖尿病性骨关节病的早期

A. X 线侧位像，距骨头背侧可见硬化线（箭所示）；B. CT 显示贯穿整个距骨头的裂缝，未见骨质吸收；C. MRI 显示裂缝周围水肿；D. 3 个月后该裂缝在 X 线片上不能再被见到

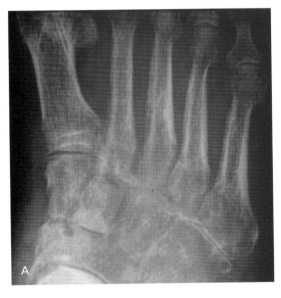
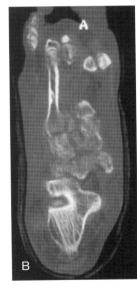

◀ 图 9-26　糖尿病性骨关节病的早期：脱矿质

A. 传统 X 线片示显著的矿物质脱失，以骰骨、外侧楔骨及舟骨的外侧面为著；许多关节间隙变窄或消失，提示该区域的病变已经不是单纯的矿物质脱失；该片显示距骨头局部小区域内矿物质无变化；B. CT 显示舟骨、外侧楔骨与中间楔骨存在矿物质脱失，多发关节间隙狭窄，而跟骨钙质含量基本正常

在无负重的情况下，仍需要相对长的时间。

（2）继发性改变：如果在骨质减少期仍继续负重，那么将会出现继发性改变，即导致骨折，而骨折又将引发一系列的并发症。绝大多数的骨折为压缩性骨折，起初将导致不稳定，而最终则形成固定性畸形（扁平足、内翻足和外翻足）（图 9-27 —图 9-34）。畸形导致不正常的骨

性突起，引起局部软组织的压迫性损伤。少数情况下，可能会发生撕脱性骨折（图 9-32b），例如，小腿三头肌或者胫骨后肌的收缩，或者足底关节囊的被动牵拉，会使得骨折碎片发生移位。关节囊或肌腱附着的骨折碎片可能会很小，以至于在 X 线片上无法显示；因为组织重叠导致该现象在足中部特别常见。由于神经疾

病与感觉缺失,尽管已经形成了骨性突起,而病人仍然让患足负重,这就导致了起初的老茧形成,以及之后的溃疡形成,最终导致感染(图9-35)。当感染消失后,骨折可能会自发性地愈合,或者经保守治疗后愈合,尽管将会有骨缺失或者骨变形持续存在。只要是骨畸形所引起的局部最大压力持续存在,老茧或溃疡将不会愈合。当指定合适的鞋类时,轻微的不稳定和畸形可

以不需要干预性治疗。再严重些的不稳定和畸形则需要专业的保守治疗或外科手术来处理(图9-29,图9-32,图9-33)。距下关节移位可能会损伤跗骨窦的动脉血管,破坏距骨的血流,导致距骨骨坏死(图9-32E)。最初仅局限于溃疡周围区域的感染将会逐渐向鞘膜、关节间隙及骨骼等处蔓延,可能会最终威胁整个足部或导致败血症。

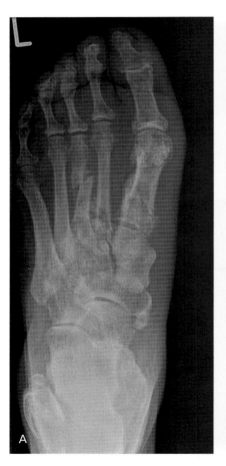

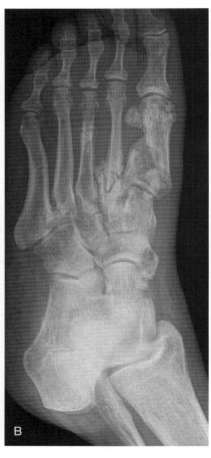

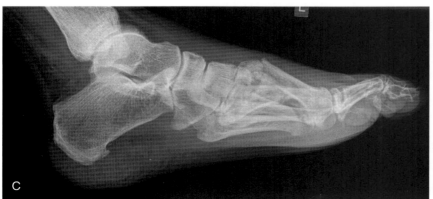

◀ 图 9-27 跖骨骨折

63 岁女性,左前足无痛性肿胀数月,无软组织异常改变,炎性标记物正常,先前无外伤;通过 MRI 的表现诊断为骨髓炎(不准确);应用抗生素后临床症状无明确改善;A. 垂直方向 X 线片显示第 1 - 3 跖骨骨折;第 1 跖骨近端 1/3 斜行骨折累及关节面;第 2 跖骨近端干骺端表面骨折接近关节;第 3 跖骨中段骨干骨折,已经错位了一个骨干宽度;所有骨折处均显示多发新骨形成,这表示骨质实变;新骨的形成程度可以排除骨髓炎;B. 斜位 X 线片;在第 1 - 2 跖骨的骨质实变更加明显,第 4 - 5 跗跖关节间隙变窄;第 1 跖骨头见多发囊状病变,这与夏科足的典型破骨细胞激活有关;当这样的病变变大、融合,在常规负重时即可导致病理性骨折;C. 侧位 X 线片示第 1 跖骨背曲位骨折,但这并不能明显地改变其负重方式,通过订制的矫正鞋来负重的方式开始治疗;3 个月后随访显示骨质进一步实变,而骨的位置未见变化

（3）发生部位：夏科骨折可以发生于脚趾、跖骨、大小跗骨、踝关节或胫骨。临床表现取决于骨折的部位及其相关畸形、足部所承受重量的数量级，以及并发的疾病如周围动脉闭塞性疾病、心力衰竭、肥胖等。夏科骨折主要发生于小跗骨，在更近端或更远端的部位则较少发生。

• 脚趾、跖骨：较为少见的趾骨或跖骨骨折可能会累及一处或者多处跖骨，伴有不同程度的碎骨片移位。通常不伴有邻近软组织的损伤（图 9-27）。

• 远端跗骨：远端跗骨（＝小跗骨＝舟骨、楔骨、骰骨与其相邻的距骨和跟骨的一部分，以及距骨基底部）可能会显示足底弓变平导致扁平足（图 9-28）或在个别情况下形成一个摇椅足畸形（图 9-29）。随着远端跗骨的塌陷与来自于小腿三头肌的牵拉作用倾向于增加了后足的马蹄足位置，同时来自于足部背屈肌牵拉作用引起前足的伸展，从而导致了永久的扁平足畸形。这个区域的夏科关节病在临床上表现为关节不稳定或畸形，以及足底、中足部内侧或外侧的老茧皮或溃疡（图 9-35）。足弓塌陷的程度越大，发生溃疡和感染的风险就越大。Schon 研发了一种在矢状面对塌陷的严重程度进行分

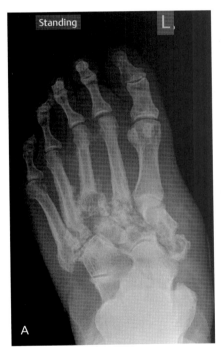

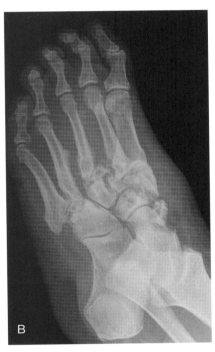

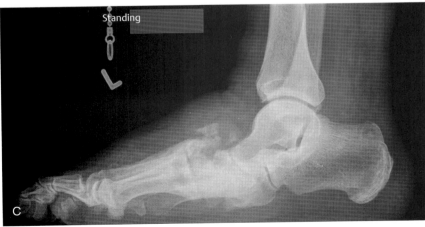

◄ 图 9-28 中足部 1 级塌陷

68 岁男性，其左足中部无痛性肿胀，无胼胝形成或关节不稳定，病人因其他疾病就医时，偶然行足部检查；A、B. 垂直方向 X 线片（A）和斜位 X 线片（B）显示舟骨、外侧及中间楔骨、第 3 跖骨基底部的骨质破坏与脱位；第 3 跗跖关节的骨碎裂最显著，而第 4 与第 5 跗跖关节表面可见骨质破坏；骨膜新生骨形成的部位表明该骨质塌陷已经发生了数周；C. 侧位 X 线片显示小跗骨水平的骨质塌陷，伴有后足不可避免的移位（达到了半个骨干的宽度），从而导致了马蹄足的形成；足底表面并没有不正常的骨接触；偶然发现：运动神经病和扁平足已经导致所有趾骨形成锤状趾畸形，有形成溃疡的危险；临床表现或 X 线表现并没有显示出软组织处于危险之中；在传统的 X 线片中，骨折区未发现骨桥形成，但是并不能排除骨桥的形成；该病例应该采用矫形鞋来进行保守治疗

类的系统：A 型是一种程度较轻的畸形，足弓的塌陷尚未到达足底面的水平（图 9-28）。B 型意味着中度程度的中足部塌陷，而 C 型则表示塌陷已经低于足底面的水平，形成了一个摇椅足（图 9-29）。只要塌陷是柔韧的和可还原的，就可以采用保守方法进行治疗，使用一个支持性鞋垫来矫正扁平足畸形。这种治疗方法的效果可通过压力测量和穿鞋与不穿鞋的足侧位负重 X 线片来进行评估。如果需要手术治疗的话，并计划放置植入物时，对溶骨性改变和骨损失的程度来进行确定则是非常重要的（图 9-30）。

• 距下关节：距下关节的夏科骨折，通常位于距骨下部或跟骨上部，通常会导致外翻足或很少情况下使跟骨内翻成角（图 9-31）。X 线片可能会漏掉跟骨的这种偏离；在侧位像上，距下关节没有被明显地显示出来就是重要的线索。跟骨的显著成角畸形能够在踝关节的 AP 位或 Saltzman 位 X 线片上被最佳显示。CT 能够清楚地显示细节。

• 距骨：距骨的夏科骨折相对较常见（图 9-32）。骨折很少局限在距骨的内侧缘或者外侧缘。夏科骨折通常破坏距骨体的大部分，但不累及距骨头部（图 9-32A）。在有些病例中，整个距骨包括其尾部、甚至部分跟骨均被溶解或者破坏（图 9-32B 和 C）。距骨的缺失将意味着胫距关节稳定性的缺失；这使得足部发生倾斜（偏离直线），甚至还可能会导致病人在踝上行走。夏科塌陷还可能会损害距骨体的血流，引起骨坏死（图 9-32E）。坏死的骨骼是细菌的理想培养基，因为它可以保护细菌免遭宿主防御系统和全身性抗生素应用的攻击。

• 踝关节：夏科关节病的踝关节骨折对手术与康复提出了特殊的挑战，这需要与创伤性骨折进行区别。缺乏足够的外伤，以及伴有很轻微的踝关节疼痛，则倾向于夏科骨折。X 线片所显示的此类骨折方式不发生于创伤性骨折中（图 9-33a）。不典型的骨折方式也发生于胫骨远端的干骺端（胫骨 Pilon 骨折），同时伴有内侧、外侧或后部的塌陷（图 9-33B 至 D）。对于手术固定之后出现骨整合的可靠证据的发现，对确保不过早地恢复负重是非常重要的，过早地恢复负重会影响治疗的结果。仅有少数病人能够忍受刚性的骨不连，绝大多数不能如此，特别是踝关节出现此类问题时。在 X 线片上，外骨痂的形成可能会类似骨折愈合。因此，在可疑的情况下，应当进行 CT 扫描，以便对骨整合的状况进行可靠的评估（图 9-33E）。

• 胫骨、跟骨：胫骨和跟骨是较为罕见的发生夏科骨折的部位。如果此类骨折不能被确认与夏科关节有关，那就有可能是出现了愈合并发症，特别是在胫骨。

（4）与治疗相关的表现与分类：老的夏科关节病的分类标准没有包含治疗效果的提示。对临床评价的描述（水肿，不稳定，老茧，溃疡，感染，脓肿形成，蜂窝织炎，积脓）和对影像学检查的描述（水肿，骨质减少，吸收，骨折，畸形：不稳定或融合，脱位，骨骼对软组织压迫的类型和程度）都是非常重要的。以下几点应该得以表述。

• 哪些骨发生了骨折？

• 存在什么形式的骨折？是否存在骨质缺失？

• 是什么样的畸形？

• 哪个骨对软组织施加了压力？

• 是什么样的软组织破坏？

• 是否存在感染？

5. 影像学表现

（1）X 线片：X 线片是影像学评估的主要方法。与断层类影像学检查相反的是，X 线片能显示足部负重位影像以便于发现任何的不稳定与骨压力不正常的部位。X 线片可以完整地显示足部。足部畸形如扁平足、外展、内收等，在 X 线片上很容易被显示，并且可以通过角度测量进行量化分析。在侧位与垂直方向 X 线片上能够确定第 1 跖趾关节角度，借以评估扁平足的程度及其侧向偏离。

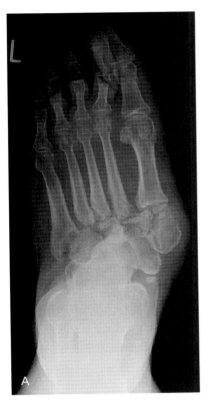
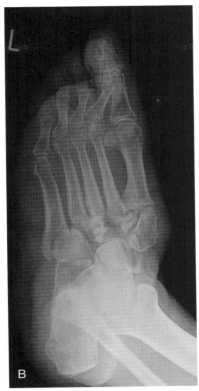
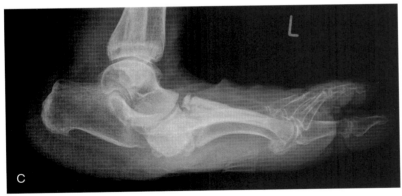

◀ 图 9-29　足中部 3 级塌陷伴溃疡形成

70 岁老年男性患足部溃疡 1 年；A. 负重位垂直方向 X 线片显示前足外展伴第 1 跗跖关节成角 30°，还有外侧楔骨与中间楔骨的骨折与大量骨质丢失；由于投影角度的失误，使得距舟关节间隙看上去好像出现了狭窄；骰骨与第 4、第 5 跖骨间关节半脱位；沿着 Lisfranc 关节线的关节骨端显示了不同程度的骨质破坏；B. 此病例的斜位像并未补充有价值的信息；C. 第 1 跗跖关节侧位成角 25°，伴有跟骨变平；跗跖关节的楔骨向下移位，被压向足底表面；下方软组织可见缺损

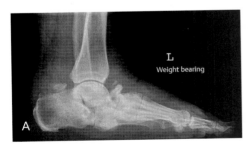
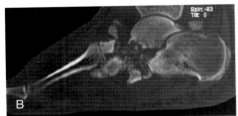
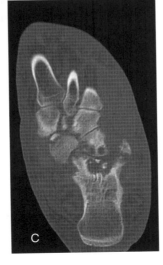

◀ 图 9-30　夏科骨溶解

A. 侧位 X 线片示继发于距骨头与舟骨骨质丢失的纵向足弓塌陷；在进行融合手术时，尚不能确定有多少能利用的骨质来锚定植入物；B. CT 矢状位重建像详述了距骨头及舟骨的骨丢失；C. 轴位重建图像证实了跟骨前部与骰骨的骨质丢失

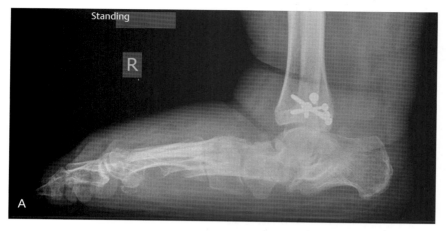

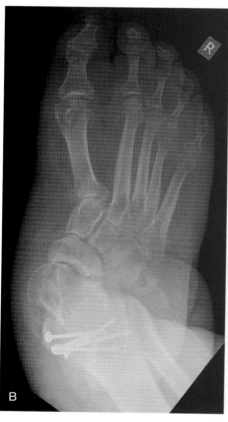

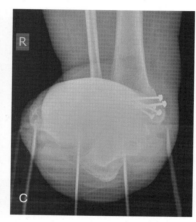

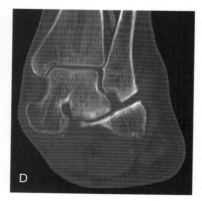

◀ 图 9-31 距下关节脱位

A. 侧位 X 线片示骨质塌陷与足弓扁平，骨质塌陷主要发生于舟楔关节，第 1 跖跗关节成角 45°；扁平足畸形导致足趾屈曲，其结果就是第 1 跖骨头不再能接触地面了，小足趾蜷缩成了锤状趾的位置；由于后足显著成角，使得距跟关节（距下关节）不能被显示，其在其他投影位置显得更为清楚；B. 垂直方向 X 线片示距舟关节几乎完全脱位；由于第 1 跖跗关节与外展方向相反，使得前足外展不能由第 1 跖跗关节夹角来准确地显示；相对于第 2 跖骨来说，前足外展角度等于 55°；C. Saltzman 位 X 线片显示跟骨外翻成角 45°；D. 另一病人的 CT 图像显示显著的跟骨外侧成角与移位

在夏科关节病初始的水肿期，X 线片无异常表现。X 线片可以发现晚期的骨质减少，然而初始阶段的骨质减少或骨折将会逃避 X 线片的检查，这就需要 CT 的进一步检查。CT 或 MRI 能够显示早期骨折、关节破坏性改变和关节移位、脱位，而 MRI 还可以发现骨髓炎的骨质破坏、不伴有骨质破坏的早期骨髓炎和可能的活动性病变。负重位 X 线片在显示关节不稳定方面最佳，还可以发现骨对皮肤的异常压力，以及自发的或术后的骨融合。CT 在发现骨折部位的早期骨桥形成方面更可靠。

（2）超声：在活动性、继发性骨关节炎的情况下，会偶然发现无回声或低回声的关节液。慢性退行性改变病人的超声扫描将会显示夏科足的高回声软骨下骨结构的相关改变、软组织水肿，以及在早期骨髓炎时可能会出现的脓肿形成。

（3）CT：CT 评估夏科关节病相对容易。甚

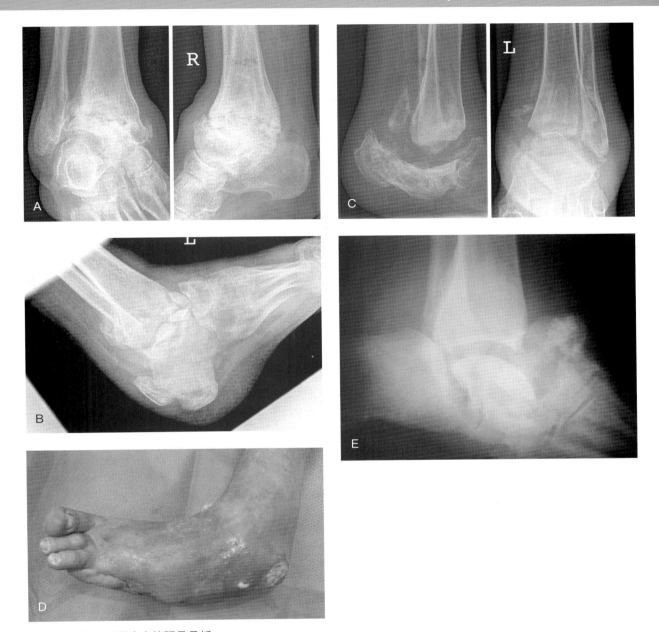

▲ 图 9-32　不同病人的距骨骨折

A. 这个病人的距骨体大部分塌陷，伴踝关节破坏；距骨与距舟关节完整；B. 这个病人的距骨因压缩骨折几乎全部破坏，仅剩余一小部分残留骨质；跟骨后上方的跟腱附着处还可见撕脱骨折；在此位置上，看起来骨桥已经形成；C. 由于严重的不稳定，此病人足部不能负重；传统 X 线片显示整个距骨与大部分跟骨已经缺失，还偶然发现了普遍性肾源性骨质疏松；D. 极度的足内翻畸形导致该病人依靠足的外侧缘与外踝行走，导致溃疡形成与肌腱暴露，以及肌腱感染处发生坏死；E. 在临床上，此病人形成获得性扁平足伴肿胀，同时形成引流脓液的窦道；夏科区有骨质塌陷，并伴有距骨、舟骨和部分楔骨的骨质缺失，此外，X 线片还显示了反应性的新骨形成，并伴有距骨向前并向足底的脱位；这一脱位导致跗骨管内的动脉断裂，导致距骨血流中断；距骨内的透光度增高区提示骨坏死

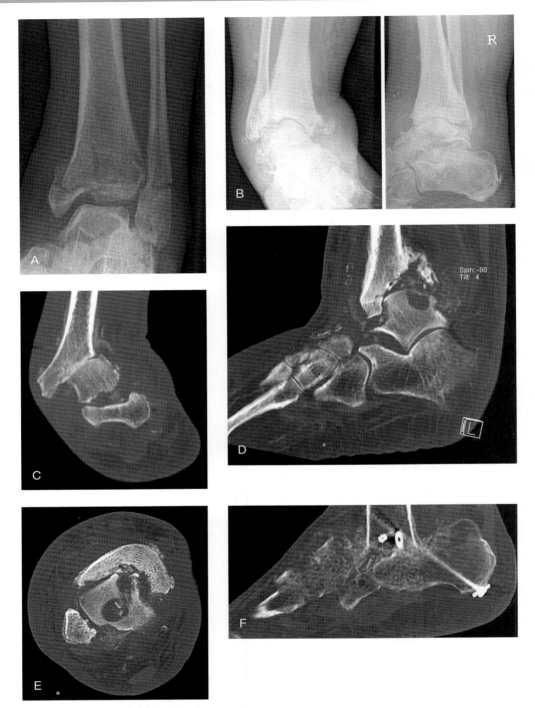

▲ 图 9-33　不同病人的踝关节骨折与 Pilon 骨折

A. 双踝骨折病人，其内踝碎骨片包含部分的胫骨关节面和干骺端的远端，这就导致关节间隙的内侧部分突然下降；外踝骨折垂直于腓骨长轴；这种形式的骨折不出现在踝关节外伤性骨折中，应该立刻怀疑到夏科骨折；B. 另外一病人的内侧 Pilon 骨折；前后位及侧位 X 线片示胫骨内侧关节面塌陷，其结果为距骨与足部内翻成角；关节间隙狭窄。反应性骨形成表明该骨折已经存在了一段时间；C. 外侧 Pilon 骨折；此病人的胫骨外侧平台骨溶解，导致显著的踝关节外翻畸形；D. 后部 Pilon 骨折的广泛骨溶解；CT 矢状面重建图像显示胫骨后部 Pilon 骨质缺失；距骨向后上方移位；骨质吸收也可见于距骨体；在踝关节后部能注意到轻微的骨膜新生骨，但是这不足以使关节负重时保持稳定；E. D 图病人的轴位 CT 扫描显示中部及边缘的骨质溶解；然而，大部分的距骨仍然是完整的，这个事实对于外科制定治疗方案很重要；F. 另外一病人的 CT 图像显示距骨、跟骨、舟骨、骰骨的融合术后 8 个月的骨质整合情况；在胫骨和跟骨后部之间、跟骨与骰骨之间形成了明显的骨桥，然而在胫骨与跟骨前缘之间、胫骨与舟骨之间的连接仍然不完整

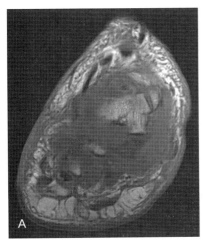
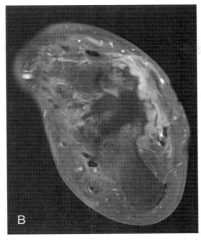
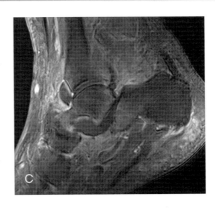

▲ 图 9-34　进展期糖尿病性骨关节病（夏科关节病）

A. 冠状面 T_1 加权图像显示解剖结构的破坏，并伴有跗横关节线的右侧跗骨的骨质破坏；B. 增强后轴位 T_1 加权脂肪抑制图像显示关节间隙内的明显积液和强化的肉芽组织，这是夏科关节病的机械性不稳定的典型征象，没有证据显示骨髓炎或者骨坏死；C. 增强后矢状位 T_1 加权脂肪抑制图像显示踝关节破坏与跟骨前部压缩，以及距骨、舟骨、跟骨和骰骨之间的关节破坏；还有显著的足底角化与足底筋膜炎

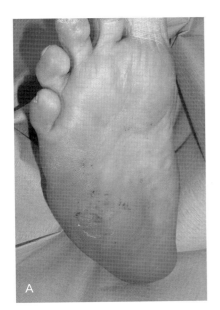
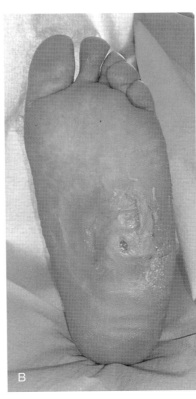
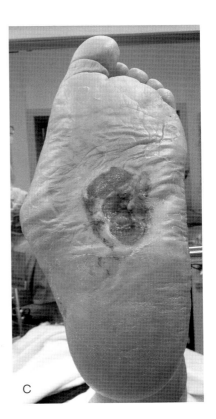

▲ 图 9-35　足中部塌陷后的足底部软组织病变

A. 胼胝（老茧）；B. 小溃疡；C. 大溃疡

至在早期就能发现脱矿质、骨内与表面的骨溶解。CT 能够提供 Lisfranc 关节（跗跖关节）或 Chopart 关节（跗横关节）的移位、脱位和畸形，以及骨折、骨破碎的不重叠影像。CT 也能发现轻微的新骨形成和骨折处的骨桥形成。例如，在骨骼自发性融合或关节融合术后，是否出现了可靠的骨整合的信息，则需要进行 CT 检查。然而，CT 在发现软组织病变的能力方面受到了限制。

（4）磁共振成像（图 9-34）：MRI 能够提供详细的骨内、骨外软组织病变的影像学表现，甚至在疾病的早期阶段。它可以显示炎症性改变，特别是瘘管，软组织与关节线内的脓肿，以及骨髓炎。它还被用于发现骨坏死和评估骨活力。另外，MRI 还可被应用于发现或排除其他的可能性诊断，特别是骨髓炎和恶性肿瘤。MRI 在显示矿物质组织的变化时，如骨质吸收、骨折、新骨形成、骨桥等方面，不如 CT 敏感，而且 MRI 不能评估骨质的整合情况。然而，MRI 能够显示恶性肿瘤、脱位、移位，以及软骨病变。

（5）影像学检查方法推荐：选择的方式，首先选择的影像学检查是 3 个平面的负重位 X 线片。

- MRI
  ◦ 夏科骨性关节病早期表现
  ◦ 脓肿形成的征象（超声，MRI）
  ◦ 骨活力
- CT
  ◦ 骨破坏活动的程度
  ◦ 骨移位和破坏的详情
  ◦ 融合术后的骨整合情况

6. 鉴别诊断

- 骨破坏性转移
- 骨髓炎

7. 治疗方法　对糖尿病性骨关节病（夏科关节病）的治疗涉及多个学科，包括骨与关节外科医生、矫形外科技师、足病医生、血管外科医生，以及处理糖尿病问题的多学科知识。

治疗的目的是建立起稳定的后足跖行功能，从而使病人能够使用习惯性整形外科鞋并能够让病人步行。

（1）保守治疗：在疾病的早期，并且无畸形伴发时，通过助步器或者矫形鞋的使用就足以获得适当的外部稳定。通过习惯性整形外科鞋就可以减少夏科骨折的发生。

如果有胼胝（老茧）或溃疡形成，采用局部强制性减压可以防止溃疡的形成或者使得已经存在的溃疡得以愈合。外部设备例如助步器或者完全性接触架被证实是有效的。另外，也可以考虑手术切除骨骼肿块。

（2）手术治疗：对于不稳定的病例，采用外固定器或者杂合技术对不稳定关节进行扩大融合术，能够重新调整足部的解剖结构。

如果溃疡感染已经导致了败血症的代谢状态，如果严重的血管疾病不能被改善，或者如果骨破坏已经不允许任何的骨重建，则应该考虑截肢手术。通常，截肢手术可以被限定于安装有弹性的假肢（例如 Pirogoff amputation：比洛戈夫截断术）。

四、骨炎、骨髓炎

1. 定义　骨髓炎是由于感染性细菌引起的骨髓的炎症性病变。骨的炎症性病变更好的术语为骨炎，因为除了骨髓腔外，骨的所有部分包括皮质、骨膜和关节柱均可能被累及。

2. 症状　依据疾病的进程和持续时间，骨髓炎可以被分为急性、亚急性或慢性。

- 急性骨髓炎：急性骨髓炎的特征为肿胀、发红、局部温度增高、疼痛和炎症性标记物升高（C 反应蛋白的升高和白细胞的升高）。
- 亚急性骨髓炎：部分包裹的炎症性过程，例如儿童或青少年的 Brody 脓肿或椎体骨髓炎，经常表现为亚急性过程，炎症性标记物不一定升高。
- 慢性骨髓炎：慢性骨髓炎可能会隐伏数年或数十年，伴随急性加剧和死骨形成，骨髓腔或邻近软组织内的瘘管和脓肿形成。

3. 易患因素

- 细菌感染灶，例如副鼻窦炎、心内膜炎、泌尿系感染、软组织或器官脓肿
- 开放性骨折，外科手术
- 糖尿病、免疫抑制、营养不良、酗酒等导致的宿主防御功能损害

4. 解剖学和病理学

血源性骨髓炎是指致病微生物通过血流扩散到骨引起的，它与外源性骨髓炎不同。外源性骨髓炎是外伤直接污染，或手术伤口细菌感染，或由局部软组织脓肿或感染扩散所致。

骨髓炎的主要致病菌为金黄色葡萄球菌（75%～80%的病例）和β溶血性链球菌。肠道细菌，例如大肠埃希菌、黏质沙雷菌、铜绿假单胞菌或者克雷伯菌属可能会是成年人的致病因素。东方国家和非洲国家的骨髓炎可能会由结核分枝杆菌和非典型的分枝杆菌，布氏杆菌病和放线菌引起。流感嗜血杆菌还可能是儿童骨髓炎的致病因素；肠道沙门菌可能会引起患有镰状细胞性贫血的年轻病人的骨髓炎。

5. 影像学表现 (图 9-36, 图 9-37, 图 9-38)

（1）X 线片：急性骨髓炎的 X 线片最初显示无异常。随着进一步脱钙，骨质的破坏性变化可能会表现为骨髓腔和骨皮质的虫蚀状或渗透性破坏，和（或）局限性的骨质破坏灶。

> **！注　意**
>
> 　　骨皮质破坏被认为是最重要的影像学评价标准，特别是在足部。

随着时间的推移，骨炎，或者骨髓炎，将会最终产生硬化性改变。随着骨髓炎区域失活并形成死骨后，受累的骨不能再参与骨代谢，特别是不能再参与破骨细胞的骨吸收代谢，从而导致骨密度增高。骨硬化增加的其他可能原因是对破坏性变化的慢性反应性充血和反应性新骨形成。

足部内侧硬化导致的足部小动脉血管钙化是糖尿病的一个征象，也是骨髓炎累及后足的一个常见表现。

（2）超声：踝关节区域的急性骨髓炎，对受累骨的纵向和横向扫描可能会显示低回声的骨膜抬高区域。其下方的高回声骨表面可能会有斑点状均匀一致的高密度影和钙化影，或者可能会显示出层状的高密度影和钙化影，从而会妨碍超声显像。其多普勒信号是阳性的。

骨皮质的破坏部位可能会被发现，但是不能始终如一地被检测到，这就是为什么超声不作为常规的检查方法。超声不能令人满意地评价骨髓腔情况。

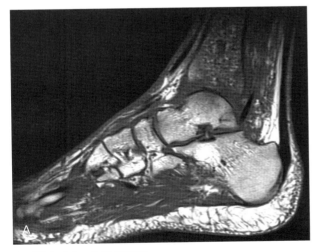
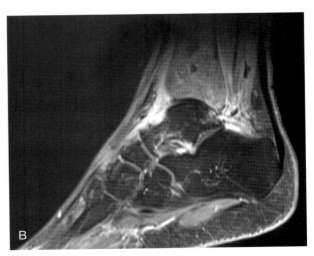

▲ 图 9-36　急性骨髓炎

A. 矢状面 T_1 加权图像示胫骨远端高信号的脂肪滴，这些点状脂肪坏死是急性骨髓炎的特征性表现；B. 增强后矢状面 T_1 加权像示胫骨及其邻近软组织明显强化，伴有胫骨骨髓腔内颗粒样影像和孤立的大片状低信号脂肪坏死区

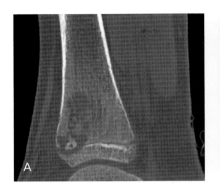
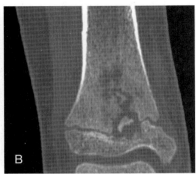
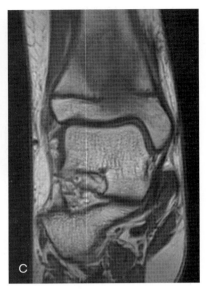
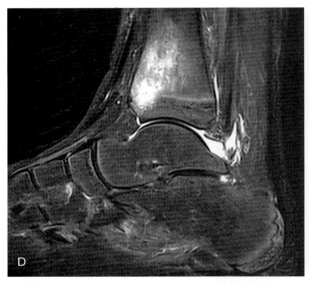
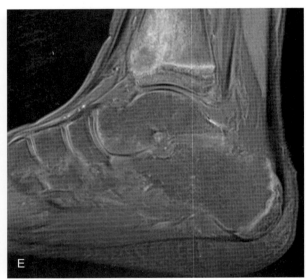

▲ 图 9-37　14 岁男孩患急性骨髓炎伴死骨形成

A、B. CT 图像；矢状面 CT 重建图像（A）显示急性骨髓炎，伴干骺端和骨骺破坏。病变穿透右侧胫骨远端前骺板，并伴有死骨形成；冠状面 CT 重建图像显示多发死骨片，其中最大的一块的特点是溶骨性边缘与高密度硬化；C－E. CT 扫描与死骨切除术后 2 个月的 MRI 图像，仍然显示出绚丽的骨髓炎；C. 冠状面 T_1 加权图像；诊断骨髓炎最重要的序列为 T_1 加权序列，受累骨段的脂肪类骨髓高信号影几乎完全消失，在这个病例中，骺板的轮廓消失；D. 矢状面短反转恢复序列（STIR）图像显示骨髓炎累及区域明显水肿形成；E. 增强后矢状面 T_1 加权脂肪抑制图像显示骨髓炎病灶的强化；自身的短反转恢复序列和 T_1 加权序列通常就能够评价骨髓腔内的炎症性过程（尤其不能使用造影剂的病例）；推荐增强扫描是来排除关节和软组织受累情况的

（3）磁共振成像。

①分析要点。

• 是否存在骨髓炎或者不同原因的骨水肿，例如机械性压力或者过度使用、反射性交感神经营养不良，或者一组肿瘤样病变如骨样骨瘤，所引起的反应性骨水肿

• 骨髓腔改变的精确程度

• 骨或软组织内脓肿形成的征象

• 在平扫 T_1 加权图像上低信号骨皮质内的信号缺失的早期表现

• 死骨或骨坏死

②检查技术。

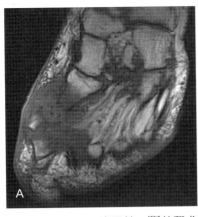
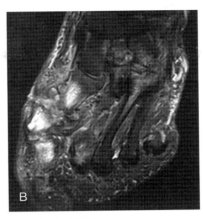
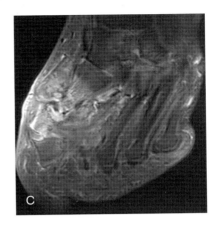

▲ 图 9-38　58 岁男性，踇外翻术后感染了急性骨髓炎

A. 距骨截骨术后的冠状面 T_1 加权示距骨近段的骨髓炎，其脂肪类骨髓高信号影消失，也显示了一些最初的远端扩散；B. 冠状面短反转恢复序列图像示距骨脱白段和近节趾骨残端的骨髓水肿；C. 增强后冠状面 T_1 加权脂肪抑制图像示相邻的软组织内显著的蜂窝织炎强化

• 标准扫描方案：仰卧位高分辨率多通道线圈，或俯卧位高分辨率多通道线圈

• 扫描序列

○ 斜冠状位 T_1 加权和短时间反转恢复序列

○ 矢状面与斜轴位质子密度加权脂肪抑制序列

○ 增强后斜冠状面与轴位 T_1 加权脂肪抑制序列

○ 最重要的序列：平扫 T_1 加权序列

③磁共振表现。

• T_1 加权序列缺乏骨髓脂肪高信号，显著的骨髓水肿

• 位置：经常位于应力集中区域（跟区，距骨头）的边缘地带或者与软组织缺损处相连续

• 最重要的标准：在平扫 T_1 加权像上的骨皮质信号缺失和骨皮质破坏

• 相邻软组织内的脓肿、瘘管、边缘强化

• 急性或超急性骨髓炎可能会导致脂肪坏死，在平扫 T_1 加权像上表现为信号强度非常高的脂肪小球。这种模式是高度急性细菌性骨髓炎的特别征象（图 9-36）。

（4）CT：高分辨率多层 CT 容积采集、迭代重建和多平面重建可提供详细、无重叠高度敏感性的骨质和骨皮质破坏影像。CT 还在显示死骨方面具有优势。死骨是硬化的骨质碎片，

与其母骨再无连续性（图 9-37A 和 B）。

（5）闪烁成像：在怀疑骨髓炎的足部，闪烁成像检查，包括 ^{99m}Tc- 亚甲基二磷酸盐显像（^{99m}Tc-MDP）、白细胞显像和以后的 ^{18}F-PDG PET/CT 检查，只起到了较小的作用。

（6）影像学检查方法推荐：选择的方式为 X 线摄影与 MRI。

6. 鉴别诊断

• 神经源性或夏科关节病

• 骨样骨瘤

• 应力性或过度使用性骨水肿，应力性和疲劳性骨折

• 尤因肉瘤，骨肉瘤

• 神经性病变与骨髓炎之间的鉴别是最困难的，神经性疾病具有以下特征

○ 关节排列紊乱

○ 开始为轻微的移位和半脱位，随之是严重的错位

○ 后足外翻畸形

○ 跗横关节（Chopart）或距跗关节线（Lisfranc）中断

○ 软骨下骨侵蚀和囊肿

○ 碎骨片

○ 关节内游离体

○ 多关节受累

○ 在 T_1 加权序列上的反应性骨髓水肿区域伴一些残存的骨髓脂肪高信号

○ 由于反应性硬化，甚至夏科关节有时会表现出骨髓脂肪信号的几乎完全丧失

7. 治疗方法

● 手术治疗通常是脚趾或前足水平的截肢

● 手术切除所有受累的骨髓，一般配合抗生素治疗（庆大霉素）

● 固定，如果必要的话，使用外部固定装置

8. 预后及并发症 脚趾，足中部或整个足的截肢可能是必要的。也可能出现化脓性并发症。对于大多数病人来说，急性和亚急性骨髓炎将会被彻底治愈；然而对于少数病人来说，慢性骨髓炎可能会持续一生。

参考文献

类风湿关节炎

[1] Egerer K, Feist E, Burmester GR. The serological diagnosis of rheumatoid arthritis:antibodies to citrullinated antigens. Dtsch Arztebl Int 2009; 106: 159–163

[2] Larsen A, Dale K, Eek M. Radiographic evaluation of rheumatoid arthritis and related conditions by standard reference films. Acta Radiol Diagn (Stockh) 1977; 18: 481–491

血清学阴性骨性关节病

[3] Erdem CZ, Tekin NS, Sarikaya S, Erdem LO, Gulec S. MR imaging features of foot involvementin patients with psoriasis. Eur J Radiol 2008; 67: 521–525

[4] Ghanem N, Uhl M, Pache G, Bley T, Walker UA, Langer M. MRI in psoriatic arthritis with hand and foot involvement. Rheumatol Int 2007; 27: 387–393

[5] Hettenkofer HJ. Rheumatologie: Diagnostik—Klinik—Therapie. 5thed. Stuttgart:Thieme; 2003

[6] McQueen F, Lassere M, østergaard M. Magnetic resonance imaging in psoriatic arthritis:a review of the literature. Arthritis Res Ther 2006; 8: 207

[7] Müller-Ladner U. Evidenzbasierte Therapie in der Rheumatologie. 2nded. Bremen:UNI-MED; 2007

[8] Tan AL, McGonagle D. Psoriatic arthritis: correlation between imaging and pathology.Joint Bone Spine 2010; 77: 206–211

[9] Weiner SM, Jurenz S, Uhl M et al. Ultrasonography in the assessment of peripheral joint involvement in psoriatic arthritis : a comparison with radiography, MRI andscintigraphy. Clin Rheumatol 2008; 27: 983–989

痛风性关节病

[10] Carter JD, Kedar RP, Anderson SR et al. An analysis of MRI and ultrasound imaging inpatients with gout who have normal plain radiographs. Rheumatology (Oxford)2009; 48: 1442–1446

[11] Dalbeth N, Doyle A, Boyer L et al. Development of a computed tomography method of scoring bone erosion in patients with gout: validation and clinical implications. Rheumatology (Oxford) 2011; 50: 410–416

[12] Gerster JC, Landry M, Dufresne L, Meuwly JY. Imaging of tophaceous gout: computed tomography provides specific images compared with magnetic resonance imaging and ultrasonography. Ann Rheum Dis 2002; 61: 52–54

[13] Lagoutaris ED, Adams HB, DiDomenico LA, Rothenberg RJ. Longitudinal tears of both peroneal tendons associated with tophaceous gouty infiltration. A case report. JFoot Ankle Surg 2005; 44: 222–224

[14] Morrison WB, Ledermann HP, Schweitzer ME. MR imaging of inflammatory conditionsof the ankle and foot. Magn Reson Imaging Clin N Am 2001; 9: 615–637, xi–xii

[15] Yu JS, Chung C, Recht M, Dailiana T, Jurdi R. MR imaging of tophaceous gout. AJR AmJ Roentgenol 1997; 168: 523–527

糖尿病性骨关节病，夏科关节病

[16] Donovan A, Schweitzer ME. Use of MR imaging in diagnosing diabetes-related pedal osteomyelitis. Radiographics 2010; 30: 723–736

[17] Höpfner S, Krolak C, Kessler S et al. Preoperative

imaging of Charcot neuroarthropathy in diabetic patients: comparison of ring PET, hybrid PET, and magnetic resonance imaging. Foot Ankle Int 2004; 25: 890–895

［18］Ledermann HP, Morrison WB. Differential diagnosis of pedal osteomyelitis and diabetic neuroarthropathy: MR Imaging. Semin Musculoskelet Radiol 2005; 9: 272–283

［19］Ranachowska C, Lass P, Korzon-Burakowska A, Dobosz M. Diagnostic imaging of the diabetic foot. Nucl Med Rev Cent East Eur 2010; 13: 18–22

［20］Rozzanigo U, Tagliani A, Vittorini E, Pacchioni R, Brivio LR, Caudana R. Role of magneticresonance imaging in the evaluation of diabetic foot with suspected osteomyelitis.Radiol Med (Torino) 2009; 114: 121–132

［21］Schon LC, Easley ME, Weinfeld SB. Charcot neuroarthropathy of the foot and ankle.Clin Orthop Relat Res 1998: 116–31

［22］Zampa V, Bargellini I, Rizzo L et al. Role of dynamic MRI in the follow-up of acute Charcot foot in patients with diabetes mellitus. Skeletal Radiol 2011; 40: 991–999

骨炎，骨髓炎

［23］Ahmadi ME, Morrison WB, Carrino JA, Schweitzer ME, Raikin SM, Ledermann HP.Neuropathic arthropathy of the foot with and without superimposed osteomyelitis:MR imaging characteristics. Radiology 2006; 238: 622–631

［24］Collins MS, Schaar MM, Wenger DE, Mandrekar JN. T1-weighted MRI characteristics of pedal osteomyelitis. AJR Am J Roentgenol 2005; 185: 386–393

［25］Donovan A, Schweitzer ME. Use of MR imaging in diagnosing diabetes-related pedal osteomyelitis. Radiographics 2010; 30: 723–736

［26］Johnson PW, Collins MS, Wenger DE. Diagnostic utility of T1-weighted MRI characteristics in evaluation of osteomyelitis of the foot. AJR Am J Roentgenol 2009;192: 96–100

［27］Ledermann HP, Morrison WB, Schweitzer ME. MR image analysis of pedal osteomyelitis:distribution, patterns of spread, and frequency of associated ulceration andseptic arthritis. Radiology 2002; 223: 747–755

［28］Toledano TR, Fatone EA, Weis A, Cotten A, Beltran J. MRI evaluation of bone marrowchanges in the diabetic foot: a practical approach. Semin Musculoskelet Radiol 2011; 15: 257–268

Chapter 10
肿瘤样病变

Tumorlike Lesions

原著　A. Staebler

翻译　冯莉莉　麻增林

一、骨样骨瘤　　　　　　　　273

二、脂肪瘤　　　　　　　　　275

三、动脉瘤样骨囊肿　　　　　276

四、血管瘤　　　　　　　　　279

五、腱鞘囊肿　　　　　　　　281

六、色素沉着绒毛结节性

　　滑膜炎　　　　　　　　　283

一、骨样骨瘤

1. 定义　骨样骨瘤包括一个软组织或者部分钙化、略带红色的巢，其周围环绕着一个反应性硬化带。它是良性成骨性骨肿瘤，其特征为病灶尺寸小、限制性的生长潜质和相对严重的疼痛。

2. 症状

- 与肿瘤大小不相称的疼痛
- 夜晚疼痛加重
- 疼痛能被水杨酸盐类药物缓解

3. 易患因素

- 青少年和年轻人的发病率高
- 50% 的病例发生于十几岁，20% 发生于几岁，另一个 20% 发生于二十几岁（90% 的骨样骨瘤发生在 40 岁以前），剩下的 10% 发生于 40 － 49 岁
- 男性占大多数，男女比例为 2:1

4. 解剖学和病理学　10% ～ 12% 的良性骨肿瘤为骨样骨瘤，占原发性骨肿瘤的 2% ～ 3%。骨样骨瘤直径＜ 1.5cm。真正的肿瘤，或瘤巢，

包括不同程度钙化和成骨的骨样组织。骨样骨瘤最常发生于骨皮质，但是也可以发生于骨膜或松质骨。骨样骨瘤可以被分为关节内或关节外两种。关节内骨样骨瘤会导致反应性滑膜炎或伴发性滑膜炎和单关节炎，可能会有相关的生长刺激和关节变形（如在髋部）。大约 13% 的骨样骨瘤是位于关节内的。

大约 31% 的骨样骨瘤位于股骨（股骨颈和粗隆），25% 位于胫骨，11% 位于足部，10% 位于手部，6% 位于肱骨和 5% 位于脊柱。在足部骨样骨瘤发生的典型部位位于距骨颈部（骨膜区）和距骨滑车。它们还可能发生于其他跗骨，例如跟骨或骰骨和趾骨。

5. 影像学表现（图 10-1 和图 10-2）

（1）X 线片：X 线片常常显示长骨上偏心性的反应性骨质硬化或骨质增生，伴随骨干或干骺端的骨皮质增厚，但不能明确显示瘤巢。软组织瘤巢可能会有多样性的骨化并呈现为边界清楚的圆形溶骨区。软组织瘤巢和慢性骨髓炎的死骨类似，除非骨样骨瘤的瘤巢很小并被周围相当多的新骨和硬化包绕。

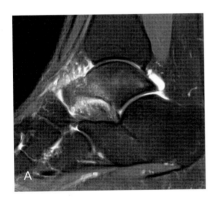
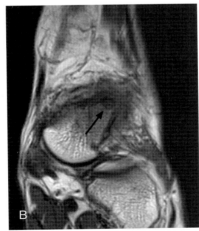
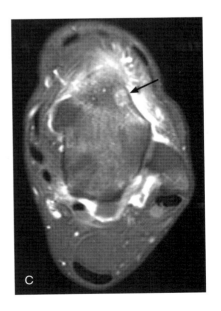

▲ 图 10-1　骨样骨瘤典型的影像表现

26 岁女性，踝关节肿胀 6 年，夜晚疼痛加重并且可以被阿司匹林缓解；A. 矢状面质子密度加权脂肪抑制图像显示骨髓水肿，其中距骨颈部的水肿更明显；邻近软组织内可见积液；B. 冠状面 T_1 加权图像显示前外侧距骨颈部的骨膜下的豆状低信号病灶，直径（箭所示）约 6mm；C. 增强后轴位 T_1 加权脂肪抑制图像显示豆状病变强化（箭所示），踝关节明显的滑膜炎，踝关节的前外侧面的局部软组织弥漫性增强

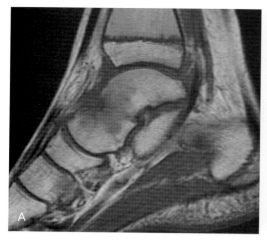

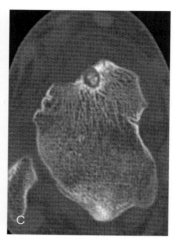

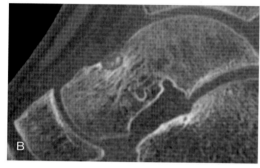

◀ 图 10-2　12 岁男孩的骨样骨瘤
A. 矢状面 T_1 加权图像显示距骨颈部和体部接合部的水肿区；B. 水肿区的矢状面 CT 重建图像显示距骨颈部背面的骨样骨瘤，表现为骨皮质内的椭圆形溶骨性透亮影，硬化边缘，和中央硬化性瘤巢；C. 轴位 CT 重建图像显示骨膜下的硬化性瘤巢

（2）超声：超声不是骨样骨瘤的适应证，但超声可以发现关节渗出性病变和邻近关节的病变。

（3）CT：高分辨率薄层 CT 多平面重建（MPR）是发现并定位瘤巢的最好检查方法。瘤巢的钙化程度在 CT 上可以被清楚地显示。当MRI 显示出不能解释的明显骨水肿时，当临床怀疑骨样骨瘤时，甚至当 MRI 没有显示出明确的瘤巢时，就应该行 CT 检查。瘤巢可能会表现为单纯溶骨性病变或者也可能显示为不同程度的钙化或骨化。骨膜瘤巢通常有显著的骨化，并伴有较薄的透明环。

（4）骨闪烁成像：放射性核素骨扫描已经不再是此病的适应证。它们在理论上被应用于排除骨样骨瘤，因为瘤巢显示出很强的示踪剂摄取。

（5）磁共振成像。

①分析要点。

- 可检测到瘤巢的骨样骨瘤
- 瘤巢的精确位置与射频脉冲探针的可达性

- 邻近关节的滑膜炎
- 继发性改变，如生长干扰或继发性骨关节炎

②检查技术。

- 标准扫描方案：俯卧位，高分辨率多通道线圈
- 扫描序列
- 水敏感序列以便于发现反应性骨水肿
- 增强后频率选择脂肪抑制序列以便定位瘤巢并显示反应性组织变化如骨水肿与滑膜炎的强化
- 矢状位和冠状面质子密度加权脂肪抑制序列
- 冠状位 T_1 加权序列
- 轴位 T_2 加权（与踝关节平面成角）
- 增强后轴位与矢状面 T_1 加权脂肪抑制序列

③磁共振表现：骨样骨瘤的标志是显著的、圆形或半球形的骨水肿病灶。瘤巢位于骨水肿的实际中心。在水敏感序列上，其信号强度变

化较大，范围从低信号至高信号，其信号强度取决于血供和骨化的程度。典型特征是没有明显原因的显著性骨水肿。骨水肿与非水肿区的分界相对清晰。通常情况下，在 T_1 加权图像上，其骨髓的脂肪性高信号影并不完全消失。关节内与骨膜的病变通常伴有滑膜炎，而反应性充血可能会导致骨骼尚未成熟病人的骨生长（例如，髋膨大）。

（6）影像学检查方法推荐。选择的方式：对不明原因疼痛的年轻病人进行首次检查时，应首先选择 MRI。如果有显著的局部骨水肿并怀疑有骨样骨瘤但并没有检测到明确的瘤巢时，应行 CT 检查以便发现瘤巢。

6. 鉴别诊断
- 亚急性或慢性骨髓炎
- （骨膜型）骨肉瘤
- 尤因肉瘤
- 疲劳性或应力性骨折
- 骨皮质血管瘤（极少）

7. 治疗方法
- 射频消融术或激光烧蚀
- 手术切除（钻孔或切除）

8. 预后及并发症 骨样骨瘤的过度切除将会导致病理性骨折或不稳定。在脊柱的射频消融术或激光烧蚀术中的过度产热，可能会导致神经源性损伤或脊髓损伤。

二、脂肪瘤

1. 定义 世界卫生组织（WHO）定义脂肪瘤为脂肪细胞组成的良性肿瘤，可发生在骨髓腔、骨皮质，或者骨表面，或者软组织内。

2. 症状 脂肪瘤一般无症状。骨内脂肪瘤通常是偶然发现的。软组织脂肪瘤可能是通过局部的占位效应被发现的；来自于病变的压力可能会导致骨质吸收和偶尔出现的临床主诉。当脂肪瘤压迫血管和神经时，软组织脂肪瘤可能会出现临床症状。已有过报道称，跟骨脂肪瘤产生了与足底筋膜炎相似的临床表现。

3. 易患因素 还没有已知的易感因素。

4. 解剖学和病理学 软组织脂肪瘤是人体中最常见的肿瘤。它们由分叶状脂肪组织组成，其内可能会包含有密度增高、骨化和内部间隔的区域。骨内脂肪瘤常常会显示退化性改变，如坏死区、可能的钙化和偶尔可见的假性囊肿液化。与形成囊肿的退化性改变进行鉴别较困难。有报道称，经 X 线报告诊断为跟骨脂肪瘤，而组织学却证实为骨囊肿。许多病变并不是真正的肿瘤，而是解剖区域的退化性改变，其中包含丰富的脂肪。

足部骨内脂肪瘤主要发生在跟骨内，位于主要骨小梁的应力线之间。

5. 影像学表现

（1）X 线片：X 线片显示边界清晰的椭圆形溶骨区域，通常由硬化边缘围绕，在一个脂肪坏死的背景下，伴有典型的中央钙化或骨化。囊肿形成和脂肪坏死与囊肿周围的钙化相关。跟骨是骨内脂肪瘤发生的典型部位。

（2）超声：超声检查通常表现为一个局限性的皮下肿块影，为内部有组织的回声模式。动态扫描显示肿块境界清晰，和皮下脂肪一样均为强回声。

（3）CT（图 10-3）：CT 表现为一个脂肪密度的溶骨性病变。它通常被一个明显的硬化边缘很好地包裹着。在肿块的中心，可见钙化、骨化和囊性成分。肿块的软组织部分具有脂肪密度，并且还可能会包含间隔。

（4）磁共振成像。

①分析要点。
- 脂肪类肿瘤
- 钙化或骨化
- 退化性囊性改变
- 含有脂肪组织的肿块内部或其边缘的软组织结构的实性强化
- 溶骨区域的大小
- 自发性或手术性骨折的风险

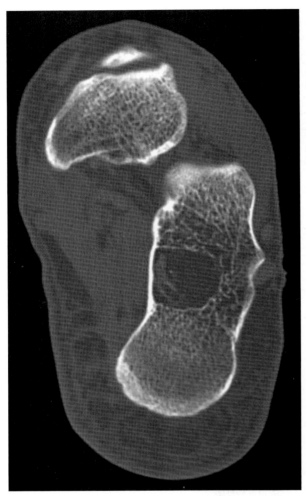

▲ 图 10-3 无症状的 46 岁男性，偶然发现其左跟骨的骨内脂肪瘤

轴位 CT 扫描（0.5mm 层厚）显示骨内脂肪瘤延伸到内侧皮质，没有皮质变薄的证据；接近脂肪瘤的内侧边缘可见细小少量的钙化

②检查技术：T_1 加权和频率选择脂肪抑制序列是必须要做的。如果平扫图像显示病灶内实性组织不是脂肪时，应当行增强扫描，最好采用频率选择性脂肪抑制，以探测任何强化的实性肿瘤成分。

• 标准扫描方案：俯卧位，高分辨率多通道线圈

• 扫描序列

◦ 矢状面和冠状面质子密度加权脂肪抑制序列

◦ 冠状面 T_1 加权序列

◦ 轴位 T_2 加权（与踝关节平面成角）序列

◦ 增强后轴位和矢状面 T_1 加权脂肪抑制序列

③磁共振表现（图 10-4 和图 10-5）：基于它们在 T_1 加权序列上的信号强度，脂肪瘤的信号模式是非常有特点的。在快速 T_2 加权自旋回波序列上，脂肪瘤具有皮下脂肪的高信号，然而在频率选择性脂肪抑制序列上则显示为信号缺失。静脉注射造影剂后，病灶无强化。有些病变含有细小的纤维间隔和囊样边缘。如果骨内脂肪瘤内形成退行性囊性改变时，可能会伴发钙化和骨化，坏死或囊性成分将会具有与水相等的信号强度，同时钙化和骨化则表现为信号缺失。

（5）影像学检查方法推荐。选择的方式：对于软组织脂肪瘤来说，选用超声检查。如果超声显示出脂肪瘤有增长的趋势或者有模棱两可的结果时，则应该行 MRI 检查，用于检测或排除脂肪肉瘤。MRI 对于肿瘤的术前定位，并确定其与血管和神经的关系是有用的。对于疑难病例，CT 检查可以帮助缩小鉴别诊断的范围。

6. 鉴别诊断 伴有退化性囊性改变的脂肪瘤很难与单纯性骨囊肿相鉴别。当病变内含有粗大的钙化和少许脂肪组织时，可能难以与软骨肉瘤相鉴别。其他的鉴别诊断包括软骨瘤，软骨黏液纤维瘤和纤维发育不良。

7. 治疗方法 没有引起临床症状的脂肪瘤并不需要治疗。这一点尤其适用于跟骨脂肪瘤。当脂肪瘤可能会导致骨折危险时，或者当 MRI 显示出激惹征象时，则考虑肿瘤切除并进行松质骨植骨。

8. 预后及并发症 因为绝大多数的骨内脂肪瘤是被偶然发现的，因此不可能会出现并发症。仅有零星报道称，软组织脂肪瘤发生过恶变。大的跟骨脂肪瘤可能会导致病理性骨折。

三、动脉瘤样骨囊肿

1. 定义 世界卫生组织（WHO）定义动脉

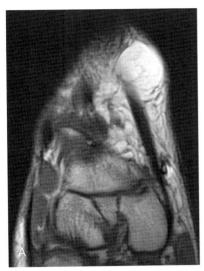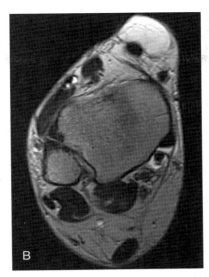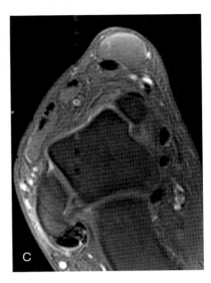

▲ 图 10-4　64 岁女性行 MRI 检查发现右侧踝关节前内侧有一个局限性肿块

为了进一步鉴别诊断，随行 MRI 增强检查；A. 冠状 T_1 加权图像示右侧踝关节水平皮下脂肪内球形脂肪信号肿块，与胫前肌腱毗邻；B. 轴位 T_2 加权图像示脂肪瘤毗邻胫骨前肌腱，脂肪瘤内的脂肪组织充满细小间隔；C. 增强后轴位 T_1 加权脂肪抑制图像；因为脂肪信号被脂肪抑制序列所抑制，脂肪瘤内没有看到强化的软组织

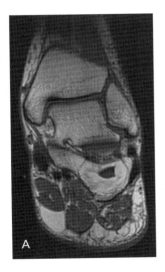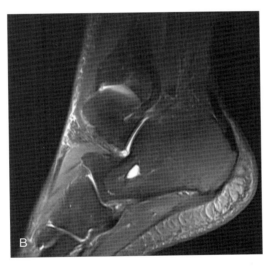

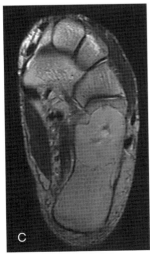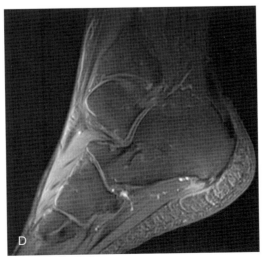

◀ 图 10-5　患足底筋膜炎的 66 岁男性病人，MRI 偶然发现跟骨内的骨内脂肪瘤

A. 冠状面 T_1 加权脂肪抑制图像显示跟骨内脂肪信号伴中心囊变或退化性改变；B. 矢状面质子密度加权脂肪抑制图像显示中央囊性脂肪坏死，而脂肪瘤内部的其他信号被均匀抑制；C. 轴位 T_2 加权图像显示跟骨内脂肪瘤，其骨皮质完整；D. 增强后矢状位 T_1 加权脂肪抑制图像显示脂肪瘤内无异常强化，但偶然地发现了足底筋膜炎

瘤样骨囊肿是一种良性的囊性病变，由充满血液的间隙组成，其内含有结缔组织隔膜与巨细胞。动脉瘤样骨囊肿可以是原发的病变，或者继发于之前存在的良性或恶性骨肿瘤，或者继发于创伤后。

2. 症状

- 疼痛，通常很轻
- 某些病例可触及肿胀
- 偶尔表现为病理性骨折

3. 易患因素

超过 50% 的病例发生于十几岁。大约 82% 的病人小于 22 岁。男女发病率相当。大约 8% 的动脉瘤样骨囊肿位于足部或踝部区域。

4. 解剖学和病理学

动脉瘤样骨囊肿较少见，占全部骨肿瘤的 1.0% ~ 3.4%。构成肿瘤的充满血液的通道相互沟通。囊肿内含有细小的内部隔膜，典型的成分为结缔组织，其中包括成纤维细胞，巨细胞和骨样组织。也可见到不规则的骨小梁。

5. 影像学表现

（1）X 线片：X 线片显示为囊性溶骨性区域，可能会有硬化的边缘。还常见一个薄的骨膜外壳。病灶位于干骺端的偏心区域或骨干的中央区域。还可能会表现为多个囊性病灶并含有多个隔膜和骨小梁。骨皮层可能会出现骨质溶解再吸收改变。

（2）超声：非适应证。

（3）磁共振成像。

①分析要点。

- 动脉瘤样骨囊肿
- 骨折危险
- 骨内的确切位置
- 与邻近关节的关系（例如，病变是否累及距骨圆顶的关节面）

②检查技术：T_2 加权和质子密度加权脂肪抑制序列是能够发现液平面的最重要的检查序列，应当清楚地显示液平面。如果成像平面平行于液平面（例如，仰卧位的踝关节冠状层面）的话，MRI 将检测不到液平面。此外，T_2 加权

序列在显示血液填充空间的沉淀效应时优于 T_1 加权序列。三个方位的成像有助于评价关节。为了很好地显示实性肿瘤成分并与巨细胞瘤进行鉴别诊断，应当静脉注射造影剂增强扫描。注射造影剂后肿瘤内部的纤维隔膜呈现强化。增强扫描应采用频率选择性脂肪抑制序列。

- 标准扫描方案：俯卧位，高分辨率多通道线圈
- 扫描序列
  - 矢状面、轴位和冠状面质子密度加权脂肪抑制序列
  - 冠状面 T_1 加权序列
  - 轴位 T_2 加权序列（与踝关节面成角）
  - 增强后轴位与矢状面 T_1 加权脂肪抑制序列

③磁共振表现（图 10-6）：病变部位与软骨下骨和关节软骨的关系特别重要，因为靠近动脉瘤样骨囊肿近端的关节存在发生畸形、软化和关节面塌陷的风险。动脉瘤样骨囊肿在 MRI 上总是表现为囊腔，囊壁强化，内部间隔，相对低信号边缘，并与骨和周围的软组织有清楚的界限。不常见的征象有扇形边缘和骨皮质膨胀。还可能会发现向外凸起的憩室样袋状囊肿壁。很少发现邻近软组织水肿。

（4）影像学检查方法推荐。选择的方式：T_2 加权序列和静脉注射造影剂后增强序列的多平面扫描。薄层 CT 扫描可能有助于评估骨折风险和软骨下骨板的畸形。

6. 鉴别诊断

- 骨巨细胞瘤：动脉瘤样骨囊肿病人的年龄较轻（几岁或十几岁，而巨细胞瘤为二十几岁或三十几岁）。骨巨细胞瘤可能含有液平面，并且通常有明显强化的实性成分，而动脉瘤样骨囊肿则不具有此特征。
- 修复性巨细胞肉芽肿：此病非常罕见，仅有几例累及足部的报道。它也被称为实性动脉瘤样骨囊肿。修复性巨细胞肉芽肿从组织学上不能与实性动脉瘤样骨囊肿区分开，也不能

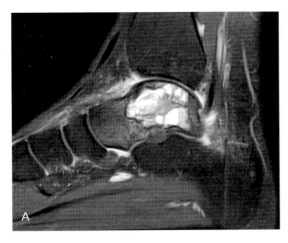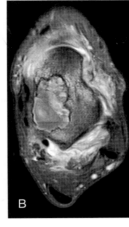

◀ 图 10-6　踝关节疼痛 2 个月的 24 岁男性，患动脉瘤样骨囊肿

A. 矢状面质子密度脂肪抑制图像显示距骨圆顶区被一个囊性、多房性含血 - 液平面的肿块侵及，为典型的动脉瘤样骨囊肿；B. 增强后轴位 T_1 加权脂肪抑制图像显示囊壁强化，但实性成分无明显强化

与棕色瘤明确地鉴别开。

● 棕色瘤：棕色瘤是甲状旁腺功能亢进继发改变中的一种，非常罕见。在足部，已有报道其发生在距骨和跟骨。

● 毛细血管扩张性骨肉瘤：这个肿瘤可能会有液平面。在足部很少见。

7. 治疗方法　以前，动脉瘤样骨囊肿采用手术切除或刮除术，随后再行缺损处的松质骨移植。但其复发率为 20% ～ 70%，考虑到其相对高的复发率，最近尝试寻找替代的根治术：核素治疗，动脉栓塞治疗和硬化剂的注入。药物治疗也很有前途，而且动脉瘤样骨囊肿已经被放射治疗成功地治愈了。

8. 预后及并发症　已有报道称，手术切除后复发率较高。

四、血管瘤

1. 定义　世界卫生组织（WHO）描述血管瘤为血管形成的肿瘤或内皮细胞的发育障碍。血管瘤是由毛细血管或海绵状血管构成的良性病变。血管瘤发生于骨和软组织。

2. 症状　目前尚无足部骨内血管瘤的报道。软组织血管瘤可能位于表浅的皮肤或皮下组织或浸入肌肉。可能会有局部的肿块效应引起症状。

3. 易患因素　无。

4. 解剖学和病理学　病变由内衬内皮细胞的腔构成，无异型性，无增生灶，但有纤维囊壁。

空腔通常充满血液。对肌肉的弥漫性浸润和渗透可能发生在软组织内。在静脉扩张症的部位可能会形成静脉石。

5. 影像学表现

（1）X 线片：血管瘤不发生于足部诸骨。通过 X 线片上显示的静脉石和软组织阴影可以间接地发现软组织血管瘤。

（2）超声：为了鉴别血管瘤、淋巴管瘤和血管畸形，可行多普勒超声检查。

（3）磁共振成像。

①分析要点。

● 软组织肿块范围

● 肌肉受累或浸润

● 血管和（或）神经受累

②检查技术：平扫 T_1 加权图像通过检测到脂肪和血液成分而能够帮助提供特异性诊断。T_2 加权图像，T_2 加权脂肪抑制图像，以及增强后 T_1 加权脂肪抑制图像将对病变的描述和分类提供帮助。

● 标准扫描方案：俯卧位，高分辨率多通道线圈

● 扫描序列

。矢状面和冠状面质子密度加权脂肪抑制序列

。冠状面 T_1 加权序列

。轴位 T_2 加权序列（踝关节面角度）

。增强后轴位与矢状面 T_1 加权脂肪抑制序列

③磁共振表现（图 10-7 和图 10-8）。

• 局限性或弥漫性渗透软组织肿块，呈 T₁ 加权低信号

• 典型的代表脂肪成分或血液成分的高信号区域

• 在水敏感序列和 T₂ 加权序列上呈典型的非常高的信号强度

• 可能由于静脉结石而导致的信号缺失

（4）影像学检查方法推荐：选择的方式，手术前行 MRI 增强扫描显示病变范围，肌肉浸

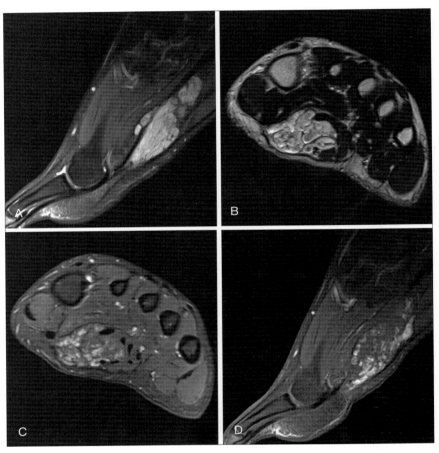

◀ 图 10-7 20 岁男性的足底部软组织血管瘤的典型 MRI 表现，在此之前，足底软组织内有一不能明确的肿块

A. 矢状面质子密度脂肪抑制序列显示左侧足底软组织内有一弥漫性高信号肿块，其沿第 1 — 3 跖骨分布、推挤肌腱和肌肉、沿肌间伸入足弓；B. 轴位 T₂ 加权图像显示来自脂肪与血液成分的典型高信号；C. 增强后轴位 T₁ 加权脂肪抑制图像显示一个海绵状高灌注软组织肿块，并有局部肿块效应；D. 增强后矢状面 T₁ 加权脂肪抑制图像，脂肪抑制序列显示出血管瘤内含有比较多的脂肪瘤样成分

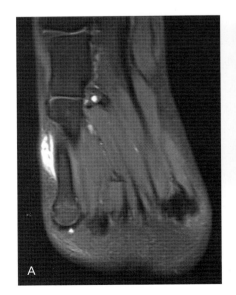

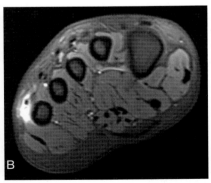

◀ 图 10-8 无脂肪成分非典型软组织血管瘤的例子

A. 冠状面质子密度加权脂肪抑制序列显示足背外侧高信号血管瘤，部分累及第 5 跖骨伸肌腱；B. 增强后轴位 T₁ 加权脂肪抑制图像显示肿块明显强化

润或渗透，以及血管神经受累情况。

6. 鉴别诊断

● 淋巴管瘤：类似囊肿，通常在所有的脉冲序列上呈水样信号强度的分叶状肿块；增强扫描不强化。

● 腱鞘囊肿：有时呈较多分叶状，在所有序列上均为水样信号强度，伴边缘轻度增强，但无实性组织成分。腱鞘囊肿源于韧带被膜结构黏液变性，并扩展到软组织内或骨内，在韧带附着处与骨表面有接触。

● Paget 病：与血管瘤一样，Paget 病呈现蜂窝状结构，并伴有增厚的骨小梁结构。

7. 治疗方法　血管瘤可以不予以治疗，但是产生症状的病变可行切除或局部硬化、酒精注射或间质激光治疗。如果需要的话，可以使用放疗。

8. 预后及并发症

● 血管瘤对局部治疗往往不会完全有效

● 血管瘤不会发生继发性恶性变

● 局部治疗引起的软组织改变可能会导致并发症

五、腱鞘囊肿

1. 定义　腱鞘瘤也称为腱鞘囊肿，发生在骨和软组织中。它们起源于纤维韧带组织的黏液变性，以纤维壁为边界。与退行性软骨下囊肿不同，它们不与关节腔相通，并且被覆的关节软骨是完整的。

2. 症状　骨内的腱鞘囊肿可能会出现疼痛，特别是在 MRI 上显示出邻近的骨水肿区出现强化时。

3. 易患因素

● 男性比女性更常见

● 机械性负荷容易诱发腱鞘囊肿的发生

4. 解剖学和病理学　无论骨内或软组织中的腱鞘囊肿，均是由于纤维韧带组织的过度负荷导致黏液样变性所致。大概是由于韧带内压

力的缘故，通过韧带在其骨附着处的血管生成，并发生了液体沉积，从而导致了初始的骨吸收。一旦骨内病变形成，腱鞘囊肿可以使自己进一步发展。骨内腱鞘囊肿是自限性的，不超越受累骨的边缘。所有病例必须有腱鞘囊肿和骨表面之间显而易见的连接。这一连接延伸到纤维囊韧带结构的附着处，但不损伤透明关节软骨。跗骨的骨内腱鞘囊肿绝大多数发生在距骨。好发的软组织部位为跗骨窦、跗管，以及距跗关节线水平的距部足底。

5. 影像学表现

（1）X 线片：骨内腱鞘囊肿表现为溶骨性病变，伴硬化边缘。通常在 X 线片上可见其与韧带附着处的连接。

（2）超声：超声扫描显示来源于关节或腱鞘的局限的，圆形，无回声肿块。其内容物无回声，并显示为后方回声增强。通常其超声探头的可压缩性较差，但其可以经皮探针穿刺吸出，如果必要的话，可以在超声指导下进行穿刺。

（3）磁共振成像。

①分析要点。

● 准确地描述腱鞘囊肿和其范围，尽可能地确定其起源部位（如果有一个长柄，这可能会很困难）以辅助术前计划

● 检查骨内腱鞘囊肿的存在

● 查明囊肿的压力对邻近组织结构的影响 [特别是神经（跗管综合征）]

● 确定纤维囊 - 韧带病变和血管生成的程度

● 排除另外的肿块

②检查技术：充满液体的囊肿在 T_2 加权与质子密度加权脂肪抑制序列上呈高信号。成像时应采用薄层扫描与较大的矩阵来提高分辨率，以确定骨内腱鞘囊肿与韧带附着处的连接。为了增加轻度至中度周边强化的检出敏感性，增强扫描序列应该采用频率选择性脂肪抑制技术。为了区别于软骨下囊肿，高分辨率软骨图像是必需的。

● 标准扫描方案：俯卧位，高分辨率多通

道线圈

- 扫描序列

◦ 矢状面和冠状面质子密度加权脂肪抑制序列

◦ 冠状面 T_1 加权序列

◦ 轴位 T_2 加权序列（与踝关节面成角）

◦ 增强后轴位与矢状面 T_1 加权脂肪抑制序列

③磁共振表现（图 10-9 和图 10-10）：位于骨内或软组织内的腱鞘囊肿在所有的脉冲序列上均为水样信号强度，通常仅显示边缘轻微强化。腱鞘囊肿的慢性压力会导致囊肿边缘骨坏死。有症状的腱鞘囊肿，在相邻的骨髓内可能观察到增强的骨水肿区。在纤维 - 骨交界区的韧带附着结构处，常常可以看到局限性的血管生成表现，这是形成骨内腱鞘囊肿的起点。

（4）影像学检查方法推荐。选择的方式：超声对于软组织腱鞘囊肿的检出是有用的。骨内腱鞘囊肿最好是行高分辨率 MRI 检查。增强扫描偶尔有助于区分症状性和无症状性腱鞘囊肿，可以缩小模棱两可病例的鉴别诊断范围。

6. 鉴别诊断

- 少年骨囊肿

- 动脉瘤样骨囊肿

- 血管瘤

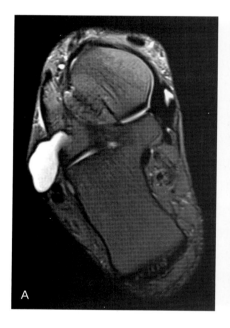

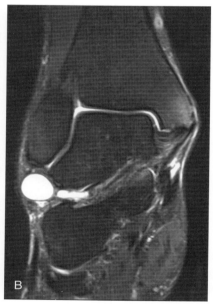

◀ 图 10-9 患腱鞘囊肿的 52 岁女性，其踝关节反复肿胀和疼痛

A. 轴位 T_2 加权图像显示外踝处一囊性肿块延伸至软组织内，位于腓骨肌腱前方；B. 冠状面质子密度加权脂肪抑制图像显示距下关节上方腱鞘囊肿，其起源于跗骨窦和距跟韧带（颈韧带）；此图像显示腱鞘囊肿的起源，可见小囊肿部分放散进入距跟韧带

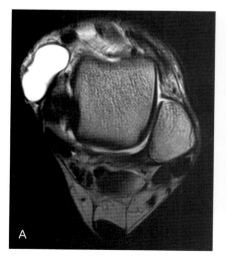

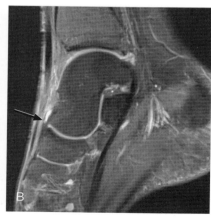

◀ 图 10-10 患有腱鞘囊肿的 34 岁女性，因外踝上方的无法解释的肿胀而行的检查

A. 轴位 T_2 加权图像显示一个大囊肿，伴有一个薄的假包膜；B. 矢状面质子密度加权脂肪抑制图像显示腱鞘囊肿的起源（箭所示），伴有一个小囊状椭圆形的囊状突起进入距舟关节囊内

- 淋巴管瘤

7. 治疗方法

- 从其起源部位切除囊肿
- 骨内腱鞘囊肿松质骨移植术

8. 预后及并发症　软组织腱鞘囊肿可能会导致神经压迫。

六、色素沉着绒毛结节性滑膜炎

1. 定义　色素沉着绒毛结节性滑膜炎（pigmented villonodular synovitis，PVNS）是巨细胞肿瘤的一种弥漫型，伴有滑膜细胞样细胞的破坏性增生，并且经常浸入骨质内。该肿瘤可以发生在滑膜、滑囊、关节和腱鞘，其属于纤维组织细胞软组织肿瘤。

2. 症状　有长期、非特异性的关节症状，伴有关节肿胀或积液。

3. 易患因素

- 在年轻人中更常见，男、女发病率相当
- 2%～10% 的色素沉着绒毛结节性滑膜炎病人累及足部或踝部
- 可能与竞技活动和体育相关的创伤有关

4. 解剖学和病理学　色素沉着绒毛结节性滑膜炎的特点是一个关节（单关节）的弥漫性、局灶性或结节状受累，伴有先前出血和铁沉积所致的红褐色染色。

5. 影像学表现

（1）X 线片：弥漫性色素沉着绒毛结节性滑膜炎的 X 线片图像显示软组织模糊影，这与血友病和痛风的出血表现相似。骨质受累导致囊肿样溶骨性区域，并伴有压力引起的硬化边缘，溶骨性区域通常累及关节两侧的骨端。有些时候，关节间隙保持不受累。

（2）超声：超声检查可能会显示关节腔内积液与滑膜增生。

（3）磁共振成像。

①分析要点。

- 由于血液分解产物的自旋失相位，导致信号强度降低
- 滑膜增生区域的血流情况
- 关节软骨病变
- 骨的浸润

②检查技术：一个标准扫描方案是平扫 T_1 加权和质子密度加权脂肪抑制序列，它将检测到积液、滑膜增生，以及与关节接触部位的骨质破坏。在磁敏感梯度回波序列上，由于铁和含铁血黄素沉积的存在，使得滑膜增殖呈显著低信号。静脉注射造影剂进行增强扫描是有帮助的，这是因为色素沉着绒毛结节性滑膜炎的滑膜增殖有血液灌注，并且在频率选择性脂肪抑制图像上呈高信号，甚至在远端的关节区域亦是如此。

- 标准扫描方案：俯卧位，高分辨率多通道线圈
- 扫描序列
  - 矢状面和冠状面质子密度加权脂肪抑制序列
  - 冠状面 T_1 加权序列
  - 轴位 T_2 加权序列（与踝关节面成角）
  - 增强后轴位、矢状面 T_1 加权脂肪抑制序列

③磁共振表现（图 10-11 和图 10-12）：滑膜增生区域可以为局灶性、肿瘤样（结节）、弥漫性分布于关节内，伴盘样增厚，或者可能会表现为息肉状、绒毛样增生灶。在所有的脉冲序列上呈明显低信号，而在磁敏感梯度回波序列上尤为突出，经常发现完全的信号流空。如果骨内受累，其影像几乎总是显示骨病变与骨表面和关节相通。

（4）影像学检查方法推荐：选择的方式采用梯度回波序列的高分辨率多平面 MRI，和静脉注射造影剂增强扫描。

6. 鉴别诊断

- 增生性滑膜炎
- 软骨瘤病伴有滑膜炎
- 滑膜血管瘤（与色素沉着绒毛结节性滑膜炎不同的是，其在 T_2 加权像呈高信号）

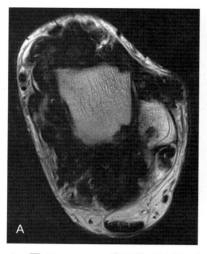
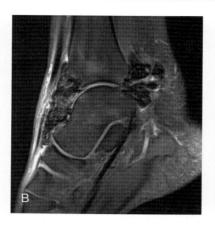
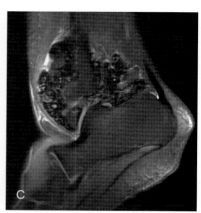

▲ 图 10-11　32 岁男性踝关节的广泛色素沉着绒毛结节性滑膜炎的典型 MRI 表现，其有长时间踝关节疼痛及肿胀病史

A. 轴位 T_2 加权图像显示踝关节周围板状软组织增厚，伴滑膜增生的显著低信号区；B. 增强后矢状面 T_1 加权脂肪抑制图像显示弥漫、结节状、瘤状增生，呈轻度强化；C. 增强后矢状面 T_1 加权脂肪抑制图像；由于含铁血黄素沉积，色素沉着绒毛结节性滑膜炎在所有脉冲序列均为显著低信号

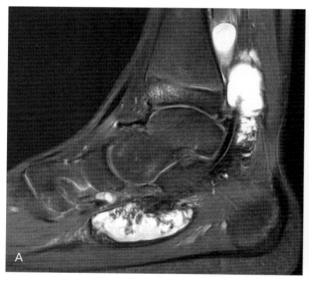
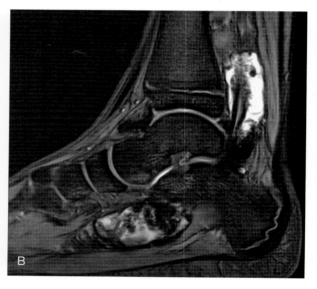

▲ 图 10-12　患色素沉着绒毛结节性滑膜炎的 14 岁男孩

A. 矢状面质子密度加权脂肪抑制图像显示沿屈肌腱鞘的息肉样、绒毛状的滑膜增生；B. 矢状面 T_2 加权梯度回波图像；在磁敏感梯度回波序列上的完全信号缺失征象较为常见，这是色素沉着绒毛结节性滑膜炎的典型表现

- 囊内的骨样骨瘤伴反应性滑膜炎
- 淀粉样变性的骨内病变

7. 治疗方法　治疗包括手术切除。踝关节或距下关节病变有时可以通过内镜治疗。已经尝试过将手术与放射性滑膜切除术相结合的方法来降低复发率。

8. 预后及并发症　通常情况下，该肿瘤不能被完全切除，这导致了相对高的复发率。该病最终会导致关节破坏。

参考文献

骨样骨瘤

［1］ Allen SD, Saifuddin A. Imaging of intra-articular osteoid osteoma. Clin Radiol 2003; 58: 845–852

［2］ Dahin DC. Bone Tumors. Springfield: CC Thomas; 1989

［3］ Freyschmidt J, Ostertag H, Jundt G. Knochentumoren. 3rded. Berlin: Springer; 2010: 113

［4］ Rhee JH, Lewis RB, Murphey MD. Primary osseous tumors of the foot and ankle.Magn Reson Imaging Clin N Am 2008; 16: 71–91, vi

［5］ Schajowicz F. Tumors and Tumorlike Lesions of Bone and Joints. Berlin: Springer; 1994

［6］ Van Dyck P, Vanhoenacker FM, Gielen JL, De Schepper AM, Parizel PM. Imaging of tumours of the foot and ankle. JBR-BTR 2004; 87: 252–257

［7］ Woertler K. Soft tissue masses in the foot and ankle: characteristics on MR Imaging.Semin Musculoskelet Radiol 2005; 9: 227–242

脂肪瘤

［8］ Diard F, Hauger O, Moinard M, Brunot S, Marcet B. Pseudo-cysts, lipomas, infarcts and simple cysts of the calcaneus: are there different or related lesions? JBR-BTR 2007; 90: 315–324

［9］ Freyschmidt J, Ostertag H, Jundt G. Knochentumoren. 3rded. Berlin: Springer; 2010: 555

［10］ Greenspan A, Raiszadeh K, Riley GM, Matthews D. Intraosseous lipoma of the calcaneus.Foot Ankle Int 1997; 18: 53–56

［11］ Huch K, Werner M, Puhl W, Delling G. Calcaneal cyst: a classical simple bone cyst?[Article in German] Z Orthop Ihre Grenzgeb 2004; 142: 625–630

［12］ Karthik K, Aarthi S. Intraosseous lipoma of the calcaneus mimicking plantar fascitis.Foot Ankle Surg 2011; 17: 25–27. doi:10.1016/j.fas.2010.10.004

动脉瘤样骨囊肿

［13］ Bush CH, Adler Z, Drane WE, Tamurian R, Scarborough MT, Gibbs CP. Percutaneous radionuclide ablation of axial aneurysmal bone cysts. AJR Am J Roentgenol 2010;194: W84-W90

［14］ Cebesoy O, Karakok M, Arpacioglu O, Baltaci ET. Brown tumor with atypical localization in a normocalcemic patient. Arch Orthop Trauma Surg 2007; 127: 577–580

［15］ Chowdhry M, Chandrasekar CR, Mohammed R, Grimer RJ. Curettage of aneurysmal bone cysts of the feet. Foot Ankle Int 2010; 31: 131–135

［16］ Cottalorda J, Bourelle S. Modern concepts of primary aneurysmal bone cyst. Arch Orthop Trauma Surg 2007; 127: 105–114

［17］ Dahlin DC, McLeod RA. Aneurysmal bone cyst and other nonneoplastic conditions.Skeletal Radiol 1982; 8: 243–250

［18］ Davies AM, Evans N, Mangham DC, Grimer RJ. MR imaging of brown tumour with fluid-fluid levels: a report of three cases. Eur Radiol 2001; 11: 1445–1449

［19］ Doğan A, Algün E, Kisli E, Harman M, Kösem M, Tosun N. Calcaneal brown tumor with primary hyperparathyroidism caused by parathyroid carcinoma: an atypical localization. J Foot Ankle Surg 2004; 43: 248–251

［20］ Freyschmidt J, Ostertag H, Jundt G. Knochentumoren. 3rd ed. Berlin: Springer; 2010

［21］ Ilaslan H, Sundaram M, Unni KK. Solid variant of aneurysmal bone cysts in long tubularbones: giant cell reparative granuloma. AJR Am J Roentgenol 2003; 180: 1681–1687

［22］ Keenan S, Bui-Mansfield LT. Musculoskeletal lesions with fluid-fluid level: a pictorial essay. J Comput Assist Tomogr 2006; 30: 517–524

［23］ Lingg G, Roessner A, Fiedler V et al. Das reparative Riesenzellgranulom der Extremitaeten.Fortschr Röntgenstr 1985; 142: 185–188

［24］ Mankin HJ, Hornicek FJ, Ortiz-Cruz E, Villafuerte J, Gebhardt MC. Aneurysmal bone cyst: a review of 150 patients. J Clin Oncol 2005; 23: 6756–6762

［25］ Park YK, Joo M. Multicentric telangiectatic osteosarcoma. Pathol Int 2001; 51: 200–203

［26］ Schajowicz F. Tumors and Tumorlike Lesions of Bone and Joints. Berlin: Springer; 1994

［27］ Sundaram M, Totty WG, Kyriakos M, et al. Imaging

findings in pseudocystic osteosarcoma.AJR Am J Roentgenol 2001;176:783–788

[28] Van Dyck P, Vanhoenacker FM, Vogel J et al. Prevalence, extension and characteristicsof fluid-fluid levels in bone and soft tissue tumors. Eur Radiol 2006; 16: 2644–2651

[29] Varshney MK, Rastogi S, Khan SA, Trikha V. Is sclerotherapy better than intralesionalexcision for treating aneurysmal bone cysts? Clin Orthop Relat Res 2010; 468: 1649–1659

[31] Wörtler K, Blasius S, Hillmann A et al. MR-Morphologie der primären aneurysmatischen Knochenzyste: Retrospektive Analyse von 38 Fällen. Fortschr Röntgenstr 2000; 172: 591–596

血管瘤

[32] Baek HJ, Lee SJ, Cho KH et al. Subungual tumors: clinicopathologic correlation with US and MR imaging findings. Radiographics 2010; 30: 1621–1636

[33] Bakotic BW, Robinson M, Williams M, Van Woy T, Nutter J, Borkowski P. Aggressiveepithelioid hemangioendothelioma of the lower extremity: a case report and reviewof the literature. J Foot Ankle Surg 1999; 38: 352–358

[34] Bousson V, Hamzé B, Wybier M et al. Soft tissue tumors and pseudotumors of the foot and ankle [Article in French] J Radiol 2008; 89: 21–34

[35] Chang JJ, Lui TH. Intramuscular haemangioma of flexor digitorum brevis.Musculus:flexor:digitorum brevis Foot Ankle Surg 2010; 16: e8–e11

[36] Kransdorf MJ. Benign soft-tissue tumors in a large referral population: distribution of specific diagnoses by age, sex, and location. AJR Am J Roentgenol 1995; 164:395–402

[37] Llauger J, Palmer J, Monill JM, Franquet T, Bagué S, Rosón N. MR imaging of benign soft-tissue masses of the foot and ankle. Radiographics 1998; 18: 1481–1498

[38] Mitsionis GI, Pakos EE, Kosta P, Batistatou A, Beris A. Intramuscular hemangioma of the foot: A case report and review of the literature. Foot Ankle Surg 2010; 16:e27–e29

[39] Requena L, Luis Díaz J, Manzarbeitia F, Carrillo R, Fernández-Herrera J, Kutzner H.Cutaneous composite hemangioendothelioma with satellitosis and lymph node metastases. J Cutan Pathol 2008; 35: 225–230

[40] Sartoris DJ, Resnick D. Magnetic resonance imaging of pediatric foot and ankle disorders.J Foot Surg 1990; 29: 489–494

[41] Van Dyck P, Vanhoenacker FM, Gielen JL, De Schepper AM, Parizel PM. Imaging oftumours of the foot and ankle. JBR-BTR 2004; 87: 252–257

[42] Waldt S, Rechl H, Rummeny EJ, Woertler K. Imaging of benign and malignant soft tissue masses of the foot. Eur Radiol 2003; 13: 1125–1136

[43] Woertler K. Soft tissue masses in the foot and ankle: characteristics on MR Imaging.Semin Musculoskelet Radiol 2005; 9: 227–242

[44] Yarmel D, Dormans JP, Pawel BR, Chang B. Recurrent pedal hobnail (Dabska-retiform)hemangioendothelioma with forefoot reconstructive surgery using a digital filletflap. J Foot Ankle Surg 2008; 47: 487–493

腱鞘囊肿

[45] Blitz NM, Amrami KK, Spinner RJ. Magnetic resonance imaging of a deep peroneal intraneural ganglion cyst originating from the second metatarsophalangeal joint: a pattern of propagation supporting the unified articular (synovial) theory for the fo rmation of intraneural ganglia. J Foot Ankle Surg 2009; 48: 80–84

[46] Delfaut EM, Demondion X, Bieganski A, Thiron MC, Mestdagh H, Cotten A. Imagingof foot and ankle nerve entrapment syndromes: from well-demonstrated to unfamiliarsites. Radiographics 2003; 23: 613–623

[47] Fujita I, Matsumoto K, Minami T, Kizaki T, Akisue T, Yamamoto T. Tarsal tunnel syndromecaused by epineural ganglion of the posterior tibial nerve: report of 2 cases and review of the literature. J Foot Ankle Surg 2004; 43: 185–190

[48] Schrank C, Meirer R, Stäbler A, Nerlich A, Reiser M, Putz R. Morphology and topography of intraosseous ganglion cysts in the carpus: an anatomic, histopathologic,and magnetic resonance imaging correlation study. J Hand Surg Am 2003; 28: 52–61

[49] Woertler K. Soft tissue masses in the foot and ankle: characteristics on MR Imaging.Semin Musculoskelet Radiol 2005; 9: 227–242

色素沉着绒毛结节性滑膜炎

[50] Hughes TH, Sartoris DJ, Schweitzer ME, Resnick DL. Pigmented villonodular synovitis:MRI characteristics. Skeletal Radiol 1995; 24: 7–12

[51] Kottal RA, Vogler JB, Matamoros A, Alexander AH, Cookson JL. Pigmented villonodularsynovitis: a report of MR imaging in two cases. Radiology 1987; 163: 551–553

[52] Masih S, Antebi A. Imaging of pigmented villonodular synovitis. Semin Musculoskelet Radiol 2003; 7: 205–216

[53] Ottaviani S, Ayral X, Dougados M, Gossec L. Pigmented villonodular synovitis: a retrospective single-center study of 122 cases and review of the literature. Semin Arthritis Rheum 2011; 40: 539–546

[54] Saxena A, Perez H. Pigmented villonodular synovitis about the ankle: a review of theliterature and presentation in 10 athletic patients. Foot Ankle Int 2004; 25: 819–826

[55] Schnirring-Judge M, Lin B. Pigmented villonodular synovitis of the ankle-radiation therapy as a primary treatment to reduce recurrence: a case report with 8-year follow-up. J Foot Ankle Surg 2011; 50: 108–116

[56] Sharma H, Jane MJ, Reid R. Pigmented villonodular synovitis of the foot and ankle:Forty years of experience from the Scottish bone tumor registry. J Foot Ankle Surg 2006; 45: 329–336

[57] Sierens P, Shahabpour M, Gombault V, Machiels F, Kichouh M, De Maeseneer M. Pigmented villonodular synovitis of the midfoot. JBR-BTR 2010; 93: 207–209

Chapter 11
正常变异

Normal Variants

原著　U. Szeimies

翻译　冯莉莉　李嘉辰　麻增林

一、副肌肉、低位肌腹　　　289

二、副骨　　　　　　　　　290

11

一、副肌肉、低位肌腹

（一）第四腓骨肌

第四腓骨肌是一种正常变异，据报道它在正常人群中的发生率约为10%。然而，它可以引起临床症状，如外踝肿胀。该肌肉和它的肌腱走行于腓骨肌腱的内侧和后侧，起源于后方肌间隔和腓骨短肌。第四腓骨肌有多个附着点，最常附着于跟骨外侧的骨性突起（腓骨结节）上、腓骨长短肌腱上，以及骰骨上。正常变异可能为外踝不适少见的原因。有报道称，腓骨短肌的肌腱病和部分撕裂有可能会累及第四腓骨肌。

（二）副趾长屈肌

据报道在一般人群中该肌肉出现率为15%。它有两个肌腹起自伸肌支持带和跟骨，融合为一个肌腱附着于趾长和踇趾长屈肌腱的远端。这一正常变异的出现可能与神经受压综合征相关（跗骨管综合征）。

（三）副比目鱼肌

这是最常见的变异。副比目鱼肌（图11-1）在后足部具有分开的肌腹和肌腱。比目鱼肌在胚胎发育过程中分裂形成分离的发育不完全的肌肉，起自比目鱼肌前部，附着于跟腱前内侧的跟骨处。副比目鱼肌将加重马蹄内翻足畸形，并且阻止其矫正。

这一正常变异可能会在无症状情况下而被偶然发现，也可能会在青春期运动增加并出现临床症状时被发现。这种病例可能会导致过度肥厚和不能解释的位于跟腱内侧的后足部肿块，伴有压痛，以及年轻跑步者的运动相关痛。知悉这一正常变异对鉴别诊断非常重要。

（四）踇趾伸肌被膜

这一正常变异位于踇长伸肌腱内侧，起自踇趾长伸肌腱或者肌肉本身。附着于第一跖趾关

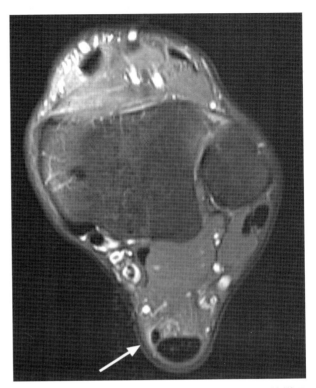

▲ 图 11-1　跟腱内侧疼痛的青少年男性运动员的增强后轴位 T$_1$ 加权脂肪抑制序列

其 MRI 图像显示副比目鱼肌肌腱的肌腱周围强化增加（箭所示），提示组织刺激性反应

节囊上。它可以为肌腱移植提供供体材料。

（五）腓跟内侧肌

腓跟内侧肌又称为"假踇趾长屈肌"，很少见。然而，知悉这一变异对制订术前计划很重要。踇趾长屈肌是后足关节镜检查时的重要标志物，因为它形成了神经血管束的内侧边缘。因此，"假"踇趾长屈肌的出现将可能会导致神经血管损伤的危险。

（六）非正常的肌肉 - 肌腱结合

肌肉 - 肌腱结合处是主要的变异发生部位，已有文献报道过它的临床重要性。例如，腓骨短肌的低位肌腹，有引起肌腱撕裂的倾向。低位肌腹可能很少引起神经受压或卡压症状，但它们的影像对制订术前计划很重要（例如：比

目鱼肌的跟腱附着点对跟腱重建术来说是有临床意义的）。

二、副骨

以下列出足部最常见的副骨，在此本书的其他部分，依据它们解剖部位的不同在不同的标题下进行讨论（图11-2）。

• 副舟骨：参见第3章（踝和后足）的副舟骨部分。同义词：外胫骨籽骨、舟骨外侧籽骨、次级舟骨籽骨、副跗舟骨

• 舟骨角状突起：舟骨结节骨化中心与真正舟骨骨化中心融合，导致角状突起，局部压痛和疼痛性胼胝（老茧，见图11-5）

• 三角骨：参见第3章（踝和后足）的三角骨综合征

• 腓籽骨：参见图11-4

• 第5跖骨粗隆籽骨：很少见（流行率为0.1%～1%），位于第5跖骨基底部近端的腓骨短肌肌腱内；由第5跖骨突起融合失败引起，通常是无症状的；知悉这一籽骨对鉴别第5跖骨骨折还是跖骨基底部突起或者Iselin病（第5跖骨骨性突起）很重要；第5跖骨粗隆籽骨很少引起疼痛性胼胝（老茧）

1. 症状

• 局部疼痛

• 创伤后持续疼痛

• 撞击症状

• 沿肌腱的放射性疼痛

2. 易患因素
当副骨与母骨之间存在纤维性连接时，连接部可能会由于创伤而变松（"被激活"）。

3. 解剖学和病理学
籽骨和副骨化中心可能会发展成为副骨，其与母骨之间具有软骨结合。20%的病人有副骨。副舟骨是最常见的类型，约占所有病例的一半。

4. 影像学表现

（1）X线片（图11-3）：通常情况下，X线片可以很好地显示副骨。

（2）超声：副骨通常位于肌腱和韧带的行程之中。纵向和横向的扫描将会显示一个较短的、常常为表面凸出的、高回声的骨表面轮廓，并伴有声影。对受累的结缔组织结构进行完全的观察将会获得其活动度、卡压等方面的信息。

（3）CT（图11-4）：CT有时被用于获得更

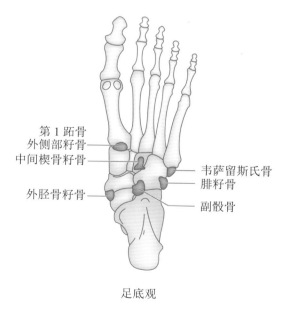

足底观

第1跖骨
外侧部籽骨
中间楔骨籽骨
外胫骨籽骨
韦萨留斯氏骨
腓籽骨
副骰骨

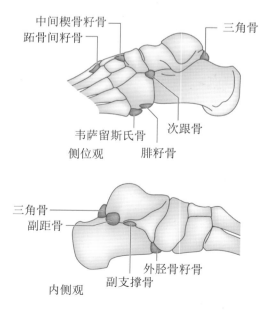

中间楔骨籽骨
跖骨间籽骨
三角骨
韦萨留斯氏骨
次跟骨
腓籽骨
侧位观

三角骨
副距骨
外胫骨籽骨
副支撑骨
内侧观

▲ 图11-2　足部重要的籽骨

（引自 Dihlmann 与 Stäbler 2010，图16-62）

详细的影像（层厚 0.5mm，多平面重建），以便于鉴别副骨（例如籽骨）和骨折。

（4）磁共振成像。

①分析要点。

• 骨的形状和连贯性

• 骨性或纤维性连接

• 被激活的情况（副骨和邻近骨的骨髓水肿，软组织，腱鞘，腱鞘炎，肌腱病变）

②检查技术。

• 标准扫描方案：俯卧位，高分辨率多通道线圈

• 扫描序列

　矢状面和冠状面质子密度加权脂肪抑制序列

　冠状面 T_1 加权序列

　轴位 T_2 加权序列（与关节面成角）

　增强后斜轴位（与肌腱平面成角）与矢状面 T_1 加权脂肪抑制序列

③磁共振表现（图 11-5）。

• 骨髓水肿、副骨内和副骨周围强化

• 局部软组织因为滑膜炎而受到的刺激

• 沿腱鞘和纤维骨性连接内的强化增加

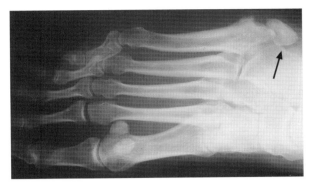

▲ 图 11-3　韦萨留斯骨（第 5 跖骨粗隆籽骨，Os vesalianum）

中足斜位 X 线片；第 5 跖骨粗隆籽骨是骨化中心与第 5 跖骨基底部融合失败的结果；知悉这一副骨（箭所示）对于其与骨折鉴别很重要

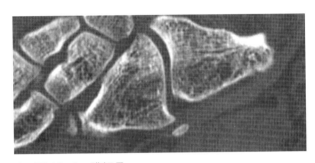

▲ 图 11-4　腓籽骨

斜矢状面 CT 重建显示位于腓骨长肌腱内的籽骨（腓籽骨），位于骰骨的外侧足底部

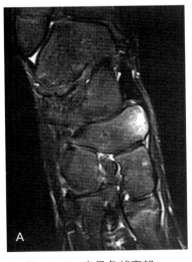
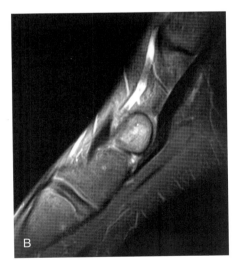
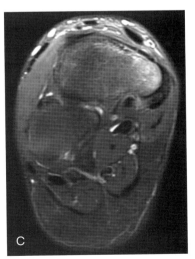

▲ 图 11-5　舟骨角状突起

舟骨角状突起由于外胫骨籽骨的骨化中心与舟骨融合，导致引起疼痛性骨性突起（角状舟骨）；A. 冠状面短翻转恢复序列图像示舟骨有激惹反应的角状突起，伴局部压痛；B. 矢状面质子密度加权脂肪抑制图像显示骨性突起导致胫骨后肌腱移位；C. 轴位质子密度加权脂肪抑制图像；由于骨性突起及其自身的活动性改变，使得病人只能穿特殊鞋袜

- 少数病例的籽骨骨折或坏死

（5）影像学检查方法推荐：选择的方式，初始检查采用X线片，MRI用于评价其激活情况。

5. 鉴别诊断

- 骨软骨撕脱伤
- 关节内游离体
- 创伤后钙化

在急性创伤病例中，鉴别骨性撕脱伤与副骨可能会很困难。断层影像（圆形骨边缘、骨折水肿、软组织水肿）对诊断有帮助。在 MRI 图像上的强化特征可以与陈旧性撕脱骨折和骨性不连进行鉴别。对于重新出现的骨结构来说，鉴别诊断应该包括异位骨化、软骨原基的炎症性或创伤后的骨化。

6. 治疗方法

- 使用鞋垫以减轻被激活区域的机械性压力
- 如果症状持续：手术切除副骨
- 少数病例：应用坚固的内固定方法将其与母骨相连

7. 预后及并发症　如果保守治疗无效，在超过 80% 的病例中，手术融合或切除籽骨可以缓解症状。

参考文献

副肌肉、低位肌腹

［1］Boyd N, Brock H, Meier A, Miller R, Mlady G, Firoozbakhsh K. Extensor hallucis capsularis:frequency and identification on MRI. Foot Ankle Int 2006; 27: 181–184

［2］Burks JB, DeHeer PA. Tarsal tunnel syndrome secondary to an accessory muscle: acase report. J Foot Ankle Surg 2001; 40: 401–403

［3］Buschmann WR, Cheung Y, Jahss MH. Magnetic resonance imaging of anomalous leg muscles: accessory soleus, peroneus quartus and the flexor digitorum longus accessorius.Foot Ankle 1991; 12: 109–116

［4］Chepuri NB, Jacobson JA, Fessell DP, Hayes CW. Sonographic appearance of the peroneus quartus muscle: correlation with MR imaging appearance in seven patients.Radiology 2001; 218: 415–419

［5］Cheung YY, Rosenberg ZS, Ramsinghani R, Beltran J, Jahss MH. Peroneus quartus muscle: MR imaging features. Radiology 1997; 202: 745–750

［6］Christodoulou A, Terzidis I, Natsis K, Gigis I, Pournaras J. Soleus accessorius, an anomalous muscle in a young athlete: case report and analysis of the literature.Br J Sports Med 2004; 38: e38

［7］Hill RV, Gerges L. Unusual accessory tendon connecting the hallucal extensors. AnatSci Int 2008; 83: 298–300

［8］Holzmann M, Almudallal N, Rohlck K, Singh R, Lee S, Fredieu J. Identification of a flexor digitorum accessorius longus muscle with unique distal attachments. Foot(Edinb) 2009; 19: 224–226

［9］Karapinar L, Kaya A, Altay T, Ozturk H, Surenkok F. Congenital clubfoot associated with an accessory soleus muscle. J Am Podiatr Med Assoc 2008; 98: 408–413

［10］Kendi TK, Erakar A, Oktay O, Yildiz HY, Saglik Y. Accessory soleus muscle. J Am Podiatr Med Assoc 2004; 94: 587–589

［11］Phisitkul P, Amendola A. False FHL: a normal variant posing risks in posterior hindfoot endoscopy. Arthroscopy 2010; 26: 714–718

［12］Pichler W, Tesch NP, Grechenig W, Leithgoeb O, Windisch G. Anatomic variations of the musculotendinous junction of the soleus muscle and its clinical implications.Clin Anat 2007; 20: 444–447

［13］Saupe N, Mengiardi B, Pfirrmann CW, Vienne P, Seifert B, Zanetti M. Anatomic variants associated with peroneal tendon disorders: MR imaging findings in volunteers with asymptomatic ankles. Radiology 2007; 242: 509–517

［14］Trono M, Tueche S, Quintart C, Libotte M, Baillon J. Peroneus quartus muscle: a case report and review of the literature. Foot Ankle Int 1999; 20: 659–662

［15］Unlu MC, Bilgili M, Akgun I, Kaynak G, Ogut T, Uzun I. Abnormal proximal musculotendinous junction of the peroneus brevis muscle as a cause of peroneus brevis tendon tears: a cadaveric study. J Foot Ankle Surg 2010; 49: 537–540

［16］Wachter S, Beekman S. Peroneus quartus. A case report. J Am Podiatry Assoc 1983; 73: 523–524

［17］Wittmayer BC, Freed L. Diagnosis and surgical management of flexor digitorum accessorius longus-induced tarsal tunnel syndrome. J Foot Ankle Surg 2007; 46: 484–487

［18］Zammit J, Singh D. The peroneus quartus muscle. Anatomy and clinical relevance. JBone Joint Surg Br 2003; 85: 1134–1137

副骨

［19］Abramowitz Y, Wollstein R, Barzilay Y et al. Outcome of resection of a symptomaticos trigonum. J Bone Joint Surg Am 2003; 85-A: 1051–1057

［20］Bashir WA, Lewis S, Cullen N, Connell DA. Os peroneum friction syndrome complicated by sesamoid fatigue fracture: a new radiological diagnosis? Case report and literature review. Skeletal Radiol 2009; 38: 181–186

［21］Boya H, Ozcan O, Tando an R, Günal I, Ara?S. Os vesalianum pedis. J Am PodiatrMed Assoc 2005; 95: 583–585

［22］Dihlmann W, Stäbler A. Gelenke des Fuβes einschließlich des oberen Sprunggelenks.In: Dihlmann W, Stäbler A, eds. Gelenke – Wirbelverbindungen. 4th ed. Stuttgart:Thieme; 2010: 731

［23］Dorrestijn O, Brouwer RW. Bilateral symptomatic os vesalianum pedis: a case report.J Foot Ankle Surg 2011; 50: 473–475

［24］Jeppesen JB, Jensen FK, Falborg B, Madsen JL. Bone scintigraphy in painful os peroneum syndrome. Clin Nucl Med 2011; 36: 209–211

［25］Leonard ZC, Fortin PT. Adolescent accessory navicular. Foot Ankle Clin 2010; 15:337–347

［26］Mendez-Castillo A, Burd TA, Kenter K, et al. Radiologic case study. Os trigonum syndrome. Orthopedics 1999;22(12):120–1202, 1208

［27］Mouhsine E, Crevoisier X, Leyvraz PF, Akiki A, Dutoit M, Garofalo R. Post-traumatico verload or acute syndrome of the os trigonum: a possible cause of posterior ankle impingement. Knee Surg Sports Traumatol Arthrosc 2004; 12: 250–253

［28］Perdikakis E, Grigoraki E, Karantanas A. Os naviculare: the multi-ossicle configurationof a normal variant. Skeletal Radiol 2011; 40: 85–88

［29］Schratt E, Bosch U, Thermann H. Os trigonum-Syndrom Zeichen. J Unfallchirurg1999; 102: 320–323

［30］Scott AT, Sabesan VJ, Saluta JR, Wilson MA, Easley ME. Fusion versus excision of the symptomatic Type II accessory navicular: a prospective study. Foot Ankle Int 2009; 30: 10–15

［31］Sobel M, Pavlov H, Geppert MJ, Thompson FM, DiCarlo EF, Davis WH. Painful os peroneum syndrome: a spectrum of conditions responsible for plantar lateral foot pain. Foot Ankle Int 1994; 15: 112–124